Weaver

Energiegeladen statt
dauermüde

Energiegeladen statt dauermüde

Energiefresser erkennen –
ungeahnte Kraftquellen freisetzen

Dr. Libby Weaver

Aus dem Englischen übersetzt
von Susanne Warmuth

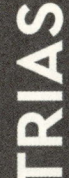

**Bibliografische Information
der Deutschen Nationalbibliothek**
Die Deutsche Nationalbibliothek verzeichnet diese
Publikation in der Deutschen Nationalbibliografie;
detaillierte bibliografische Daten sind im Internet
über http://dnb.d-nb.de abrufbar.

Die neuseeländische Originalausgabe erschien
2015 unter dem Titel »Exhausted to Energized« bei
Little Green Frog Publishing Ltd.
© 2018 Dr. Libby Weaver;
Original Title: Exhausted to Energized

1. Auflage 2018
© 2018 TRIAS Verlag in Georg Thieme Verlag KG
Rüdigerstr. 14
70469 Stuttgart
Deutschland

www.trias-verlag.de

Printed in Germany

Programmplanung: Uta Spieldiener
Übersetzung: Susanne Warmuth, Darmstadt
Redaktion: Isabel Lück, Stuttgart
Bildredaktion: Christoph Frick, Nadja Giesbrecht
Umschlaggestaltung und Layout:
CYCLUS Visuelle Kommunikation, Stuttgart
Umschlagmotiv: iStock
Illustrationen: Grafikbüro Schaaf, Karlsruhe
Satz und Repro: Ziegler und Müller, Kirchentellins-
furt; gesetzt in: APP/3B2, Version 9.1 Unicode
Druck: Westermann Druck Zwickau GmbH,
Zwickau

ISBN 978-3-432-10430-0   1 2 3 4 5 6

Auch erhältlich als E-Book:
eISBN (ePub) 978-3-432-10432-4

Liebe Leserin, lieber Leser,
hat Ihnen dieses Buch weitergeholfen?
Für Anregungen, Kritik, aber auch für Lob sind wir
offen. So können wir in Zukunft noch besser auf
Ihre Wünsche eingehen. Schreiben Sie uns, denn
Ihre Meinung zählt!

Ihr TRIAS Verlag

E-Mail Leserservice: kundenservice@trias-verlag.de

Adresse:
Lektorat TRIAS Verlag, Postfach 30 05 04,
70445 Stuttgart
Fax: 0711-89 31-748

Besuchen Sie uns auf facebook!
www.facebook.com/trias.tut.mir.gut

Lassen Sie sich inspirieren!
www.printerest.com/triasverlag

Für meine lieben Eltern –
in großer Dankbarkeit

Ich sehe meine Aufgabe darin, zu bilden und zu motivieren, dadurch die Menschen gesünder und glücklicher zu machen und so einen Schneeballeffekt auszulösen, der die Welt verändern kann.

Dr. Libby

Energie

Müdigkeit und Antriebslosigkeit, Schlappheit und Erschöpfung, das Gefühl, keinerlei Energie zu haben – das ist für viele Menschen ein Dauerzustand, der über kurzfristige stressige Phasen im Leben und über klassische Jahreszeiten-Phänomene hinausgeht. Auch wenn dieser Zustand weit verbreitet ist, so ist er doch nicht normal. Vor allem darf es nicht so weit kommen, dass das ganze Leben beeinträchtigt ist. Klar, jeder fühlt sich mal überfordert, vom anstrengenden Alltag mit Job, Familie und Haushalt angegriffen, gar ausgebrannt. Bevor es zum Burnout kommt und man die Kraft verliert, das alles zu bewältigen, muss man die Notbremse ziehen. Irgendwann ist ein Punkt erreicht, da kann es so nicht mehr weitergehen. Woher kommt dieser Mangel an Energie? Ist es möglich, die Energie zurückzuerlangen? Und was bedeutet eigentlich »Energie«?

Energie wird wie folgt definiert: »Fähigkeit, Arbeit zu leisten/verrichten« oder »mit Nachdruck, Entschiedenheit und Ausdauer eingesetzte Kraft, etwas durchzusetzen«. Synonyme sind Tatendrang, (Schaffens-)Kraft, Schwung, Aktivität, Einsatz, Lebendigkeit, Vitalität, Elan und Power. Energie kann man (im Sprachgebrauch) aufbringen, besitzen, einsetzen, nutzen und umwandeln. So wie man Energie verlieren kann, kann man sie auch wieder zurückgewinnen.

Das Energieniveau ist abhängig von Hormon- und Nervensystem, von Verdauung und Entgiftung und von der Funktion zahlreicher Körperorgane. Und all diese Systeme wiederum werden beeinflusst von Ernährung, Bewegung, Schlaf, Atmung, Wahrnehmung, Gedanken, Gefühlen und (Lebens-)Entscheidungen.

Das klingt zu abstrakt und zu komplex? Vielleicht. Aber vor allem ist es spannend und für jeden Einzelnen wichtig. So vielseitig die Gründe für Energielosigkeit sind, so vielseitig sind auch die Wege heraus.

Energiegeladen kann man alles im Leben leichter angehen – all die Dinge, die getan werden müssen, sollen und wollen.

Die Autorin

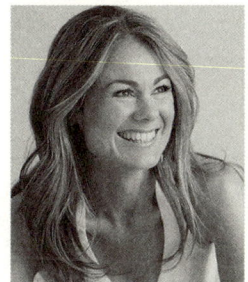

Die Biochemikerin **Dr. Libby Weaver** (PhD) zählt in Australien und Neuseeland zu den führenden Ernährungsexperten. Als Spezialistin für ganzheitliche Gesundheit ist sie Autorin zahlreicher Bestseller und international gefragt Rednerin. Ihr Wissen stammt aus jahrzehntelanger Arbeit an der Universität und in der klinischen Praxis. Dr. Libbys Drei-Säulen-Modell der Gesundheit betrachtet die Biochemie, die Ernährung und die Gefühle, um herauszufinden, warum ein Körper in einer bestimmten Weise reagiert. Dr. Libby betrachtet den Körper als ein unglaublich feines Messinstrument, das uns andauernd Signale sendet, dass wir besser essen, trinken, denken, atmen, glauben, wahrnehmen und uns bewegen sollen. Dr. Libby will die Menschen dabei unterstützen, diese Botschaften als Geschenke zu erkennen. Mit ihrem umfassenden Wissensschatz und ihrem natürlichen Talent, auch die schwierigsten Themen für Laien verständlich darzustellen, sowie ihrem engagierten Bestreben, anderen zu neuer Energie und Vitalität zu verhelfen, inspiriert Libby Weaver Leser und Zuhörer.

Mehr zu Dr. Libby und ihren Büchern auf www.drlibby.com

Inhalt

Energie steht am Anfang von allem

In der westlichen Welt glaubten die Menschen viel zu lange, das Körpergewicht sei das Maß für Gesundheit und der Maßstab, an dem sie sich messen lassen müssten. Doch sowohl wissenschaftliche Erkenntnisse als auch medizinische Erfahrung haben gezeigt, dass eine Konzentration auf das Gewicht lediglich dazu führt, dass einmal verlorene Pfunde wieder zurückkommen – und noch ein paar dazu. Ein wesentlich besserer Gradmesser für Wohlbefinden ist die Energie – ich bin der Meinung, dass sie die eigentliche »Gesundheitswährung« darstellt. Ich möchte, dass sich die Menschen fragen, warum sie müde sind, und dass sie den Ehrgeiz entwickeln herauszufinden, wie sie das ändern können. Denn – seien wir ehrlich – wenn wir erschöpft sind, ist alles im Leben viel, viel schwieriger.

Jeder Mensch verfügt über eine energetische Grundausstattung, wenn er zur Welt kommt. Auf der rein physischen Ebene spielen die Eizelle und das Spermium, aus denen wir hervorgehen, eine wesentliche Rolle für diese energetische Grundausstattung. Die können wir uns vorstellen wie ein Guthaben, das uns tagein, tagaus die Energie zur Verfügung stellt, damit unser Körper funktioniert, wächst und – falls nötig – wieder gesund wird. Allerdings sind wir so konstruiert, dass wir dieses ursprüngliche Energieguthaben immer wieder auffüllen müssen, mit dem, was wir aus Essen, Schlafen, Arbeiten, Spielen, Lernen und Lieben an Energie gewinnen. Wir haben jeden Tag Ausgaben und Einnahmen, wir vergrößern unseren Energievorrat oder wir verkleinern ihn. Doch wenn die Tendenz mehr und mehr in Richtung »steigende Ausgaben, sinkende Einnahmen« geht, geraten wir in die roten Zahlen und laufen Gefahr, immer tiefer abzurutschen.

Irgendwann werden wir gezwungen sein, unsere eisernen Reserven anzugreifen – um im Bild der Gesundheitswährung zu bleiben. Wenn wir von unserem Energieguthaben immer nur abheben, läuten irgendwann die Alarmglocken, dass unser Leben in Gefahr ist. Diese Alarmsignale treten in Form von körperlichen Symptomen auf –

anfänglich sind es zumeist solche, die uns noch nicht davon abhalten, zur Arbeit zu gehen. Und so machen wir weiter wie gehabt und tun nichts dagegen. Oder wir fangen an, die Symptome mit Medikamenten zu bekämpfen, statt uns um eine Lösung zu bemühen. Angenommen, Sie bekommen jeden Nachmittag um 15 Uhr Kopfschmerzen: Ursache dafür ist wohl kaum ein Mangel an Schmerztabletten; trotzdem verhalten sich viele Menschen so, als sei genau dies der Fall.

Zu den Symptomen, die anzeigen, dass wir unsere Energiereserven angreifen, zählen unter anderem Müdigkeit, Niedergeschlagenheit, ängstliche Unruhe, Teilnahmslosigkeit, wenig erholsamer Schlaf oder Schlaflosigkeit, Konzentrationsprobleme, häufige Infekte, Steifigkeit, Verdauungsprobleme, »unerklärliche« Veränderungen bei den Fettdepots, Zeichen für beschleunigte Alterungsprozesse. Dies sind nur einige Beispiele dafür, wie unser Körper uns zu verstehen gibt, dass wir körperlich, geistig oder emotional erschöpft sind.

Die Symptome können uns leider nicht mit Worten sagen, was wir tun sollen; es ist unsere Aufgabe, die Signale zu entschlüsseln. Wenn unsere Energievorräte zur Neige gehen, tut unser Körper alles in seiner Macht Stehende, um uns mitzuteilen, dass es höchste Zeit ist, kürzerzutreten, auszuruhen, zu entgiften, sich auszukurieren, wieder aufzutanken. Viel zu viele Menschen beachten diese Zeichen nicht, werfen die nächste Pille ein oder tun die »Wehwehchen« mit »Ich werde wohl alt« ab. Ich hatte tatsächlich schon 25-jährige Klientinnen, die tatsächlich meinten, ihre unglaubliche Müdigkeit käme daher, dass sie alt würden. Darauf erwidere ich nur: »Sie machen wohl Witze.« Wenn jemand mit 25 erschöpft ist, sollte er oder sie sich schleunigst darum kümmern, die Ursache dafür zu finden! In diesem Alter sollten die Energielevel eigentlich dauernd groß und grenzenlos sein.

Wenn wir das Leben von einer höheren Warte aus betrachten und uns ansehen, wie unsere Vorfahren instinktiv mit ihrem Körper umgegangen sind (bevor uns Marketingexperten erzählt haben, wie wir leben sollen), dann erkennt man – sofern man das mit gesundem Menschenverstand tut –, dass wir weder für eine sitzende Lebensweise noch für Marathonläufe gebaut sind. Wir können nicht ohne eine angemessene Menge Sonnenlicht leben oder uns aus der Natur und ihren Rhythmen ausklinken. Wir sind nicht dafür gemacht, mit extrem wenig Schlaf auszukommen und Nahrung in Form verkleideter E-Nummern oder hochgradig verarbeiteter Fertigprodukte aufzunehmen. Wir sind nicht dafür gemacht, uns von No-fat- oder No-carb-Diäten zu ernähren. Und unsere Gehirne sind nicht dafür gebaut, ständig mit großen Mengen von geistigem und emotionalem Stress umzugehen. Wir sind auch nicht dafür gemacht, ohne frische Luft zu leben. Und doch treffe ich immer wieder Menschen, die morgens in einer klimatisierten Wohnung aufwachen, mit dem Aufzug in die Tiefgarage fahren, in ein Auto mit Klimaanlage einsteigen, zur Arbeit fahren, das Auto in der Tiefgarage unter dem klimatisierten Büro abstellen, wo sie den Tag verbringen, bevor sie wieder den Aufzug zur Tiefgarage nehmen, um in ihrem klimatisierten Auto zurück in ihre klimatisierte Wohnung zu fahren.

Wir können nicht gegen unsere Biologie leben, obwohl nicht wenige Menschen genau das zu tun scheinen. Eine abgrundtiefe, nicht enden wollende Müdigkeit ist möglicherweise eines der Symptome, die uns unser Körper schenkt (jawohl: schenkt), um uns zu zeigen, dass wir anders essen, trinken, atmen, uns bewegen sowie denken und uns und unsere Umwelt wahrnehmen sollten. Das Problem ist, ohne Energie kann es ziemlich schwierig werden, sein Leben hoffnungsfroh neu auszurichten, einfach weil man zu erschöpft ist, um mehr als das absolut Notwendige zu tun und die erforderlichen Ressourcen für eine solche Veränderung aufzubringen. Ich hoffe, dieses Buch kann Ihnen die Ressourcen zur Verfügung stellen, die Sie brauchen.

Wissenschaftlichen Erkenntnissen zufolge gibt es den »modernen« Menschen (Homo sapiens) seit etwa 150 000 Jahren. Mit jeder Generation haben wir uns weiterentwickelt und bis in die jüngste Vergangenheit lebten und arbeiteten wir in Einklang mit den Jahreszeiten – weil wir gar keine andere Wahl hatten. Viele innere Rhythmen entstanden im Laufe dieser Zeit und im Zusammenhang mit dieser Lebensweise; einer davon ist der circadiane Rhythmus oder Tagesrhythmus. Dieser Rhythmus ist an der Steuerung vieler Systeme und Vorgänge in unserem Körper beteiligt, etwa der Ausschüttung von

Hormonen, Verdauungsenzymen und Neurotransmittern oder der Regelung der Körpertemperatur und des Schlaf-Wach-Rhythmus. Wenn der normale Tagesrhythmus gestört ist, kann es zu verschiedenen Schlafstörungen bis hin zur Schlaflosigkeit kommen. Auch Fettleibigkeit, Diabetes Typ 2, Depressionen, manisch-depressive Erkrankungen und jahreszeitlich bedingte depressive Verstimmungen stehen offenbar mit einem gestörten Tagesrhythmus im Zusammenhang.

Die übergeordnete »Uhr«, die die circadianen Rhythmen steuert, besteht aus einer Gruppe von Nervenzellen, die als »suprachiasmatischer Nucleus« (abgekürzt SCN) bezeichnet wird. Der SCN enthält etwa 20000 Nervenzellen und liegt im Hypothalamus, einem Teil des Gehirns, der sich direkt über der Kreuzung der von den Augen zum Gehirn laufenden Sehnerven befindet.

Die circadianen Rhythmen spielen für den Schlaf eine enorm wichtige Rolle. Der SCN reguliert die Herstellung von Melatonin, einem unserer Schlafhormone. Und da er genau über den Sehnerven liegt, die Informationen von den Augen zum Gehirn leiten, erhält der SCN Information über die eintreffende Lichtmenge. Kommt weniger Licht an, was normalerweise in der Nacht der Fall ist, veranlasst der SCN das Gehirn zu verstärkter Melatoninbildung, und das macht uns schläfrig. Leider halten sich viele Menschen abends zu lange in zu hellem Licht auf. Die Art und Weise, wie wir leben, veranlasst die Umgebung, in der wir uns aufhalten, entsprechende Signale an die »zuständigen Stellen« – insbesondere unser Hormonsystem – zu schicken; diese Signale lösen ihrerseits Signalketten aus, die unter Umständen Auswirkungen auf unsere wichtigsten Rhythmen haben. In diesem Buch geht es darum, was Sie tun können, um diese Vorgänge positiv zu beeinflussen und in der Folge Ihr Energieguthaben wieder aufzufüllen oder zu vergrößern.

Betrachten Sie Ihr Energielevel als Zeichen Ihrer Gesundheit und nehmen Sie einen Mangel an Energie als Hinweis wahr, dass Ihre Körpersysteme »aus der Spur« sind, weil sie Signale bekommen, die ihre Funktion beeinträchtigen. Dieses Buch soll Ihnen helfen, die Faktoren zu identifizieren, die Ihr Energieniveau beeinflussen, Faktoren, denen Sie vielleicht etwas mehr Aufmerksamkeit schenken sollten. Sehen Sie Energie unter diesem Blickwinkel, während Sie das Buch lesen.

Was tun Sie beispielsweise, wenn morgens der Wecker klingelt? Springen Sie aus dem Bett, dankbar für den neuen Tag und voller Vorfreude auf alles, was da kommen mag? Oder ächzen Sie und haben Mühe, wach zu werden, und fragen sich, wie es um alles in der Welt schon wieder Zeit zum Aufstehen sein kann? Wenn die zweite Beschreibung auf Sie zutrifft: Geht es Ihnen auch in anderen Lebenssituationen so, dass Sie sie wie im Halbschlaf erleben?

Ohne krank zu sein und in der Blüte ihres Lebens haben Zwanzig-, Dreißig-, Vierzig- und Fünfzigjährige das Gefühl, erschöpft und überfordert zu sein, ihr Körper ist steif und schmerzt und ihr Gedächtnis schwächelt. Morgens fühlen sie sich nicht erholt vom Schlaf, und es fehlt ihnen an Energie, um das zu tun, was sie gerne tun würden. Aber das muss alles nicht sein. Es ist an der Zeit, dass die Menschen verstehen, welche Hebel sie betätigen müssen, um ihre Tatkraft zurückzubekommen. Es ist an der Zeit, dass Sie Ihrer persönlichen Energie oberste Priorität einräumen. Ob wir etwas mit oder ohne Energie tun oder erleben, macht einen gewaltigen Unterschied.

Ohne Zweifel ist Energie nicht nur das Ergebnis von Körpereigenschaften oder Handlungen. Im Bereich des Körperlichen liefern Schlaf, Nahrung und Bewegung den Löwenanteil dessen, was wir als Energie erfahren, und wir werden auf jeden dieser Faktoren noch ausführlich eingehen. Aber ein Lebensziel zu haben, gehört offenbar ebenfalls zu den Dingen, die uns Energie erfahren lassen. Denn wenn man einmal etwas über die Alltäglichkeit von Berufspendlerei, Kaffeetrinken, Arbeiten, Noch-mehr-Kaffee-Trinken, Mails-Beantworten, Mails-Verschicken und Rechnungen-Sichten hinausblickt, dann entdecken wir die wahren Beweggründe, die uns morgens aufstehen lassen und die Farbe in das Schwarzweiß unserer Wirklichkeit bringen. Und die Energie hilft uns dabei, die Farbe zu erleben. Leidenschaft, Originalität, Risiko, Verletzlichkeit, Mut, Mitgefühl, Optimismus, Humor, die Weisheit/Klugheit anderer – das sind nur einige der Einflüsse, die sich darauf auswirken, wie wir Entscheidungen fällen oder Erfolg definieren und ob wir jetzt sofort oder erst am Ende erkennen, ob unser Leben als Ganzes erfüllt ist. Darum schauen wir hier auch auf die Lebensziele.

Als ich für dieses Buch recherchiert und daran geschrieben habe, hielt ich mich an verschiedenen Orten auf: an einem Strand in Australien, in einer ländlichen Gegend Australiens, in einer Kleinstadt in Neuseeland, auf einer Insel im Karibischen Meer und in der Megacity New York. Alle diese Orte haben ihre eigene Energie. Ich hatte nicht nur das Glück, an all diesen Orten sein zu dürfen und zu spüren, was ihre Energie (und die der ganzen Umgebung) mit mir macht, ich erhielt dadurch auch Gelegenheit, die unterschiedlichsten Menschen zu fragen, was ihrer Meinung nach zu einem Mangel an Energie führt.

Hier einige der häufigsten Antworten auf die Frage, was zu einem Mangel an Energie führt:

- zu wenig Schlaf
- schlechter Schlaf
- Giftstoffe in der Nahrung
- industriell verarbeitete Nahrung
- Konservierungsstoffe
- zu wenig trinken
- zu wenig frische Luft
- zu wenig Sonnenlicht
- Stress
- kleine Kinder haben
- Schule, Studium
- lange Wege zur Arbeit
- Geldsorgen
- langweiliger Job
- keine Zeit für sich selbst haben
- kein Lebensziel haben
- alle oder fast alle der hier genannten Punkte

Die Aussage »kein Lebensziel haben« fiel immer wieder. Die Menschen, die das sagten, fragte ich daraufhin, ob sie selbst ein Ziel hätten. Es zeigte sich folgender Zusammenhang: Diejenigen, die antworteten, sie hätten kein Lebensziel, sich aber eines wünschten, spürten den negativen Einfluss auf ihr Energielevel meist am stärksten.

In meinem Notizbuch machte ich dazu folgenden Eintrag:

»Es gibt Leute, die an Energiemangel leiden, weil sie glauben, sie müssten ein Ziel haben, um ein erfülltes Leben zu leben. Und obwohl Menschen mit einem Ziel – eine Aufgabe, mag sie noch so groß oder klein sein – sagen, dass sie das motiviert und ihnen Energie gibt, leiden diejenigen, die keines haben oder noch keines ausgemacht haben, nicht notwendigerweise darunter. Aber das Grübeln darüber, warum man kein Ziel hat, kann selbst schon zum Energieverlust führen und Menschen durcheinanderbringen. Manche empfinden auch einen sozialen Druck, dass sie ein Ziel, eine Leidenschaft haben und genau wissen müssten, was sie wollen; das kann ebenfalls Einfluss auf ihre Energie haben. Es ist völlig in Ordnung – und wird sogar allgemein empfohlen –, jeden einzelnen Augenblick bewusst und staunend zu erleben. Aber was, wenn genau das das Ziel ist? Im Laufe ihres Lebens kommen und gehen viele kleine Ziele, große Ziele, Leidenschaften, sie alle rufen etwas in den Menschen hervor und geben ihnen die Möglichkeit zu wachsen. Meiner Meinung nach gibt es dieses eine große Ziel, das sie suchen, ansteuern und erreichen müssen, für viele Menschen gar nicht. Es liegt in ihnen selbst, weil sie all das mit ihren Sinnen erleben und erfahren können. Die Verwirklichung eines großen Projekts, die Jagd nach dem Glück oder eine tolle Entdeckung müssen nicht ihre Lebensziele sein. Für andere mag das zutreffen, aber für die, bei denen es nicht so ist, besteht kein Grund zur Traurigkeit; es ist einfach so, wie es ist. Hören Sie auf, den Wald zu suchen, und genießen Sie den Anblick der Bäume. Und achten Sie darauf, was das mit Ihrer Energie macht.«

Man muss gesund sein, um Energie zu haben. Falls es Ihnen an Energie fehlt, nehmen Sie es als Feedback Ihres Körpers wahr, statt deswegen frustriert zu sein. Ihr Körper möchte, dass Sie etwas ändern, dass Sie anders essen, trinken, atmen, dass Sie sich anders bewegen und die Dinge anders wahrnehmen. Es ist ein Geschenk, wenn wir in der Lage sind, die Situation so zu betrachten, ein Geschenk, das uns dazu auffordert, der Frage »Warum bin ich so müde?« mit Wissbegierde zu begegnen.

Allein das Gefühl, dass Ihnen etwas fehlt und dass Sie es bräuchten, um ein erfülltes Leben zu leben, kann alle Energie aus Ihrem Körper ziehen. Klar, wenn Sie ein Ziel vor Augen haben, kann das ein Grund sein, morgens aufzustehen. Aber wäre das Leben an und für sich kein Grund, morgens aufzustehen? Oder das Geschenk, am Leben zu sein? Dank Ihrer Sinne können Sie alles erleben, was hier auf der Erde geschieht, und irgendwann ist diese Möglichkeit vorbei. Wir werden später in diesem Buch darüber sprechen, dass es körperliche Ursachen für einen Energiemangel geben kann, und versuchen, diesen Ursachen auf den Grund zu gehen. Aber es gibt auch psychische und emotionale Ursachen, und ich will vor allem denen widersprechen, die glauben, dass sie nichts haben, wofür es sich lohnt aufzustehen. Man hat immer die Möglichkeit, für das Leben aufzustehen. Ich möchte Ihnen mit diesem Buch Möglichkeiten aufzeigen, wie Sie mehr Energie in sich selbst schaffen und erfahren, so dass Sie sich schließlich körperlich in der Lage fühlen, für das Leben aufzustehen.

Dieses Buch ist kein wissenschaftliches Fachbuch über innere Energie. (Ich ergänze »innere«, weil viele Leute, denen ich von meinem Buch mit dem Thema »Energie« erzählte, dachten, es gehe um Elektrizität. Mit dem Begriff »innere Energie« ist die Sache klar.) Ich werde die biochemischen Wege, auf denen im Körper Energie entsteht, nicht im kleinsten Detail erklären. Um ein bisschen Chemie kommen wir nicht herum, aber es soll nicht zu viel werden, weil ich nicht möchte, dass Sie sich langweilen und das Buch dann vielleicht vorzeitig ins Regal stellen!

In der Zeit, als ich an meiner Doktorarbeit arbeitete, gab es am Fachbereich Biologie jedes Jahr eine Konferenz, auf der die Doktoranden einen Vortrag über den Stand ihrer Forschungen, den Versuchsaufbau und die Ergebnisse halten mussten. Die Zuhörer waren andere Doktoranden und Angehörige des Fachbereichs, Professoren und wissenschaftliche Mitarbeiter eingeschlossen. In einem Jahr wurde ich – nachdem ich meine Versuche in allen Details ausgebreitet hatte – dazu aufgefordert, meine Ergebnisse so darzustellen, dass sie ein Laie verstehen könne. Ich sollte mir vorstellen, ich gebe ein Fernsehinterview für Zuschauer, die keine Wissenschaftler, sondern ganz normale Menschen sind. Das habe ich dann gemacht. Nach diesem improvisierten Auftritt war mir klar, wie unglaublich wichtig es ist, wissenschaft-

liche Information für jedermann interessant und verständlich auf-
zubereiten.

Dieses Buch ist nach meinem Drei-Säulen-Modell der Gesundheit aufgebaut: Biochemie, Ernährung, Gefühle. Es wird also auch um Chemie
gehen, aber nur so viel, wie unbedingt nötig, damit Sie mir nicht einschlafen. Mir war es sehr wichtig, ein Buch zu schreiben, das man verstehen kann und das Ihnen hilft, die Faktoren zu finden, die zu Ihrer
Erschöpfung beitragen; darüber hinaus soll es Ihnen Vorschläge liefern, wie Sie Ihre innere Energie erhalten und vermehren können.
Alles, was man tut, ist schwieriger, wenn man erschöpft ist. Nutzen
Sie darum dieses Buch, um herauszufinden, was Sie in Ihrem Leben
ändern müssen, um vom Zustand »erschöpft« zum Zustand »energiegeladen« zu kommen.

Pema Chödrön, buddhistische Nonne und Schriftstellerin, beschreibt
das auf eine sehr bildhafte Art:

»Unsere Lebensaufgabe ist es, das, was uns mitgegeben wurde, dafür
zu verwenden zu erwachen. Selbst wenn zwei Personen genau gleich
wären – gleicher Körper, gleiche Rede, gleicher Geist, selbe Mutter,
selber Vater, gleiches Haus, gleiches Essen, gleich in allem –, könnte
der eine das, was ihm mitgegeben wurde, dafür verwenden zu erwachen, und der andere könnte es dafür verwenden, ärgerlich, verbittert
und mürrisch zu werden. Es spielt keine Rolle, was dir mitgegeben
wurde, sei es eine körperliche Behinderung oder enormer Reichtum
oder große Armut, Schönheit oder Hässlichkeit, ein starker oder ein
schwacher Geist, ein Leben inmitten eines Irrenhauses oder ein Leben
inmitten einer friedvollen, stillen Wüste. Was immer dir mitgegeben
wurde, kann dich erwachen oder in Schlaf fallen lassen.«

Das also ist die große Herausforderung: Was werden Sie mit dem tun,
was Sie bereits haben – mit Ihrem Körper, Ihrem Geist, Ihrer Rede?

In jedem Augenblick haben wir die Wahl, worauf wir uns konzentrie-
ren, müssen wir uns entscheiden, was uns wichtig ist. Die eigentliche
Frage lautet deshalb: »Haben Sie den Wunsch, das Bedürfnis oder die
Sehnsucht nach einem anderen Leben? Einem Leben voller Leichtig-

keit, Offenheit und Energie; einem Leben ohne Selbstbestrafung, ohne Scham, ohne Selbstvorwürfe, dass Sie ein Versager seien oder anders sein müssten, als Sie sind?« Sie müssen aufhören, sich selbst zu bestrafen; das betrifft nicht nur Ihr Verhältnis zum Essen oder zu Ihrer Lebensweise (Schlaf zum Beispiel), sondern es betrifft auch Ihr Verhältnis zu anderen Menschen, zur Arbeit, zum Geld und – vor allem – zu sich selbst. Wenn Sie das tun, dann haben Sie die Wahl, was Sie tun, was Sie essen, wem oder was Sie Ihre Aufmerksamkeit schenken möchten, wo Ihre Prioritäten liegen sollen, wie Sie sich selbst sehen und wie Sie leben wollen. In diesem Buch geht es darum, wie Sie leben wollen. Es soll Ihnen dabei helfen, ein Leben mit einem großen Vorrat an Energie zu leben, und dies auch jeden Tag zu erfahren, so dass Sie alles, was das Leben zu bieten hat, erleben können und in der Lage sind, Ihre Gaben mit anderen zu teilen. Übernehmen Sie Verantwortung für Ihre Energie!

Wie Sie dieses Buch am besten nutzen

Energie ist lebensnotwendig. Ohne Energie würden wir schlicht dahinschwinden, und es gäbe kein Leben mehr auf der Erde. Deshalb müssen wir sie schätzen, schützen, erhalten und mehren. Warum nur tun das so wenige Menschen und warum merken sie erst, wie wichtig die Energie ist, wenn sie fast keine mehr haben? Warum zählt Energie nicht zu den wichtigsten Punkten bei Gesundheitschecks? Erst wenn wir schon ganz kraftlos sind, wachen wir auf und sehen, was wir an der Energie haben. Wie ich schon in der Einleitung gesagt habe, soll Sie dieses Buch mit Informationen versorgen und in eine positive Stimmung versetzen, so dass Sie – wenn Sie schon erschöpft sind – Hoffnung schöpfen können, dass die Dinge nicht so bleiben müssen, wie sie sind. Ich will Ihnen helfen zu erkennen, wie Sie in den Zustand des Energiemangels geraten sind. Mein Ansatz beruht auf drei Säulen: der Biochemie (der Körpersysteme), der Ernährung und den Emotionen, das heißt, wir werden uns Ihre Überzeugungen und die daraus resultierenden Verhaltensweisen ansehen. Die einzelnen Kapitel sind so angeordnet, dass sich daraus eine Reise ergibt, die sowohl Ihren

Kopf als auch Ihren Bauch anspricht. Am Anfang steht zunächst relativ viel Wissenschaft (Biochemie), Information zur Ernährung zieht sich wie ein roter Faden durch das gesamte Buch, und die mit der Energie zusammenhängenden emotionalen Faktoren bilden den Schluss. Aber selbst wenn Sie die wissenschaftlichen Zusammenhänge schwierig oder langweilig finden, lassen Sie sich davon nicht abhalten, Ihre Reise zum Zustand »Energiegeladen statt dauermüde« anzutreten.

Ich möchte, dass Sie Energie als Maß für Ihr Wohlbefinden – als Gesundheitswährung – wirklich schätzen lernen und dass Sie erkennen, dass ohne Energie alles viel, viel schwieriger ist. Markieren Sie sich die Punkte, die Sie besonders ansprechen, während Sie das Buch lesen, und erlauben Sie ihnen, in Ihrem Herzen einen Funken Hoffnung anzuzünden, so dass Sie sich nicht länger durchs Leben schleppen müssen. Gehen Sie einen Schritt nach dem anderen (die Schritte können auch klein sein), um Ihr Leben zu ändern und sich in einer Weise um sich selbst zu kümmern, die Sie wieder aufbaut. Für einige Menschen heißt das, sie müssen ihre Prioritäten ändern, für andere heißt es, sie sollten sich auf andere Dinge konzentrieren, für wieder andere bedeutet es, Schritt für Schritt ihre Ernährung zu ändern oder zu erkennen, dass sie neue Entscheidungen treffen müssen. Manche werden auch Unterstützung und Rat von einem Gesundheitsspezialisten benötigen, der weiß, wie man die Energiereserven aufbaut, die man braucht, um diese Ziele zu erreichen. Ich hoffe sehr, dass Sie beim Lesen die Stellen, die Ihnen als besonders wichtig ins Auge springen, für sich anstreichen oder die Seitenecke umknicken und dass Sie neue Einsichten, neue Optionen und neue Energie für ein erfülltes Leben gewinnen.

Ohne Leidenschaft ist der Mensch bloß eine im Verborgenen schlummernde Kraft und Möglichkeit, so wie der Feuerstein, der auf den Schlag mit dem Eisen wartet, um seinen Funken hinausschleudern zu können.

Henri-Frédéric Amiel

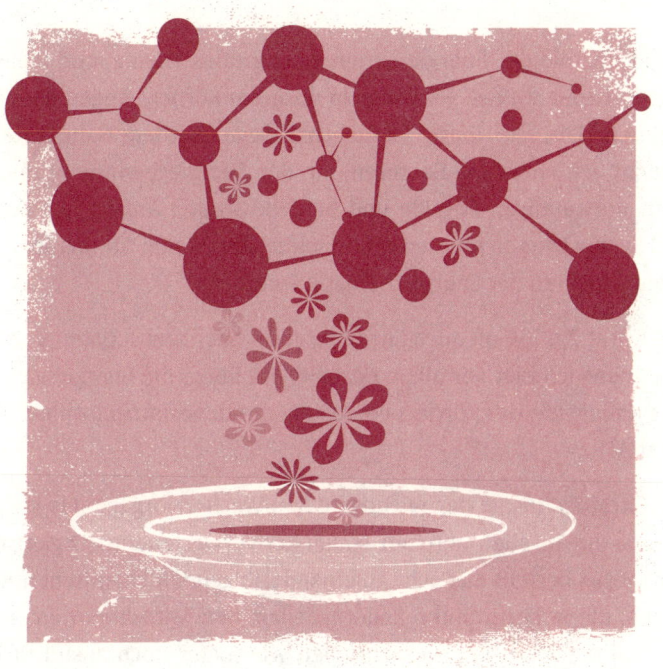

Kapitel 1
Biochemische Hintergründe
und die Rolle der Ernährung

Der Citrat-Zyklus

Die Biochemie der Energie ist ein ganz großes Thema, und viele der wunderbaren Stoffwechselwege in unserem Körper hängen damit zusammen. Für alle diese Stoffwechselwege werden Nährstoffe gebraucht. Ich stelle die Beschreibung der Energiegewinnung und die dafür notwendigen Begriffe und Modelle an den Anfang des Buches, weil Sie die kennen müssen, wenn wir später zu den für uns spannenderen Aspekten der Energiethematik kommen.

Den Citrat-Zyklus, oft auch Zitronensäure- oder Krebs-Zyklus genannt, beschreibe ich hier vor allem deshalb, um Ihnen die Energiewährung, »das Kleingeld«, des Körpers vorzustellen: Adenosintriphosphat, abgekürzt ATP.

Der Citrat-Zyklus ist der wichtigste Stoffwechselvorgang des Körpers. Es gibt ihn in allen aeroben (sauerstoffverwertenden) Organismen. Der Zyklus besteht aus acht aufeinanderfolgenden chemischen Reaktionen, die in bestimmten Zellorganellen, den Mitochondrien, ablaufen. Auf die Mitochondrien kommen wir später noch ausführlich zu sprechen. Fürs Erste stellen Sie sich am besten vor, dass Ihr Körper aus Billionen von winzigen Einzelzellen besteht und im Inneren jeder Zelle ein noch viel winzigerer Hamster in einem Laufrad (dem Mitochondrium) rennt und auf diese Weise Energie erzeugt.

Alles beginnt damit, dass Acetat (Essigsäure), ein Molekül mit zwei Kohlenstoffatomen, an ein Transportmolekül namens Coenzym A gekoppelt (diese Kombination nennen Chemiker Acetyl-CoA oder »aktivierte Essigsäure«), zum Ort des Geschehens gebracht wird. Dort wird der Acetyl-Rest abgetrennt, in den Citrat-Zyklus eingespeist und in mehreren Schritten in zwei Moleküle Kohlendioxid (CO_2) zerlegt.

Die folgende Summenformel fasst die chemischen Reaktionen im Citrat-Zyklus zusammen:

$$CH_3CO\text{-}CoA \text{ (Acetyl-CoA)} + 3\ NAD^+ + FAD + ADP + P_i + 2\ H_2O$$
$$\rightarrow 2\ CO_2 + CoA + 3\ NADH + FADH_2 + ATP + 2\ H^+$$

Bitte machen Sie sich nichts draus, wenn Sie gerade nur »Bahnhof« verstehen. Ich möchte Sie nur mit dem ATP bekannt machen, der Energiewährung des Körpers, und Ihnen zeigen – nur für den Fall, dass es Sie interessiert –, wie die chemische Gleichung aussieht, in der ATP entsteht.

Alle Stoffwechselwege, die Nährstoffe wie Glukose und andere Kohlenhydrate, Aminosäuren und Fettsäuren abbauen, münden irgendwann in den Citrat-Zyklus. Und wenn diese »verarbeitet« sind, erhalten wir Energie.

Noch einmal: Machen Sie sich nichts draus, wenn chemische Formeln nicht Ihr Ding sind. Sie sollen sich nur merken, dass alles, was Sie essen, am Ende hier landet und daraus die Energie entsteht, die Sie verspüren – zumindest so lange, wie andere Körpervorgänge optimal funktionieren, wie wir gleich sehen werden.

Kohlenhydrate zum Beispiel werden über einen Stoffwechselweg namens Glykolyse zu Acetyl-CoA abgebaut, Fettsäuren dagegen werden mittels Beta-Oxidation in Acetyl-CoA verwandelt. Immer werden die Moleküle jedenfalls in Produkte umgewandelt, die in den Citrat-Zyklus eingespeist werden können. Außerdem können Zwischenprodukte aus dem Citrat-Zyklus heraus den umgekehrten Weg nehmen und für den Aufbau von Aminosäuren und Fettsäuren genutzt werden. So kann Acetyl-CoA beispielsweise für die Fettsäure-Synthese verwendet werden.

Das Problem vieler Menschen besteht darin, dass sie nicht das Gefühl haben, nach dem Essen mehr Energie zu haben. Sie könnten genauso gut Luft essen, so wenig Energie scheint ihnen ihre Nahrung zu liefern. Auf der verzweifelten Suche nach Energie essen viele Menschen vor allem am Nachmittag und am frühen Abend; sie versuchen sich bis zur Schlafenszeit durchzuschleppen, aber selbst noch so viele Süßigkeiten verschaffen ihnen nicht die benötigte Energie.

Das heißt also, selbst wenn Ihr Körper den Citrat-Zyklus durchläuft – und das tut er in jedem Bruchteil einer Sekunde –, führt das nicht zwangsläufig dazu, dass Sie die Folgen spüren. Wie kann das sein, dass

Sie nicht voller Tatendrang sind, obwohl die chemische Grundvoraussetzung, die ATP-Produktion, tadellos funktioniert? Die Antwort könnte in Ihren Mitochondrien liegen.

Wenn du alle Möglichkeiten ausgeschöpft hast,
lass dir sagen: Es gibt immer noch welche.

Thomas Edison

Die mächtigen Mitochondrien

Dies ist das letzte Kapitel mit schwerer Wissenschaftskost, das Sie noch ertragen müssen. Das Wichtigste in einem Satz: Mitochondrien sind winzig kleine Bestandteile der Körperzellen. Unser Körper besteht aus circa 50 Billionen Zellen – eine Zahl, die so groß ist, dass man sie sich kaum vorstellen kann. Ich will versuchen, sie an einem Zeitbeispiel anschaulicher zu machen. Eine Million Sekunden entsprechen etwa 12 Tagen. Eine Milliarde Sekunden sind 32 Jahre, und bei einer Billion Sekunden geht es bereits um 32 000 Jahre! Und wir sprechen hier von 50 Billionen Körperzellen.

Stellen Sie sich eine Zelle am besten als sehr, sehr kleine Kiste vor, in der sich viele noch kleinere Bestandteile befinden, so zum Beispiel die Erbsubstanz DNA und die Mitochondrien. Die Mitochondrien sind die »Kraftwerke« der Zelle, hier wird die Energie erzeugt. Darum ist es so wichtig, dass es ihnen gut geht und sie ordnungsgemäß funktionieren. Wenn wir bei dem Bild vom Hamster im Laufrad bleiben, sitzt in jedem Mitochondrium so ein kleiner Nager und rennt wie verrückt, damit Sie und Ihr Körper mit Energie versorgt sind. Dummerweise gibt es in unserer heutigen Welt vieles, das unsere kleinen Helferlein einnebelt und damit ihre Arbeitsfähigkeit beeinträchtigt oder ganz zum Erliegen bringt. Wie gut die Mitochondrien funktionieren, hat enormen Einfluss darauf, wie wir uns fühlen und wie leistungsfähig wir sind. Darum wollen wir ein bisschen genauer hinsehen.

Was sind Mitochondrien?

Mitochondrien sind Zellorganellen, die innerhalb der Zelle als Kraftwerke dienen. Genau wie ein Kraftwerk Elektrizität für eine ganze Stadt bereitstellt, sind die Mitochondrien dafür zuständig, aus dem Abbau von Nährstoffen Energie zu gewinnen. Kohlenhydrate, Aminosäuren und Fettsäuren werden, bildlich gesprochen, »verbrannt«, und dabei entsteht ATP. ATP wird gerne als »Kleingeld der Zelle« oder

»Energiewährung« bezeichnet, es liefert die Energie für alle Vorgänge im Körper. Nur so kann das Herz schlagen, können die Nervenzellen im Gehirn arbeiten, können sich Muskeln zusammenziehen, können Sauerstoff und Kohlendioxid in den Lungen ausgetauscht werden, können Nährstoffe aus der Nahrung gewonnen oder die Körpertemperatur aufrechterhalten werden.

Kurz gesagt: Mitochondrien produzieren ATP, und ohne ATP können wir nicht leben. Wenn nicht genügend ATP erzeugt wird, hören wir auf zu existieren.

Wo kommen die Mitochondrien vor?

Mitochondrien gibt es in allen Zelltypen und Geweben des menschlichen Körpers, vom Gehirn über die Schilddrüse bis hin zu den Bändern, die die Kniegelenke stabilisieren. Billionen von Mitochondrien sind im ganzen Körper verteilt, und sie alle haben nur einen Zweck: ATP herstellen. Die roten Blutkörperchen sind die einzigen Zellen, die keine Mitochondrien enthalten.

Für Bewegung wird besonders viel Energie benötigt, daher sind Muskeln die Gewebe mit dem höchsten Mitochondriengehalt. Grundsätzlich unterscheidet man drei Muskeltypen: weiße, rote und gemischte Muskeln. »Rot« und »weiß« bezieht sich darauf, wie die Muskeln aussehen, wenn sie bei einer Operation oder einer Autopsie freigelegt werden; die Farbe hat aber sehr viel mit dem Gehalt an Mitochondrien zu tun.

Rote Muskeln verfügen über sehr viele Mitochondrien, weiße dagegen über deutlich weniger. In gemischten Muskeln gibt es sowohl rote als auch weiße Muskelfasern. Eine Körperzelle enthält nur einen Zellkern, aber viele Mitochondrien – und eine Muskelzelle kann Hunderte bis Tausende von Mitochondrien enthalten, die große Mengen ATP herstellen, wenn die Muskeln – etwa beim Sport – bewegt werden.

Es ist kein Zufall, dass Mitochondrien in einer Muskelzelle dicht nebeneinanderliegen. Sie teilen sich Glukose, Aminosäuren und Fettsäuren, aus denen dann in einem dichten und gut koordinierten Netzwerk ATP gewonnen wird.

Ist unser Körper nicht ein wahres Wunderwerk?

Mitochondrien können sich vermehren

Dass sich Mitochondrien vermehren können, wurde erstmals im Rahmen von Forschungen zu den physiologischen Grundlagen des Ausdauertrainings entdeckt. Damals stellte man fest, dass bestimmte Trainingsformen zu einem starken Anstieg des Mitochondriengehalts der Muskeln führen und so die Fähigkeit der Muskeln zur Aufnahme von Glukose (während und nach dem Training) verbessern. Dieser positive und bedeutsame Vorgang wird auch als »mitochondriale Biogenese« bezeichnet. Die Vermehrung der Mitochondrien dient einzig und allein dem Zweck, die ATP-Produktion zu erhöhen, wenn der Körper mehr Energie verlangt.

Dank der Vermehrung der Mitochondrien wird das Mitochondriennetzwerk innerhalb der Zelle dichter. Und natürlich erhöht sich die Menge ATP, die während eines intensiven Trainings maximal gebildet werden kann.

 Alles eine Frage der Muskelmasse

Zusammengefasst kann man sagen: Mehr Mitochondrien heißt mehr ATP. Merken Sie, wie wichtig es ist, seine Muskelmasse zu erhalten oder – noch besser – zu vergrößern, um mehr Energie zu haben? Die Muskelmasse nimmt im Übrigen ab dem 30. Lebensjahr natürlicherweise ab, wenn man nichts dagegen tut.

Noch ein Grund, immer aktiv zu bleiben

Sitzender Lebensstil, dauernder falscher Gebrauch der Muskulatur und Alterung (Degenerationsprozesse durch Oxidation, Entzündung und Glykation) führen jeweils unabhängig voneinander zu einer Verringerung der Mitochondrienzahl und ihrer Funktion sowie in der Folge zur Bildung freier Radikale und zum Zelltod. Was bedeutet das? Wenn eine Zelle stirbt, verlieren Sie die »Energiehamster« darin, also die Fähigkeit dieser Zelle, Energie zu produzieren.

Das Muskelgewebe von Typ-2-Diabetikern ist wissenschaftlich intensiv untersucht worden; dabei zeigte sich, dass sowohl die Zahl als auch die Funktion der Mitochondrien darin stark vermindert war. Obwohl man noch nicht weiß, was hier Ursache und was Wirkung ist, stellt man im Muskelgewebe von Typ-2-Diabetikern oft eine verringert Sauerstoffaufnahmekapazität, Insulinresistenz und verminderte Neubildung von Mitochondrien fest. Die Studien zeigten auch, dass Menschen mit einer verminderten mitochondrialen Biogenese im Herzmuskel häufiger Herz-Kreislauf-Erkrankungen und das metabolische Syndrom entwickeln.

Zum Glück lassen sich die Auswirkungen von Alterungsprozessen, Diabetes Typ 2 und Herz-Kreislauf-Erkrankungen rückgängig machen, indem man die Mitochondrien zur Vermehrung anregt: durch körperliche Aktivität! Wenn es Sport in Pillenform gäbe, würde es jeder tun! Wenn ältere Menschen mit Stoffwechselerkrankungen einen aktiveren Lebensstil aufnehmen, können sie bereits vorhandene Zellschädigungen nachhaltig verbessern, Muskelmasse aufbauen und die Mitochondrien zur Vermehrung anregen. Auch das wurde in Studien nachgewiesen.

Bewegung ist die effektivste Art, Mitochondrien zu vermehren

Sportliches Training ist das wirkungsvollste Signal, um in den Muskeln die Mitochondrienbildung anzuregen, denn dadurch erhöht sich die Fähigkeit des Muskels, Kohlenhydrate und Fettsäuren in ATP umzuwandeln. Das ist ein Vorteil für alle Beteiligten!

Den folgenden letzten Absatz können Sie überspringen, wenn Sie es nicht ganz so genau wissen wollen. Aber manche Leser werden sich davon sicher nochmals besonders motiviert fühlen. Man muss es nicht unbedingt wissen, aber ich finde diesen Teil einfach super spannend! Wenn Sie Sport treiben, bilden die Zellen Adenosinmonophosphat (AMP), ein Molekül mit niedrigem Energiegehalt. Aber es häuft sich immer mehr AMP an und irgendwann wird dann das Signal für verstärkte ATP-Bildung ausgelöst. Das wachsende AMP-ATP-Verhältnis setzt im Muskel eine Kaskade von Reaktionen in Gang, die zu einer erhöhten ATP-Bildung führen, um ein Energiedefizit zu verhindern. Gleichzeitig wird in Phasen anhaltender Muskelanspannung Calcium aus den Körperspeichern freigesetzt – es kommt zu einem Anstieg der intrazellulären Calciumkonzentration um 300 bis 10 000 Prozent. Erhöhte Calcium- und AMP-Konzentrationen sind mächtige Signale für die Mitochondrien-Neubildung, die in der Ruhephase direkt nach dem Training stattfindet.

Auf die starke Nachfrage nach ATP reagieren die Muskelzellen, indem sie ihre Energieproduktionskapazitäten für die nächsten Trainingseinheiten erhöhen und in der Ruhephase die Mitochondrien-Neubildung in Gang setzten. Mit mehr Mitochondrien können mehr Sauerstoff, mehr Kohlenhydrate und mehr Fettsäuren verarbeitet werden, um ATP zu gewinnen. Das heißt auch, dass Sie vielleicht mehr essen, um den Brennstoff zu liefern und sich am Ende besser zu fühlen. Das ist einer der Gründe, weshalb die Stoffwechselrate umso höher und die Wahrscheinlichkeit, Fett anzusetzen, umso geringer ist, je größer die Muskelmasse ist. Muskeln haben die Fähigkeit, auf Trainings-»Stress« mit einer sogenannten Überkompensation zu reagieren. Das ist der

Hauptgrund, weshalb regelmäßiges Training zu mehr Kraft, mehr Ausdauer, weniger Müdigkeit und insgesamt besserer Fitness führt.

Wenn Sie das nächste Mal zum Sport gehen, stellen Sie sich vor, was Ihre Mitochondrien leisten müssen, um mit dem »Stress«, den Sie ihnen bereiten, klarzukommen. Ich sage Ihnen, was hier hinter den Kulissen geschieht, ist einfach magisch.

Wir verhalten uns anderen gegenüber umso angriffslustiger, je unzufriedener wir mit uns selbst sind, und Erschöpfung trägt zu dieser Situation bei. Mehr Energie hilft uns, unsere zwischenmenschlichen Beziehungen zu verbessern.

Dr. Libby

Antioxidative Verteidigungs-
mechanismen

Die antioxidativen Verteidigungsmechanismen sind ein weiterer fantastischer Aspekt unserer Biochemie. Wenn wir das Problem der andauernden Müdigkeit verstehen und lösen wollen, müssen wir uns ansehen, welche Rolle die freien Radikale bei den degenerativen Prozessen spielen, die in uns ablaufen. Der Begriff »Altern« bezieht sich im Wesentlichen auf die biochemischen Vorgänge, die zur Degeneration führen: Oxidation, Entzündung und Glykation. (In meinem Buch »Beauty from the Inside Out« behandle ich diese Vorgänge im Detail.) Alles, was Sie hier wissen müssen, ist, dass das Energieniveau darunter leiden kann, wenn diese degenerativen Prozesse sehr schnell ablaufen.

Die Atmung ist für uns Menschen lebensnotwendig: Wir atmen Sauerstoff ein und atmen Kohlendioxid aus. Der Luftsauerstoff besteht aus zwei miteinander verbundenen Sauerstoffatomen (O_2).

Chemische Bindungen bestehen aus Elektronenpaaren. Wenn die Bindung aufbricht und die Elektronenpartner auf einmal alleine dastehen, werden die Atome zu (»bösen«) freien Radikalen, die verzweifelt nach neuen Partnern suchen. Diese finden sie, wenn alles gut geht, in den sogenannten (»guten«) Antioxidanzien. Stehen allerdings nicht genug Antioxidanzien zur Verfügung, dann können die freien Radikale auch anderen Molekülen Elektronen entreißen und damit Schäden, z. B. am Gewebe, anrichten.

Eine der Möglichkeiten, wie der Körper sich vor Schäden durch freie Radikale schützen kann, ist die Aufnahme von Antioxidanzien mit der Nahrung. Farbige essbare Pflanzen sind oft reich an Antioxidanzien, zum Beispiel Heidelbeeren, aber auch grüner Tee und Kakao (Schokolade). Sie werden fast immer genannt, wenn ich bei meinen Vorträgen nach entsprechenden Beispielen frage. Die Antioxidanzien in pflanzlichen Nahrungsmitteln sind das Hauptargument, warum Menschen wie ich immer und immer wieder darauf hinweisen, dass wir den Pflanzenanteil in unserer Ernährung erhöhen sollten.

In unserem Körper sind ständig freie Radikale unterwegs. Das ist auch kein Problem, solange sie von Antioxidanzien in Schach gehalten werden. Von »oxidativem Stress« spricht man, wenn zu viele freie Radikale – meist in Form sogenannter reaktiver Sauerstoffverbindungen – ihr Unwesen treiben. Als Reaktion auf Schadstoffe in unserer Umwelt bildet unser Körper unter Umständen mehr freie Radikale.

Lassen Sie mich nur ein Beispiel geben, auf welche Weise freie Radikale Gewebe schädigen können. Stellen Sie sich ein Blutgefäß vor, das zu Ihrem Herzen führt. Ein freies Radikal zischt durch den Blutstrom und rammt plötzlich mit voller Wucht die Wand des Blutgefäßes, so dass dort eine Schramme entsteht. Das sieht ein bisschen so aus, wie wenn man beim Golfspielen den Ball nicht richtig getroffen hat und ein Stück vom darunterliegenden Gras mit weggeflogen ist. Das verletzte Blutgefäß setzt nun einen Notruf ab, dass es beschädigt wurde. In unserem Fall kommt ein Cholesterinmolekül als Ersthelfer vorbei und legt sich auf die geschädigte Stelle. Dann alarmiert es seine Cholesterinkumpels und animiert sie dazu, ihm Gesellschaft zu leisten. Die strömen auch gleich in Scharen und bilden zusammen mit dem Ersthelfer einen Klumpen, der dicker und dicker wird, oxidiert und schließlich hart wird. Den Klumpen nennt man auch »Plaque«. Er verengt das Blutgefäß; der ganze Vorgang heißt Atherosklerose (auch Arteriosklerose oder umgangssprachlich »Gefäßverkalkung«). Wo das Blut vorher durch ein weites, offenes Gefäß fließen konnte, muss es sich nun durch einen schmalen Spalt zwängen. Aber das Blut ist der einzige Weg, auf dem Sauerstoff und Nährstoffe im Körper verteilt werden können. Das Herz ist ein Muskel, und es braucht ebenfalls Sauerstoff und Nährstoffe zum Überleben. Wenn ihm eines von beiden über längere Zeit vorenthalten wird, kann es zu einem Herzinfarkt kommen. Merken Sie sich also: In den Wänden der Blutgefäße kann sich »Müll« ansammeln, wodurch das Herzinfarkt- und Schlaganfallrisiko erhöht wird.

Die gute Nachricht lautet: Sie können viel dafür tun, damit sich der Cholesterinklumpen im Inneren des Blutgefäßes wieder abbaut. Die harten Plaques bestehen zum Teil aus LDL-Cholesterin, das als das »schlechte« Cholesterin bezeichnet wird. Wenn aber »gutes« Cholesterin (HDL-Cholesterin) vorbeikommt, nimmt es ein LDL-Cholesterinmolekül mit und transportiert es zur Leber. Wie wir in einem späteren Kapitel noch sehen werden, spielt dieser Vorgang eine wichtige Rolle sowohl im Cholesterinmanagement als auch für die Energie, die wir spüren. Man kann es sich ungefähr so vorstellen: Das Cholesterin, das aus der Plaque herausgelöst wurde, wird zwecks Entgiftung zur Leber gebracht, und wenn diese gut funktioniert, wird das Cholesterin verarbeitet, ausgeschieden und ist endgültig aus dem Verkehr gezogen. Wenn die Leber aber mit Substanzen überladen ist, die sie mit höherer Priorität entgiften muss als das langweilige hausgemachte Cholesterin, dann wird davon nur ein Teil entgiftet und ausgeschieden und der Rest kommt recycelt wieder zurück in den Blutkreislauf. Auf diese Weise kann der Blutcholesterinspiegel immer weiter ansteigen; ein anderer Grund kann eine schlecht funktionierende Schilddrüse sein. Verstärken Sie die Entgiftungsvorgänge, die zur Ausscheidung des Cholesterins führen, wenn der Körper signalisiert, dass es Zeit dafür ist.

Meiner Meinung nach sind erhöhte Gesamtcholesterinwerte an sich kein Problem, obwohl es durchaus Gründe für die Empfehlung geben mag, dem HDL-LDL-Verhältnis bei der Behandlung von Herz-Kreislauf-Erkrankungen Beachtung zu schenken. Ich betrachte die Blutcholesterinwerte als Marker für die Lebergesundheit; sie zeigen mir auch, ob der Körper Cholesterin effizient in Steroidhormone (Geschlechtshormone) umwandelt, die für unsere Energie ebenfalls eine bedeutende Rolle spielen. Wenn die Blutcholesterinwerte plötzlich ansteigen, heißt das, dass sich im Umgang des Körpers mit Cholesterin etwas geändert haben muss. Diesen Mechanismus müssen wir ausfindig machen und an dieser Stelle müssen wir den Hebel ansetzen. Dann sinkt der Cholesterinspiegel wieder auf das Niveau ab, auf dem der Körper des betreffenden Menschen am besten funktioniert. Unser Körper vermag sich in unglaublicher Weise selbst zu regulieren und zu heilen – man muss nur wissen, welche Hebel zu betätigen sind.

Die Macht einer optimal funktionierenden Leber kann ich Ihnen vielleicht so vor Augen führen: In den 17 Jahren, in denen ich mit Menschen arbeite, gab es nicht einen, dessen Blutcholesterin ich nicht in den »Normalbereich« zurückbringen konnte, einfach indem wir uns auf die Unterstützung der Leber und die Förderung der Entgiftungsprozesse konzentriert haben – Prozesse, die die Ausscheidung von Cholesterin ermöglichen, wenn der Körper bestimmt, dass es Zeit dafür ist. Und wenn eine Substanz, Cholesterin eingeschlossen, zur Leber geschickt wird, dann heißt das, dass Ihr Körper es für das Beste hält, wenn diese Substanz ausgeschieden wird.

Manchmal ist das Wichtigste am ganzen Tag die Pause, die wir zwischen zwei tiefen Atemzügen machen.

Etty Hillesum

Energie und Coenzym Q_{10}: Fertig machen zur Zündung!

Die Kraftwerke, die in jeder einzelnen unserer Körperzellen Energie erzeugen, haben wir bereits kennengelernt: die Mitochondrien. Wir haben sie scherzhaft mit Hamstern im Laufrad verglichen. Sie gehören zu den wichtigsten Zellbestandteilen, ohne sie könnten eine Menge lebenswichtiger biochemischer Vorgänge schlicht nicht stattfinden. In einem Prozess, den man als »Zellatmung« bezeichnet (und in dem auch der bereits beschriebene Citrat-Zyklus eine zentrale Rolle einnimmt), erzeugen Mitochondrien aus der Glukose, die wir mit der Nahrung aufnehmen, und aus dem Sauerstoff, den wir einatmen, Energie (in Form von ATP-Molekülen); ganz nebenbei senden die Mitochondrien auch noch Signale an andere Zellbestandteile.

Im Inneren der Mitochondrien finden unglaublich viele, fein aufeinander abgestimmte chemische Reaktionen statt, dabei entstehen in geringem Umfang auch freie Radikale. Solange die freien Radikale eine bestimmte Zahl nicht überschreiten, haben sie sogar positive Effekte, doch sobald sie in zu großer Zahl auftreten, kann die Zelle geschädigt werden. Eine solche Überproduktion von freien Radikalen kommt heutzutage leider häufig vor – kurz und vereinfacht gesagt als Folge der Aufnahme von »Schadstoffen«, solchen, die wir einatmen, essen, trinken oder über die Haut aufnehmen. Insbesondere der Alterungsprozess, Umweltverschmutzung durch Gifte und Chemikalien sowie eine qualitativ mangelhafte Ernährung führen zu einer Zunahme der freien Radikale im Körper. Umgekehrt können diese Schadstoffe auch zur Folge haben, dass unser Körper nicht mehr genügend eigene Antioxidanzien, wie zum Beispiel das Coenzym Q_{10}, herstellt. Wenn die freien Radikale nicht kontrolliert werden – oder wenn sie nicht mit Antioxidanzien aus der Nahrung (z. B. buntem Gemüse und Obst) neutralisiert werden –, kann das in eine Situation münden, die als »oxidativer Stress« bezeichnet wird. Und dann winken Degeneration, Krankheit, Müdigkeit …

Coenzym Q_{10} ist hauptsächlich in den Mitochondrien aktiv, wo Nahrung am Ende in ATP verwandelt wird, die für unseren Körper nutzbare Energieform. Q_{10} wird für einen sehr wichtigen Schritt in diesem Prozess gebraucht, in dem es als Elektronenüberträger dient. Es hat darüber hinaus auch im restlichen Körper antioxidative Funktion, das heißt es bindet die schädlichen freien Radikale und kann auf diese Weise die Gefäßspannung in den Blutgefäßen verbessern und sogar zu einer Blutdrucksenkung beitragen. Für Menschen, die Statine (eine bestimmte Gruppe von Cholesterinsenkern) einnehmen müssen, ist Q_{10} besonders wichtig, da Statine den Q_{10}-Vorrat erschöpfen können. Es gibt mehr und mehr Forschungsarbeiten, die sich damit beschäftigen, ob Q_{10} in bestimmten Dosen das Risiko von Herz-Kreislauf-Erkrankungen, insbesondere Schlaganfall, verringern kann.

Wenn Sie die wissenschaftlichen Zusammenhänge nicht interessieren, genügt es, dass Sie aus diesem Abschnitt folgende Information mitnehmen: Coenzym Q_{10} ist eine unverzichtbare vitaminähnliche Substanz, die dem Körper dabei hilft, aus Nahrung die benötigte Energie zu gewinnen. Nach allem, was wir wissen, nimmt die Q_{10}-Menge im Körper mit dem Alter und bei ungesunder Ernährung stark ab. Auch die Belastung mit Schadstoffen aus der Umwelt, die ja leider häufig viel zu groß ist, erhöht unseren Bedarf an Q_{10}. Aus meiner praktischen Erfahrung kann ich sagen: Viele meiner Klientinnen berichten regelmäßig, dass durch die Einnahme qualitativ hochwertiger Q_{10}-Nahrungsergänzungsmittel ihr Energieniveau deutlich höher ist. Bestimmt machen ihre Mitochondrien Freudensprünge!

Einer der einfachsten Wege,
zu mehr Energie zu kommen, ist der,
uns von solchen Dingen zu entlasten,
die wir nicht regeln können.

Dr. Libby

B-Vitamine und Energie

Energie ist lebensnotwendig, und wenn wir keine Energie in uns spüren, können wir unser Leben nicht voll ausleben. Die Nahrung, die wir zu uns nehmen, spielt in vielerlei Hinsicht eine Rolle, doch auf der physiologischen Ebene sind zwei Funktionen besonders wichtig: Nahrung versorgt uns mit Nährstoffen, die den Körper »nähren«, und sie versorgt uns mit der Energie, die unsere »Körper-Maschine« am Laufen hält. Vitamine und Mineralstoffe (die sogenannten Mikronährstoffe) erfüllen den ersten Teil, die Makronährstoffe (Kohlenhydrate, Fett, Proteine) sorgen für den Brennstoff und erfüllen Aufgabe 2. Nichts auf diesem Planeten kann Nahrung in dieser Funktion ersetzen. Das heißt, dass die Lebensmittel, die wir für uns auswählen, entweder unsere Bedürfnisse erfüllen, dabei versagen oder sogar kontraproduktiv wirken. Darüber sollten Sie mal einen Augenblick nachdenken.

Für unsere Gesundheit und für ein hohes Energieniveau ist es unbedingt erforderlich, dass unser Nährstoffbedarf erfüllt wird. Wenn es nicht gelingt, diese Bedürfnisse zu befriedigen, oder wenn wir Substanzen konsumieren, die bei den Energiegewinnungsprozessen im Körper dazwischenfunken, dann kommt es wahrscheinlich schon bald zu Müdigkeit. Eine Ernährung mit natürlichen, vollwertigen Lebensmitteln mit hoher Nährstoffdichte kann durch nichts, wirklich gar nichts ersetzt werden.

Nachdem Nahrung aufgenommen wurde, durchläuft sie eine Vielzahl fein aufeinander abgestimmter biochemischer Prozesse, bevor aus ihr die Energieform wird, die unsere Körperzellen in Muskeln, Hirn und anderen Organen nutzen können: ATP.

An diesem Umwandlungsprozess, bei dem aus Nahrung Energie gewonnen wird, sind viele Mikronährstoffe beteiligt, die wichtigsten sind die B-Vitamine. Es gibt eine ganze Reihe von B-Vitaminen, doch für die Herstellung von ATP sind drei unverzichtbar: Vitamin B_1 (Thiamin), Vitamin B_2 (Riboflavin) und Vitamin B_3 (Niacin). Ohne diese »Helferlein«, die als Kofaktoren bezeichnet werden, verläuft die Energiegewinnung verlangsamt oder sie wird ganz unterbrochen. Resultat: Wir fühlen uns müde und schlapp.

B-Vitamine sind wasserlöslich. Das bedeutet: Was nicht sofort im Körper gebraucht wird, wird ausgeschieden. Deshalb – weil wir B-Vitamine nicht speichern können – müssen wir sie uns täglich zuführen. Am besten geschieht das mit der Nahrung, denn »eingebunden« in natürliche Lebensmittel können sie leichter in den Körper aufgenommen und genutzt werden. Grund dafür ist, dass es in diesen Nahrungsmitteln noch andere Nährstoffe und Substanzen gibt, die bei der Resorption, der Aufnahme in den Körper, helfen. Doch wie wir noch sehen werden, können Supplemente (Nahrungsergänzungsmittel) in manchen Fällen ebenfalls sehr hilfreich sein.

❋ **Energie dank Vitamin B**

An dem Prozess, bei dem Nahrung in Energie (ATP) umgewandelt wird, sind viele Nährstoffe beteiligt – die wichtigsten sind die B-Vitamine. Die verschiedenen B-Vitamine kommen in unterschiedlichsten Lebensmitteln vor. »Abwechslungsreich ernährt« bedeutet also »Energie vermehrt«.

B-Vitamine kommen in einer Vielzahl von Nahrungsmitteln vor.

- Linsen, Nüsse, Samen, Tunfisch und Schweinefleisch sind besonders reich an Thiamin (Vitamin B_1). Wenn Sie Schweinefleisch essen, achten Sie unbedingt auf Bio-Qualität.
- Riboflavin (Vitamin B_2) ist in größerer Menge in grünem (Blatt-)Gemüse, Tomaten, Mandeln und Eiern enthalten.
- Die höchsten Konzentrationen Niacin (Vitamin B_3) dagegen findet man in Rind-, Schweine- und Hähnchenfleisch sowie in Fisch. Geringe Menge kommen auch in Weizen, Erdnüssen und Bohnen vor.

Getreidekörner werden oft als gute Quelle für B-Vitamine angegeben. Wenn Ihr Verdauungssystem keine Probleme damit hat, können Sie hochwertige Getreide wie Dinkel, Hafer und Roggen in Ihren täglichen Speiseplan aufnehmen, um die Vitamin-B-Aufnahme zu steigern. Quinoa (ein sogenanntes »Pseudogetreide«) enthält ebenfalls viele B-Vitamine, ist aber glutenfrei, so dass manche Menschen diese Körner besser vertragen als die von »normalem« Getreide.

Vielen Menschen geht es besser, wenn sie auf Getreide verzichten – sei es, dass sie sich »glutenfrei«, »getreidefrei« oder »körnerfrei« ernähren. Wenn Sie feststellen, dass Ihr Körper positiv auf eine solche Ernährungsweise reagiert und unangenehme Symptome damit verschwinden, dann sollten Sie dabei bleiben.

Da Getreide jedoch eine wesentliche Quelle für B-Vitamine darstellt, kann es sich negativ auf die Vitamin-B-Spiegel auswirken, wenn man es vom Speiseplan streicht und nicht ausreichend durch andere Vitamin-B-haltige Nahrungsmittel ersetzt. Wenn man eine bestimmte Lebensmittelgruppe meiden will, ist es wichtig, darauf zu achten, dass die darin vorkommenden Nährstoffe in ausreichender Menge in anderen Nahrungsmitteln enthalten sind. Manchmal kann es sinnvoll sein, ein hochwertiges Multivitaminpräparat oder Vitamin-B-haltiges Nahrungsergänzungsmittel einzunehmen, um den Bedarf sicher abzudecken. Lassen Sie sich gegebenenfalls von einem erfahrenen Ernährungsspezialisten beraten.

Wichtig zu wissen ist auch, dass B-Vitamine durch Hitze und Licht zerstört werden. Das heißt, je mehr Zeit zwischen der Ernte und dem Verzehr verstrichen ist, desto niedriger ist der Vitamin-B-Gehalt eines Lebensmittels. Wenn man beispielsweise ein Lebensmittel, das Vitamin B_1, B_2 oder B_3 enthält, auf über 90 °C erhitzt, dann werden die Vitamine zerstört, wie Versuche zeigen. Aus diesem Grund wollte mir als Studentin nie einleuchten, warum uns gelehrt wurde, Getreide sei eine gute Vitamin-B-Quelle; denn wir Menschen essen es nicht roh.

Eine vielseitige, abwechslungsreiche Ernährung mit saisonal verfügbaren Produkten trägt viel dazu bei, dass Ihr Körper die notwendigen B-Vitamine in der Menge bekommt, die er braucht, um gesund zu bleiben. Sie können Ihren Vitamin-B-Konsum erhöhen, indem Sie Nüsse und Samen über Ihren Salat streuen oder sie Ihren Smoothies zufügen. Achten Sie darauf, dass jede Ihrer Mahlzeiten Vitamin-B-reiche Lebensmittel enthält. Das wird Ihren Vitamin-B-Spiegel steigen lassen und dafür sorgen, dass Sie aus dem, was Sie essen, auch die nötige Energie bekommen.

Und denken Sie daran: Die B-Vitamine selbst enthalten keine Energie. Sie tragen dazu bei, dass aus der Nahrung, die Sie aufnehmen, Energie gewonnen werden kann. Als Nächstes werden wir uns die Energielieferanten ansehen, die Makronährstoffe – nämlich Fette, Proteine und Kohlenhydrate.

Lassen Sie Raum für Unbekanntes. Einige der schönsten Kapitel unseres Lebens erhalten erst viel später eine Überschrift. Lassen Sie nicht zu, dass die Ungewissheit Sie auslaugt. Nehmen Sie sie an und betrachten Sie das Unbekannte als etwas Anregendes.

Dr. Libby

Makronährstoffe:
Energie aus dem Essen

Woher bekommen wir unsere Energie, also die Energie, die in Form von ATP unsere Zellen mit der Energie versorgt, die sie brauchen, um unsere Lebensenergie und Vitalität entstehen zu lassen, was es uns dann ermöglicht, uns zu bewegen, zu denken, zu arbeiten, zu spielen? Das verdanken wir den Makronährstoffen: Fetten, Proteinen und Kohlenhydraten.

Makronährstoffe liefern Energie. Und diese Energie, die als »Brennwert« bezeichnet wird, wird in (Kilo-)Kalorien oder in (Kilo-)Joule gemessen. (Kalorien sind eine veraltete physikalische Einheit, die eigentlich bereits 1948 durch Joule ersetzt wurde, die sich aber im Lebensmittelbereich hartnäckig hält.) Zwar sind alle genannten Makronährstoffe Energieträger, doch der Energiegehalt der einzelnen Stoffe ist sehr unterschiedlich. Genau genommen gehört Alkohol auch zur Gruppe der Makronährstoffe, da er ebenfalls Kalorien liefert. Aber viele Forscher zählen ihn nicht dazu, weil er nicht lebensnotwendig ist (selbst wenn manche Menschen dies glauben) und weil er für den Körper keinen »nährenden Wert« hat.

Makronährstoffe sind Substanzen, die unser Körper für sein Wachstum braucht, für den Stoffwechsel und für viele andere Funktionen; ihnen verdanken wir es, dass wir jeden Tag Energie in uns spüren können – vorausgesetzt, dass die entsprechenden Prozesse richtig laufen (und darum geht es ja in diesem Buch). Die Vorsilbe »makro« bedeutet »groß«, Makronährstoffe sind demzufolge Stoffe, die in großen Mengen benötigt werden. Von den Mikronährstoffen – also Vitaminen und Mineralstoffen inklusive Spurenelementen – dagegen genügen wesentlich geringere Mengen, und sie liefern auch keine Energie. Darüber, wie insbesondere die B-Vitamine zu unserer Energieversorgung beitragen, haben wir bereits gesprochen.

An dieser Stelle ist es wichtig festzuhalten, dass es für den menschlichen Organismus nur zwei Brennstoffe gibt: Zucker (genauer Glukose) und Fett. Normalerweise verwendet der Körper immer beides, aber das Nervensystem entscheidet meistens, welcher Brennstoff in welcher Situation am besten geeignet ist. Wir kommen später darauf zurück.

Kohlenhydrate

Kohlenhydrate versorgen den Körper mit Glukose (Traubenzucker), und das ist der Brennstoff, der als Erstes genutzt wird, wenn es um Bewegung geht, zum Beispiel beim Sport. Aber auch das Gehirn, das Nervensystem, die Nieren und die roten Blutkörperchen bevorzugen Glukose als Brennstoff. Ein Gramm Kohlenhydrate liefern dem Körper vier Kalorien. Man sollte sich aber klarmachen, dass sich in der nackten Kalorienzahl eines Nahrungsmittels nicht widerspiegelt, was ich als die »Stoffwechselkonsequenzen« dieses Nahrungsmittels bezeichne. Wenn Sie beispielsweise kohlenhydrathaltige Nahrung verzehren, schüttet Ihre Bauchspeicheldrüse das Hormon Insulin aus, um auf den Anstieg des Blutzuckerspiegels zu reagieren, und Insulin signalisiert dem Körper auch, dass er Fett speichern soll. Fett dagegen löst keine Insulinreaktion aus, darum führen die Kalorien aus fetthaltiger Nahrung auch nicht zu einem Hormonsignal, dass der Körper Fett speichern soll. (Die Stoffwechselkonsequenzen und die Signale, die den Körper veranlassen, Fett zu speichern oder zu verbrennen, erkläre ich in allen Details in meinem Buch »The Calorie Fallacy«.)

Die Wissenschaft hat die Kohlenhydrate in verschiedene Kategorien unterteilt, auf die ich weiter unten eingehe. Hier möchte ich Ihnen nur sagen, dass es für mich allein auf die Quelle der Kohlenhydrate ankommt, und ich möchte Sie ermutigen, Ihre Kohlenhydrate aus vollwertigen Nahrungsmitteln zu beziehen, denn die enthalten noch viele andere Nährstoffe, von denen einige dazu beitragen, dass die Kohlenhydrate leichter verdaulich sind und damit die Umsetzung in Energie verbessern.

Kohlenhydrate kommen sowohl in süßen als auch in stärkehaltigen Lebensmitteln vor. Diese grobe Einteilung entspricht den wissenschaftlichen Kategorien für »Zucker im engeren Sinn« (Mono-, Di- und Oligosaccharide; das sind Zuckermoleküle, die aus einem, zwei oder einigen wenigen Zuckerbausteinen bestehen) und Vielfachzucker (Polysaccharide), wie zum Beispiel Stärke, bei denen sehr viele Zuckermoleküle aneinandergereiht sind. Die einfachen Kohlenhydrate (»Zucker«) kommen in den meisten süß schmeckenden Produkten vor, so in Softdrinks, Fruchtsaft, Keksen, Kuchen und sonstigen »Naschereien«. Die einfachen Kohlenhydrate liefern in der Regel schnell Energie: Sie gehen rasch ins Blut über und werden entweder gleich verbraucht oder als Fett gespeichert. Typischerweise besitzen solche Produkte darüber hinaus kaum einen Nährwert. Im Gegenteil, sie können der Gesundheit sogar schaden. Die komplexen Kohlenhydrate dagegen sind Quellen »andauernder« Energie. In diese Kategorie fallen zum Beispiel Süßkartoffeln, Vollkornreis und Kürbisse. Typischerweise (aber nicht immer) dauert es länger, bis die komplexen Kohlenhydrate zerlegt und in den Blutkreislauf gelangt sind, dafür hält die Energie länger an.

Der glykämische Index (GI) ist eine andere Art, Kohlenhydrate zu definieren. Der GI ist eine Skala, die darauf beruht, wie schnell Glukose aus einem Nahrungsmittel in den Blutkreislauf gelangt. Je schneller die Glukose aufgenommen wird, desto höher ist der GI und desto mehr Insulin (ein Hormon zur Fettspeicherung) wird benötigt. Allerdings berücksichtigt der GI nicht, wie viele Kohlenhydrate ein Nahrungsmittel enthält. Aus diesem Grund ist die glykämische Last (GL) ein besserer Indikator dafür, wie sich ein kohlenhydrathaltiges Lebensmittel auf den Blutzuckerspiegel auswirkt. Der GL-Wert berücksichtigt, wie viele Kohlenhydrate man mit einer typischen Mahlzeit zu sich nimmt. Karotten beispielsweise gelten als Lebensmittel mit hohem GI, aber sie enthalten auch viele Ballaststoffe (komplexe Kohlenhydrate), Wasser, Vitamine, Mineralstoffe und bioaktive Substanzen, sogenannte sekundäre Pflanzenstoffe, die die Art und Weise beeinflussen, wie die Karotten verdaut werden, und das wirkt sich positiv auf die Gesundheit aus.

Manche Schokoriegel wiederum haben einen niedrigen GI, obwohl sie jede Menge raffinierten Zucker, minderwertige Fette und praktisch keine Mikronährstoffe enthalten, doch die GL ist hoch. Kein Wunder, dass viele Verbraucher verwirrt sind und sich überfordert fühlen! Aber hey, wir brauchen doch keine Wissenschaft um zu begreifen, dass eine Karotte ein vollwertigeres Lebensmittel ist als ein Schokoriegel! Hier ist einfach nur der gesunde Menschenverstand gefragt.

Auch Fruktose (Fruchtzucker) hat einen niedrigen GI. Fruktose wird anders verdaut und anders vom Körper verwendet als Glukose. Und sie muss in der Leber zuerst von einem Enzym in Glukose umgewandelt werden. Die Leberzellen sind die einzigen Zellen, die Fruktose verwerten können, alle anderen Zellen brauchen Glukose. Wie sich massiver Fruktosekonsum auf die Leber auswirkt, kommt erst allmählich ans Licht. Mit anderen Worten: Wenn Sie den glykämischen Index als einzigen Maßstab für Ihre Kohlenhydratauswahl verwenden, können Sie ziemlich in die Irre geführt werden. Vertrauen Sie dem gesunden Menschenverstand oder folgen Sie einfach dem Leitsatz: »Ich esse nur natürliche Nahrungsmittel.«

Ballaststoffe (die meisten zumindest) gehören in die Gruppe der komplexen Kohlenhydrate (Polysaccharide). Ballaststoffe können von unserem Körper nicht verdaut werden. Diese Kohlenhydrate bewegen sich unverändert durch unseren Verdauungstrakt und helfen dabei, den Abfall aus dem Körper zu beseitigen. Eine ballaststoffarme Ernährungsweise kann zu Verstopfung und Hämorrhoiden führen, außerdem kann sich das Risiko für bestimmte Krebserkrankungen, wie zum Beispiel Dickdarmkrebs, erhöhen. Aber auch hier bin ich der Auffassung, dass es auf die Ballaststoffquelle ankommt. Ballaststoffreiche vollwertige Lebensmittel – dazu zählen Gemüse, einige stärkehaltige Knollen wie die Süßkartoffel und einige (nicht alle) Früchte – beschweren bzw. belasten den Darm in der Regel nicht. Wenn man, wie ich, seit 17 Jahren in eigener Praxis mit Menschen arbeitet, merkt man, was funktioniert und was nicht. Und obwohl die gängige Empfehlung für eine gute Darmgesundheit »möglichst ballaststoffreich essen« lautet, sage ich, dass dies für manche Patienten mit speziellen Darmproblemen kontraproduktiv sein kann. Ernährungsempfehlungen sollten für jedes Individuum maßgeschneidert werden.

Wie Sie sehen, sind Kohlenhydrate ein komplexes Thema und die Botschaften für Verbraucher zum Teil recht verwirrend. Aus diesem Grund hatte ich zu Beginn dieses Kapitels gesagt, dass man bei Nahrungsmitteln (kohlenhydrathaltige eingeschlossen) auf Natürlichkeit achten sollte: Mutter Natur macht es normalerweise richtig und vermutlich sind es die Eingriffe des Menschen (englisch »human intervention«, abgekürzt HI), also die Verarbeitungsprozesse, die für die Probleme sorgen. Greifen Sie zu möglichst wenig verarbeiteten Lebensmitteln. Bevorzugen Sie Kohlenhydrate aus vollwertigen Quellen.

Protein

Ein Gramm Protein (Eiweiß) enthält vier Kalorien. Protein liefert dem Körper Aminosäuren – das sind chemische Bausteine, die wir uns im wahrsten Sinne des Wortes »einverleiben«, die also ein Teil von uns werden. Beispielsweise landen die Aminosäuren aus der Nahrung später in den Zellen unseres Immunsystems, das uns hilft, Viren und Bakterien abzuwehren, und das auch an der Krebsabwehr beteiligt ist. Aus Aminosäuren werden die Neurotransmitter gebildet, Botenstoffe, die unsere Stimmung beeinflussen, und sie bilden die Muskeln, die uns die nötige Kraft geben, um Kinder und Einkäufe zu tragen.

Von den 20 verschiedenen Aminosäuren werden 10 (manche Wissenschaftler sagen 8 oder 9) als essenziell angesehen. Essenziell (lebensnotwendig) bedeutet, dass diese Aminosäuren mit der Nahrung aufgenommen werden müssen, da der Körper sie nicht aus anderen Substanzen selbst herstellen kann. Nahrungsprotein, das alle essenziellen Aminosäuren enthält, wird als »vollständig« bezeichnet, die meisten pflanzlichen Proteinquellen sind jedoch »unvollständig«. Durch die Kombination verschiedener pflanzlicher Proteinquellen (Pflanzen aus unterschiedlichen Pflanzenfamilien) lässt sich aber eine Ernährung erreichen, die einen vollständigen Satz essenzieller Aminosäuren enthält. Ein schönes (und leckeres) Beispiel dafür ist Wokgemüse mit Sesamsamen und Vollkornreis: Sesam und Reis stammen aus verschiedenen Pflanzenfamilien und ihre Aminosäurenprofile ergänzen einander.

Wenn man über Proteine spricht, denken die meisten Menschen als Erstes an die tierischen Varianten. Im Fleisch von Huhn, Rind, Lamm und Fisch sind alle essenziellen Aminosäuren enthalten. Doch viele Menschen essen aus unterschiedlichen Gründen kein Fleisch (und einigen anderen würde es ganz guttun, ihren Fleischkonsum zu reduzieren). Wie wir gleich sehen werden, gibt es eine ganze Reihe nichtfleischlicher Alternativen, die ebenfalls hervorragende Proteinquellen darstellen.

Halten Sie sich vor Augen, dass es in der Natur kein einziges Nahrungsmittel gibt, das zu 100 Prozent aus Protein besteht. Fleisch hat einen Proteingehalt von 25 Prozent, das heißt, von 100 Gramm Fleisch sind 25 Gramm Protein. Der World Cancer Research Fund (WCRF) vertritt die Auffassung, der Fleischkonsum sollte reduziert werden, um das Risiko für eine Reihe von Krebserkrankungen – insbesondere Brustkrebs – zu senken; seine Empfehlung lautet, dass man »die Aufnahme von rotem Fleisch auf 300 Gramm pro Woche« beschränken sollte. Demgegenüber kenne ich Menschen, die jeden Tag mehr als 300 Gramm Fleisch essen. Meiner Meinung nach ist in Bezug auf Krebs das rote Fleisch an sich nicht das Problem. Möglicherweise ist es nur Teil eines größeren Gesamtgesundheitsbildes, insbesondere wenn die Betroffenen unter Verstopfung leiden, wenn ihre Leberentgiftung nur eingeschränkt funktioniert oder wenn eine Östrogendominanz vorliegt. (Auf all diese Themen kommen wir in späteren Kapiteln noch zu sprechen.) Eine Rolle kann auch die Fleischqualität spielen: Vielleicht haben sie Fleisch von Tieren gegessen, die aus Massentierhaltung stammen und/oder die minderwertiges Futter erhalten haben. Nehmen wir dazu noch die Information, dass die meisten Menschen in den Industrienationen ständig zu wenig Gemüse essen und ihnen damit die sekundären Pflanzenstoffe entgehen, die vor Krebs schützen.

Nachdem das Hauptthema dieses Buches »Energie« ist, sollte man vielleicht noch erwähnen, dass auch Proteine dem Körper Energie liefern, allerdings nur indirekt. Die Proteine werden in kleinere Bausteine, die Aminosäuren, zerlegt, und diese Aminosäuren können, wenn nötig, in Glukose umgewandelt und so für die Energiegewinnung genutzt werden. Der wichtigste Stoffwechselweg, auf dem das geschieht, heißt

Glukoneogenese. Weil es wesentlich weniger aufwändig ist, Glukose zu verwenden, die bereits als Glukose angeliefert wurde, statt Aminosäuren in Glukose umzuwandeln, lässt der Körper die Aminosäuren lieber in die Reparaturarbeit, die Neurotransmitterbildung, den Muskel- und den Zellaufbau fließen, denn das können nur die.

Vegetarische Proteinquellen

Nüsse und Samen: Nüsse sind generell wahre Nährstoffbomben: Sie liefern neben Proteinen auch viele Vitamine, wie z. B. Vitamin A und E, die gut für Haut und Herz sind. Außerdem sind Nüsse gute Quellen für Mineralstoffe wie Phosphor und Kalium. Rohe Nüsse und Samen oder auch Nussbutter sollten eigentlich bei keiner Mahlzeit fehlen, denn das Protein und die guten Fette sorgen für länger anhaltende Energie. Der Proteingehalt von Nüssen liegt bei 18–25 Gramm pro 100 Gramm.

Eier: Das Protein aus Eiern ist biologisch sehr wertvoll, das heißt, es kann vom Körper leicht aufgenommen und genutzt werden. Eigelb enthält Vitamin B_{12}. Vitamin B_{12} verbessert die Fähigkeiten des Körpers, Eisen zu verwerten und rote Blutkörperchen zu bilden; das schützt vor Anämie (Blutarmut) und gibt Energie. Eier zum Frühstück sind eine hervorragende Idee, vor allem wenn man sie noch mit etwas Grünzeug anreichert. Eier bringen es immerhin auf 12 Gramm Protein pro 100 Gramm. Für Veganer sind sie allerdings nicht geeignet.

Quinoa: Quinoa ist eine gute pflanzliche Eiweißquelle. Die Proteine aus den Samen dieses Fuchsschwanzgewächses gehören zu den wenigen mit einem vollständigen Satz essenzieller Aminosäuren im Pflanzenreich. Sie erinnern sich? »Essenziell« nennt man die Aminosäuren, die unser Körper nicht selbst herstellen kann. Die Samen enthalten 14 Gramm Protein pro 100 Gramm. Quinoa ist auch ein ausgezeichneter Getreide-Ersatz für Menschen mit Zöliakie oder einer Glutenunverträglichkeit. Quinoa gilt als »Pseudogetreide« und nicht als Getreide. Wie bei allen Lebensmitteln sollten Sie auf Ihren Körper hören: Wenn etwas Ihre Verdauung durcheinanderbringt, dann lassen Sie es weg.

Kichererbsen: Kichererbsen sind eine tolle Ballaststoffquelle und bringen es außerdem auf 13 Gramm Protein pro 100 Gramm. Man kann sie leicht in Form von Hummus oder Falafel in den Speiseplan einbauen oder Eintöpfe und Schmorgerichte mit ihnen aufpeppen. Da sie keinen starken Eigengeschmack haben, passen sie zu fast allem und lassen sich mit vielen verschieden Kräutern und Gewürzen kombinieren. Falls Sie unter dem Reizdarmsyndrom leiden, warten Sie mit Kichererbsen besser, bis dieses Problem gelöst ist, sonst reagiert Ihr Verdauungssystem eventuell etwas »ungehalten«.

Grünes (Blatt-)Gemüse: Dass grüne Blattgemüse in dieser Aufstellung auftauchen, mag Sie überraschen, aber auch sie enthalten Aminosäuren, die Bausteine der Proteine. Und wenn Sie große Mengen davon essen, führen Sie Ihrem Körper diese Aminosäuren zu. Ein eindrucksvoller Beleg dafür, dass auch »minderwertiges« Pflanzenprotein eine langsame, aber stetige Proteinneubildung im Körper ermöglicht, sind die Muskeln eines Gorillas. Genetisch sind Menschen und Gorillas recht nah verwandt, daher interessieren sich Forscher dafür, welche Nahrung Gorillas wählen, wenn sie – unbeeinflusst von Werbung – in ihrer natürlichen Umgebung unterwegs sind. Daran, dass Gorillas zu den stärksten Tierarten gehören und ihre Nahrung zu 55 Prozent aus Blättern besteht, können Sie erkennen, in welchem Maß die Aminosäuren in Grünzeug zur Entstehung von Muskelmasse beitragen.

Linsen: Nahrhaft, köstlich und supereinfach zuzubereiten. Linsen können bis 18 Gramm Protein pro 100 Gramm enthalten. Die Energie aus Linsen wird langsam freigesetzt und steht dem Körper damit länger zur Verfügung. Dank ihres nussigen, erdigen Geschmacks lassen sie sich mit vielen anderen Zutaten kombinieren. Vor dem Kochen sollten Sie sie stets einweichen und das Einweichwasser dann verwerfen.

Chiasamen: Diese kleinen schwarzen Samen enthalten etwa 20 Prozent Protein und gehören wie Quinoa zu den wenigen Pflanzen, die einen vollständigen Satz essenzieller Aminosäuren liefern. Darüber hinaus haben sie noch eine Menge anderer Nährstoffe zu bieten, zum Beispiel Kalium und Omega-3-Fettsäuren. Auf Haut und Haare sowie auf das Blutgefäßsystem haben sie positive Auswirkungen. Außerdem liefern sie Ballaststoffe und können in der veganen Küche anstelle von Eiern verwendet werden.

Fett

Fette liefern neun Kalorien pro Gramm und stellen eine wichtige Energiequelle dar. Sie bestehen aus Fettsäuren. Wenn Sie dafür sorgen, dass Ihr Körper Fette effizient als Brennstoff nutzt, haben Sie gute Chancen, den ganzen Tag über gleichmäßig und ausreichend Energie zu bekommen. Leider sind heute allerdings viel zu viele Menschen nicht in der Lage, Körperfett effizient als Brennstoff zu nutzen, und setzen stattdessen auf Glukose. Wir kommen später darauf zu sprechen.

Für die Gesundheit und die persönliche Energieversorgung hat es immense Vorteile, Fette aus vollwertigen Quellen in den Speiseplan aufzunehmen. Dennoch lautet eine der häufigsten Fragen zu diesem Thema: »Macht Fett nicht fett?«

Ich habe unzählige Klienten getroffen, die Angst davor hatten, Fett zu essen. Das ist verständlich, nachdem der Öffentlichkeit jahrzehntelang genau das gepredigt worden ist: Fett macht fett. Bedauerlicherweise wurde die überwiegende Mehrheit der Bevölkerung durch den vollständigen oder teilweisen Verzicht auf Fett – aus den verschiedensten Gründen – weder gesünder noch schlanker. Als Erstes möchte ich darauf hinweisen, dass es verschiedene Fetttypen gibt; deshalb darf man nicht verallgemeinern und sagen »Meide Fett« oder »Iss Fett«, ohne zu klären und zu erklären, von welchem Fetttyp die Rede ist.

Die drei Fetttypen, die gut für unsere Gesundheit sind, sind die gesättigten Fette, die einfach ungesättigten Fette und die mehrfach ungesättigten Fette. Alle drei können wir aus vollwertigen natürlichen Lebensmitteln aufnehmen. Und welches sind die Fette, die unserer Gesundheit schaden? Am problematischsten sind die sogenannten Trans-Fette und minderwertige Pflanzenöle, die häufig in industriell verarbeiteten Lebensmitteln verwendet werden, beispielsweise frittierten Produkten, Industriegebäck und Müsliriegeln, sowie sonstige

Nahrungsmitteln, die lange im Supermarktregal stehen können, ohne zu verderben. Trans-Fette entstehen, wenn bestimmte mehrfach ungesättigte Fettsäuren durch Hitze und den Verarbeitungsprozess verändert werden.

Auch das Mengenverhältnis verschiedener konsumierter Fette kann problematisch sein. In der Kategorie der mehrfach ungesättigten Fettsäuren unterscheidet man im Wesentlichen zwei Gruppen: die Omega-3- und die Omega-6-Fettsäuren, wobei Letztere entzündungsfördernd wirken und von vielen Menschen in zu großer Menge aufgenommen werden.

Die essenziellen Fettsäuren: Omega-3 und Omega-6

Zwei Omega-3-Fettsäuren sollten dem Körper täglich zugeführt werden: Eicosapentaensäure (EPA) und Docosahexaensäure (DHA). Beide können vom Körper aus der Vorstufe Alpha-Linolensäure (ALA) hergestellt werden, die ihrerseits mit der Nahrung aufgenommen werden muss. Doch die Umwandlung von ALA in EPA und DHA verläuft bei manchen Menschen nicht effizient genug. Aus diesem Grund ist es sinnvoll, auch diese beiden Fettsäuren direkt mit der Nahrung aufzunehmen. Die positiven Gesundheitswirkungen von EPA und DHA sind gut belegt, beide wirken entzündungshemmend. Sie befinden sich in der Zellmembran (also der Hülle, die jede Zelle umgibt) und sorgen dafür, dass sie beweglich bleibt. Von hier aus entfalten sie auch ihre entzündungshemmende Wirkung. Aufgrund ihrer chemischen Struktur (die Doppelbindungen beinhaltet) können sie allerdings leicht oxidieren, deshalb sollte man sie am besten zusammen mit Nahrungsmitteln verzehren, die viele Antioxidanzien enthalten, also zum Beispiel buntem Gemüse.

Die essenzielle Omega-6-Fettsäure namens Linolsäure (LA) wird vom Körper zu der ebenfalls essenziellen Gamma-Linolensäure (GLA) verlängert. GLA kann mit der Nahrung zugeführt werden, was vor allem für die Menschen wichtig ist, bei denen die Umwandlung von LA in GLA nicht effizient genug verläuft. Solche Menschen leiden oft unter

Ekzemen; ihrer Haut geht es besser, wenn sie GLA direkt aufnehmen. Ein guter Lieferant für die Omega-6-Fettsäure GLA ist Nachtkerzenöl, das die oft trockene, spröde Haut von Ekzempatienten befeuchtet und geschmeidiger macht.

✳ **Omega-Fettsäuren – auf das Verhältnis kommt es an**

Die typisch westliche Ernährung enthält viel zu viele Omega-6-Fettsäuren – aus verarbeiteten Lebensmitteln, Backwaren und Getreide – und viel zu wenige Omega-3-Fettsäuren. Achten Sie auf das Verhältnis und nehmen Sie mehr Omega-3-Fettsäuren zu sich! DHA kommt in Kaltwasserfischen wie Lachs und Makrele vor, während EPA in Walnüssen, Flachs- und Chiasamen zu finden ist.

Mittelkettige Triglyzeride (MCT-Fette)

Alle Öle und Fette bestehen aus (drei) Fettsäuren, die mit einem Molekül Glyzerin verbunden sind – Sie werden daher auch als Triglyzeride bezeichnet. Die Fettsäuren kann man auf verschiedene Weise unterteilen. Am bekanntesten ist vermutlich die Einteilung nach dem Sättigungsgrad: Wir haben gerade über gesättigte, einfach ungesättigte und mehrfach ungesättigte Fettsäuren gesprochen. Möglich ist aber auch eine Einteilung nach der Länge der Kohlenstoffkette, die das Rückgrat der Fettsäuren bildet. Demnach gibt es kurzkettige Fettsäuren (SCFA), mittelkettige Fettsäuren (MCFA) und langkettige Fettsäuren (LCFA). Betrachtet man das gesamte Fett (inklusive Glyzerin), so spricht man von kurzkettigen Triglyzeriden (SCT), mittelkettigen Triglyzeriden (MCT) oder langkettigen Triglyzeriden (LCT).

Die überwiegende Mehrheit der Fette und Öle, die wir zu uns nehmen – seien sie nun gesättigt oder ungesättigt, pflanzlichen oder tierischen Ursprungs –, bestehen aus langkettigen Triglyzeriden. Studien deuten darauf hin, dass sie in der Ernährung der meisten Menschen mindestens 98 Prozent ausmachen. Doch es gibt einige wenige Nahrungsmittel, die überwiegend aus MCT-Fetten bestehen; zu diesen Raritäten gehört das Kokosfett, und auch biologisch erzeugte Butter enthält geringe Mengen MCT-Fette.

MCT-Fette werden fast sofort von Enzymen im Speichel und im Magensaft zerlegt, die fettverdauenden Enzyme aus der Bauchspeicheldrüse werden dafür nicht gebraucht. Für Menschen, die Probleme mit ihrer Verdauung haben, ist das ein großer Vorteil. Im Verdauungstrakt werden die MCT-Fette in ihre einzelnen Fettsäuren zerlegt. Diese mittelkettigen Fettsäuren können im Unterschied zu anderen Fettsäuren direkt aus dem Darm in die Pfortader aufgenommen werden, eine Vene, die geradewegs in die Leber führt; dort werden sie zum größten Teil als Brennstoff verbraucht. Mittelkettige Fettsäuren stellen daher für den Körper eine höchst effiziente Energiequelle dar ... vorausgesetzt er bekommt vom Nervensystem die Mitteilung, dass die Lage »sicher genug« ist, um Fett als Brennstoffquelle zu nutzen. Wie gesagt, dazu kommen wir später.

Andere Fette können nur mithilfe von Enzymen der Bauchspeicheldrüse in kleinere Einheiten zerlegt werden. Die werden dann in die Darmwand aufgenommen und mit Proteinen zu sogenannten Lipoproteinen zusammengepackt. Die Lipoproteine werden im Lymphsystem transportiert, umgehen die Leber und landen schließlich im Blut, mit dem sie durch den ganzen Körper kreisen. Von dort aus gelangen ihre Fettkomponenten nach und nach in alle Gewebe. Die Lipoproteine werden so immer kleiner, bis kaum noch etwas von ihnen übrig ist. Erst jetzt werden sie von der Leber aufgesammelt, zerlegt und für die Energiegewinnung verwendet – oder, falls nötig, wieder in andere Lipoproteine verpackt und in die Blutbahn zurückgeschickt. Auf diese Weise kreisen Cholesterin, gesättigte, einfach ungesättigte und mehrfach ungesättigte Fettsäuren, fein säuberlich in Lipoproteine verpackt, durch den Körper. Nur die mittelkettigen Fettsäuren werden nicht in Lipoproteine verpackt, sondern wandern direkt zur Leber und dort in die Energiegewinnung.

Eine mittelkettige Fettsäure verdient besondere Erwähnung: die Laurinsäure. Sowohl Kokosfett wie auch Butter enthalten Laurinsäure, die dafür bekannt ist, die Zusammensetzung der Darmbakterien positiv zu beeinflussen. Es gibt Studien, die nachweisen, dass Laurinsäure besser gegen Bakterien wirkt, die an der Akneentstehung beteiligt sind, als Benzoylperoxid, ein Wirkstoff, der in vielen äußerlich anzuwendenden Aknemitteln enthalten ist.

Wenn wir die Gesundheit unserer kostbaren Organe und gleichzeitig viel Energie erhalten wollen, müssen wir die gesunden Fette in ausreichender Menge zu uns nehmen. Einige vollwertige Lebensmittel bestehen aus Fettsäuren, die essenziell, also lebensnotwendig sind, und Fettsäuren helfen auch dabei, die fettlöslichen Vitamine A, D, E und K in den Körper aufzunehmen.

Selbst wenn ich Ihnen hier nur die Spitze des »Fettinformation-Eisbergs« zeigen konnte, so ist doch hoffentlich klar geworden, dass die »Fettfrei-Mode« vielen Menschen eine dringend benötigte Nährstoff- und Brennstoffquelle entzog. Noch bedauerlicher ist, dass »fettfrei« in den meisten Fällen hieß, das Fett durch raffinierten Zucker und – um den verstärkten Süßgeschmack zu überdecken – Unmengen von minderwertigem Salz zu ersetzen. Während der »Low-Fat-Ära« nahmen die Menschen in der westlichen Welt mehr Zucker und Salz auf als jemals zuvor in der Menschheitsgeschichte. Vor Ernährungs- und Lebensmittelmoden kann man sich schützen, indem man sich klar macht, dass Mutter Natur meistens recht hat und dass es in der Regel Eingriffe des Menschen sind, die eine Schieflage herbeiführen.

Fett aus natürlichen Lebensmitteln und vollwertigen Quellen ist für ein hohes Energieniveau und optimale Gesundheit unverzichtbar. Fettsäuren aus natürlichen Lebensmitteln machen satt. Sie können helfen, Entzündungsprozesse im Körper zu regeln, sie sind wesentliche Bestandteile des Immunsystems, sie sind wichtig für die Gesundheit von Haut, Haaren, Fingernägeln und Augen, und Sie brauchen Fett, um Fett als Energiequelle nutzen zu können. Viele Menschen stellen auch fest, dass sie weniger Lust auf Süßes haben, wenn sie mehr vollwertiges Fett in ihren Speiseplan aufnehmen, was ihnen wiederum zu einem hohen und gleichmäßigen Energieniveau verhilft.

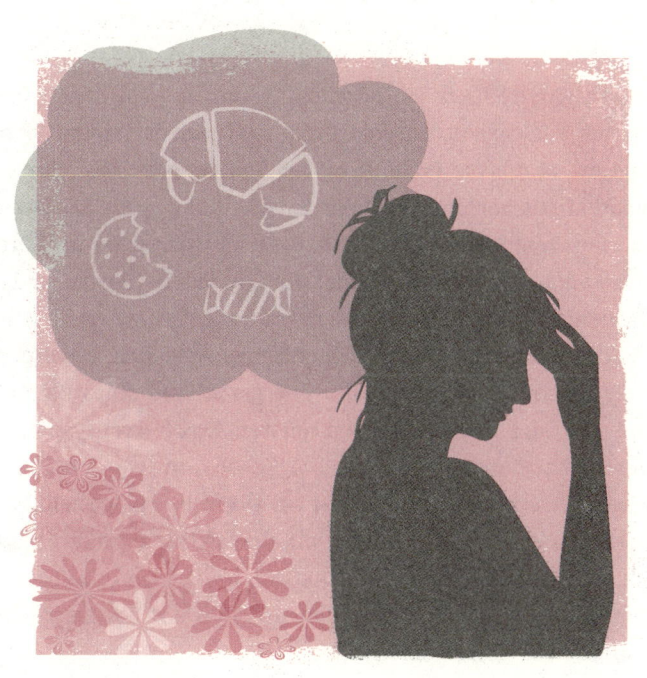

Kapitel 2
Stress, Süßhunger, Müdigkeit –
wie hängt all das zusammen?

Das Nervensystem und die Müdigkeit

Im vorigen Kapitel hatte ich bereits angedeutet, dass unser Körper ständig neu entscheidet, welcher Brennstoff jeweils genutzt werden soll. Und er hat nur die Wahl zwischen Glukose oder Fett oder einer Kombination aus beidem. Für diese Entscheidung spielt das Nervensystem eine wesentliche Rolle, deshalb ist es wichtig, dieses Körpersystem zu verstehen, wenn wir über Energie reden. Glukose und Fett stellen Energie für unterschiedliche Zwecke zur Verfügung: für den eiligen Sofortverbrauch oder für längerfristige Aufgaben. Das Nervensystem trägt so entscheidend zum Energiezustand eines Menschen bei, dass wir kurz darauf eingehen müssen. Das Nervensystem trifft ständig Entscheidungen über alle möglichen Dinge, jeden Tag und jede Nacht. Unsere Schaltzentrale ist auf Überleben eingestellt. Heutzutage kommt es allerdings häufig vor, dass Botschaften aus unserer Umwelt vom Nervensystem als Gefahrensignale gedeutet werden, obwohl unser Leben gar nicht in Gefahr ist. Und das hat tiefgreifende Konsequenzen für unsere Energie.

Das autonome Nervensystem

Außen- und Innenwelt beeinflussen unser Nervensystem gleichermaßen: zum Beispiel die Nahrung, die wir zu uns nehmen, der Sport, den wir treiben (oder auch nicht), und die Gedanken, die wir hegen. Um das zu erklären, müssen wir ein bisschen ausholen und zunächst erklären, wie das autonome Nervensystem (ANS) – auch vegetatives Nervensystem genannt – funktioniert. Das vegetative Nervensystem hält die Fäden zur Steuerung unseres Körpers »hinter den Kulissen« in der Hand, es unterliegt nicht der bewussten Kontrolle. Es reguliert den Herzschlag, die Atmung, die Körpertemperatur, das Immunsystem und den Hormonhaushalt, während wir unseren alltäglichen Beschäftigungen nachgehen. Ist es nicht fantastisch, dass ein Schnitt in den Finger einfach von selbst wieder heilt? Ist es nicht unglaublich, dass wir unser Essen nur herunterschlucken und das Verdauungssystem die Nährstoffe herauszieht, damit wir am Leben bleiben? Der menschliche Körper ist wirklich ein Wunderwerk.

Das autonome Nervensystem besteht aus drei Teilen: dem sympathischen Nervensystem (SNS, kurz: Sympathikus), dem parasympathischen Nervensystem (PNS, Parasympathikus) und dem enterischen Nervensystem (ENS, auch »Bauchhirn« genannt). Ich konzentriere mich hier auf Sympathikus (das System für Kampf, Flucht oder Schockstarre) und Parasympathikus (das System für Verdauung, Ruhe und Reparatur) sowie die Wechselwirkungen zwischen beiden. Generell sind Sympathikus und Parasympathikus Gegenspieler (man spricht von Antagonisten). Wenn wir unter Stress stehen, dann sorgt der Sympathikus dafür, dass der Puls steigt, die Atmung sich beschleunigt, Stresshormone ausgeschüttet und Blut aus dem Verdauungstrakt in die Muskulatur verlagert wird, damit wir schneller davonlaufen oder einer drohenden Gefahr besser begegnen können. Wenn Organsysteme in unserem Körper krank sind und daher selbst unter Stress stehen, oder wenn wir unter psychischem Stress leiden, erhöht sich die Belastung des sympathischen Nervensystems. Das SNS ist ein kataboles System, das heißt, wenn viel Cortisol (ein Stresshormon) ausgeschüttet wird, wird Muskelmasse abgebaut. Ein sehr intensives sportliches Training ist ebenfalls dem sympathischen Nervensystem zuzuordnen: Der Puls steigt, die Atmung intensiviert sich, die Körpertemperatur steigt und Cortisol wird ins Blut ausgeschüttet. Je weiter Sie sich in diesem Buch vorarbeiten, desto besser werden Sie verstehen, welche Rolle das Cortisol – direkt und indirekt – für Ihr Energieniveau spielt, indem es andere Körpersysteme, wie etwa den Insulinstoffwechsel, beeinflusst.

Sobald die Gefahr vorüber ist (doch wann ist sie heutzutage eigentlich je vorüber?), kommt das parasympathische Nervensystem zum Einsatz: Es fährt den Herzschlag herunter, es verlangsamt die Atmung, schickt das Blut in Richtung Magen-Darm-Trakt, damit wir wieder verdauen können. Außerdem setzt es die Reparatur von Geweben in Gang, die vielleicht beim Kampf geschädigt worden sind, und lässt auch die Libido wieder reaktivieren. (In einer lebensbedrohlichen Situation sollte Sex nämlich das Letzte sein, woran Sie denken!)

Der Parasympathikus erledigt seine segensreiche Arbeit in der Nacht – vorausgesetzt, wir gehen früh genug ins Bett, denn bereits um 2 Uhr morgens fängt der Cortisolspiegel wieder an zu steigen. Und Cortisol steht in enger Beziehung zu Energie, Körperfett und Entzündungen. Eigentlich sollten sympathisches und parasympathisches Nervensystem miteinander im Gleichgewicht stehen, aber viele Menschen leben heutzutage mit einer »Sympathikusdominanz«, was sich negativ auf ihre Gesundheit und ihr Energieniveau auswirkt.

Wenn der Sympathikus ständig die Überhand hat, dann kommt es häufig zu Schwankungen des Energieniveaus. Sie verausgaben sich und Ihre Energie rasselt in den Keller; in diesem Zustand neigt man dazu, zu Produkten von zweifelhafter Nährstoffqualität (statt solchen mit echtem Nährwert) zu greifen, um weiter Gas geben zu können. Dazu gehören typischerweise Koffein, Zucker oder Stärkehaltiges oder alle drei, sie sind die schnellen Lösungen, oft in Form von Convenience-Produkten. Die Sympathikusdominanz kann der Grund dafür sein, dass Sie trotz umfangreichen Wissens über gesunde Ernährung immer wieder zu Junkfood greifen. Seien wir ehrlich: Sie verdrücken keine Packung Schokoladenkekse und denken ernsthaft, es gehe Ihnen danach prima. Sie tun das nicht, weil Sie es nicht besser wissen, Sie tun es aus biochemischen oder emotionalen Gründen oder einer Kombination. Einer der biochemischen Gründe kann der Zustand der Sympathikusdominanz sein. Viele Menschen sind heute besorgt oder beunruhigt, häufig wegen Problemen in der Partnerschaft, Geldsorgen, ungesunder Ernährung und ihrer möglichen Folgen, wegen ihrer Gesundheit (oder der von Angehörigen) oder ihres Gewichts oder weil sie befürchten, jemanden verärgert zu haben. Aber man kann auch einen »Sympathikusüberschuss« haben, ohne besorgt zu sein oder sich beunruhigt zu fühlen, einfach weil man sich bereits an diesen Zustand gewöhnt hat. Adrenalin ist eines der Hormone hinter der Sympathikusdominanz und trägt auch dazu bei, dass sich Menschen unruhig fühlen. Um das zu ändern, müssen wir daran arbeiten, seine Produktion herunterzufahren. Wie fühlen Sie sich nach einem Tag oder einer Woche, in der Sie sich ständig über etwas Sorgen gemacht haben – voller Energie oder erschöpft? Und wenn Sie sich Energie als Währung vorstellen – als Gesundheitswährung, die viel besser und genauer ist als das Körpergewicht –, wollen Sie dann nicht alles daransetzen, zu einem anhaltend hohen Energieniveau zu kommen?

Was aktiviert das sympathische Nervensystem? Koffein und das Gefühl, unter Druck zu stehen. Was aktiviert das parasympathische Nervensystem? Das Verlängern der Ausatmung. Wenn der Parasympathikus aktiv ist, ist die Energie gleichmäßig. Bei Sympathikusdominanz kann das Energieniveau nicht aufrechterhalten werden, die Energie wird aufgezehrt; schuld daran sind die beteiligten Hormone, aber auch andere Faktoren, die sich aus der Dominanz ergeben.

Wenn eine Sympathikusdominanz vorliegt, gilt es diese unbedingt zu verringern – das ist von zentraler Bedeutung für die Verbesserung des persönlichen Energieniveaus. Bewegung ist wichtig, sollte aber sachte angegangen werden, eher mit der Einstellung »Ich gönne mir was« als mit »Ich muss, muss, muss«. Die besten Ergebnisse erzielen Menschen mit Sympathikusdominanz mit Bewegungsformen, die langsam, aufbauend und auf den Atem konzentriert sind, wie zum Beispiel Taichi, Qigong und Yoga. Diese Bewegungsformen helfen spürbar, die Aktivität des Parasympathikus zu erhöhen und so das autonome Nervensystem auszubalancieren. Muskelaufbau ist ebenfalls sehr wichtig, denn er trägt unter anderem dazu bei, die Stoffwechselaktivität zu erhöhen, die Mitochondrien zu vermehren und ihre Funktion zu steigern und so mehr Energie zu erzeugen. Lange und sehr intensive Workouts dagegen bauen keine Muskeln auf, sondern machen sie eher kaputt. Sobald das Nervensystem einigermaßen ausbalanciert ist, werden sich Energie, Schlaf und Stimmung merklich bessern, und Sie werden merken, dass Sie auf diesem Weg den Umgang mit Ihrem Körper, Ihrer Gesundheit und Ihrer Energie grundlegend verändern können.

Nervensystem und Körperfett

Das Thema Körperfett muss in einem Buch über Energie angesprochen werden, denn schließlich ist Fett die Hauptenergiequelle im Körper. Wenn es das einmal nicht sein sollte, bekommen wir ein Energieproblem. Dass die Röcke und Hosen irgendwann nicht mehr passen, ist nur ein Nebeneffekt, viel wichtiger ist, dass sich Müdigkeit viel früher bemerkbar macht als bei jemandem mit einer effektiven Fettverbrennung. Was geht da vor? Unser Körper muss sich ständig entscheiden, welchen Brennstoff er verwenden will; dazu greift er auf Informationen über seine äußere und seine innere Umwelt zurück, die er von den Sinnesorganen bzw. aus den anderen Körpersystemen erhält. Die beiden Brennstofftypen, die ihm zur Verfügung stehen, sind Glukose (»Zucker«) und Fett. Machen Sie sich das bitte klar. Protein (Eiweiß) kann er nicht direkt als Brennstoff verwenden. Proteine muss er zunächst zu Aminosäuren abbauen, diese werden anschließend in Glukose umgewandelt, die dann als Brennstoff dienen kann. Der biochemische Weg für diese Umwandlung heißt Glukoneogenese. Unser Körper benötigt für alles, was er tut, Energie: fürs Gehen, fürs Schlafen, fürs Lachen und für den Wimpernschlag. Ohne Brennstoff keine Energie.

Adrenalin hatte ich oben kurz als eines der Stresshormone erwähnt. Wenn Adrenalin ausgeschüttet wird, teilt es jeder Ihrer Körperzellen mit, dass Ihr Leben in Gefahr ist, und bereitet Sie auf Kampf oder Flucht vor. Allerdings schüttet Ihr Körper auch Adrenalin aus, wenn Sie eigentlich nur einen Telefonanruf tätigen müssen, den Sie lieber vermeiden würden, oder wenn Sie bereits ein paar Tassen starken Kaffee getrunken haben. Möglicherweise hat Sie Ihr Vater als Kind häufig angebrüllt – nicht weil er Sie nicht liebgehabt hätte, sondern weil er unter Stress stand und nicht damit umgehen konnte – und nun erleben Sie es oft, dass Ihr Körper auf »Kampf oder Flucht« schaltet, sobald ein Mann in Ihrer Umgebung mit lauter Stimme spricht. Für die meisten Menschen in der westlichen Welt hat Stress heutzutage eher psychische als physische Ursachen, und er kann hartnäckig und gnadenlos sein.

Stress aktiviert das sympathische Nervensystem, das mit Adrenalin in enger Beziehung steht. Die Kampf-oder-Flucht-Reaktion gibt dem Körper zu verstehen – unabhängig davon, was der denkende Teil Ihres Gehirns dazu meint –, dass Sie einen schnell verwertbaren Brennstoff brauchen, um aus der stressigen Situation zu entkommen, und zwar sofort. Welchen Brennstoff wird Ihr Körper also wohl wählen, wenn er einer Gefahrensituation entfliehen muss? Zur Wahl stehen, wie gesagt, nur Glukose oder Fett. In diesem Fall wird er immer Glukose nehmen. Der Körper hat die Signale so verstanden, dass es um Ihr Leben geht, und Überleben ist alles, was für ihn zählt. Der Körper fühlt sich nicht »sicher« genug, auf Fett zurückzugreifen, denn dieser Brennstoff liefert nur langsam, dafür aber kontinuierlich Energie, und das ist nicht das, was in einer akuten Gefahrensituation gebraucht wird. Fett kann sehr effektiv verbrannt werden, wenn sich der Körper in einem Parasympathikus-dominierten Zustand befindet, denn wenn der Parasympathikus aktiviert ist, fühlt sich der Körper sicher. Aber der Parasympathikus kann das Ruder im Nervensystem nicht übernehmen, solange der Körper ständig Signale bekommt, dass Lebensgefahr besteht. Damit kann es zu einer nachhaltigen Blockade kommen, die verhindert, dass Körperfett als Brennstoff genutzt wird. Und in der Folge wird natürlich das Abnehmen (wenn das gewünscht wurde) ebenso blockiert wie eine gleichmäßige Energiebereitstellung, eine ausgeglichene Stimmung und eine gute Schlafqualität.

In der Muskulatur und in der Leber ist Glukose in Form von Glykogen gespeichert. Diese Speicher werden mobilisiert, sobald unser Körper die Botschaft erhält, dass Energie für Kampf oder Flucht benötigt wird, und wenn im Blut nicht genügend Zucker von der letzten Mahlzeit übrig ist. Die Mobilisierung von Glykogen in den Muskeln aufgrund von Stress kann – wenn er längere Zeit anhält – die Funktion und das Aussehen der Muskeln beeinträchtigen; das kann beispielsweise auch die Entstehung von Cellulite fördern.

Dass unser Körper ständig mit Kampf-oder-Flucht-Nachrichten bombardiert wird, ist meiner Meinung nach eines der größten Gesundheitsprobleme unserer Zeit. Es gibt so viele innere und äußere Faktoren, die in uns solche Botschaften hervorrufen, dass wir anfangen sollten, etwas dagegen zu unternehmen. Wir sollten in unserem Alltag nach Gelegenheiten suchen, unser Nervensystem ins Gleichgewicht zu bringen. Sonst wird es ziemlich schwierig, Fett als Brennstoff zu verwenden, und unser Ziel, mehr Energie zu bekommen, rückt in weite Ferne.

Das Verlangen nach Zucker

Eigentlich weiß doch heute jeder, dass der Konsum von raffiniertem Zucker der Gesundheit in keiner Weise dienlich ist und dass man weniger Zucker essen oder am besten ganz darauf verzichten sollte. Doch selbst Menschen, die darüber gut Bescheid wissen, und sogar solche, die ihre Zuckergewohnheiten ernsthaft ändern wollen, berichten regelmäßig, dass dieser Punkt auf ihrem Weg zu einer besseren Gesundheit eine riesige Hürde darstellt. Warum ist diese Lust auf Zucker so stark ausgeprägt? Ein Grund ist sicherlich die Gewohnheit. Ein anderer ist, dass Zucker inzwischen fast allen industriell verarbeiteten Lebensmitteln zugesetzt wird, sogar solchen mit herzhaftem Geschmack, und nicht zuletzt spielen sich ändernde Geschmackspräferenzen für immer süßere Nahrungsmittel eine Rolle. Je mehr man zu sich nimmt, desto mehr will man haben. Die Zahl derjenigen, die für eine zweite Portion Brokkoli zum Büfett geht, ist ziemlich klein. Den meisten Menschen ist allerdings nicht klar, welch großen Einfluss die Stresshormone auf das Verlangen nach Süßem haben.

Wie Sie wissen, sind Glukose und Fett für den Körper die Hauptbrennstoffquellen. Und wenn in Ihrem Körper riesige Mengen Stresshormone zirkulieren, weil Sie ständig Kaffee trinken oder dauernd unter Zeitdruck stehen, dann bevorzugt Ihr Körper Glukose als Brennstoff und nicht Fett. Glukose verbrennt schnell, so als ob Sie Benzin ins Feuer gießen, während Fett sich eher wie ein dickes Holzbrett verhält. Beide nähren das Feuer, aber das eine ist schnell aufgezehrt, während das andere über längere Zeit Wärmeenergie abgibt. Dieser Unterschied hat Konsequenzen für eine ganze Reihe von Körpervorgängen, das Verlangen nach bestimmten Lebensmitteln eingeschlossen. Eine Person mit einem Körpergewicht von 70 Kilogramm Körpergewicht vermag etwa 2 500 Kalorien Glukose (in Form von Glykogen in Muskeln und Leber) sowie etwa 130 000 Kalorien Fett zu speichern. Je öfter Ihr Körper den Eindruck hat, er brauche Glukose als Brennstoff, um Sie aus der Gefahrenzone zu bringen, desto mehr strebt er danach, den Tank für den »Notfall-Brennstoff« voll zu halten. Das heißt, das Süßverlangen gehört schlicht zu unseren Überlebensmechanismen.

Die meisten Menschen in der westlichen Welt konsumieren zu viel Kaffee, sie fühlen sich unter Druck wegen ihrer Arbeit, ihrer finanziellen Situation, ihrer Beziehung oder ihres Körpergewichts; alle ihre Aufgaben scheinen dringend zu sein, der Tag hat nie genug Stunden, und sie leiden darunter, dass alles, was immer sie auch tun, nicht genug zu sein scheint. Dann lechzen sie nach etwas Süßem oder ein, zwei Gläsern Wein am Abend, damit sie sich besser entspannen können, obwohl sie unter der Oberfläche zutiefst erschöpft sind. Viele haben sich schon so an diese Lebensweise gewöhnt, dass sie gar nicht mehr bemerken, wie gestresst sie wirklich sind. Die Unruhe ist überall spürbar, doch die meisten Menschen, die davon betroffen sind, merken nicht, dass es ihr Kaffeekonsum ist, der die Produktion des Unruhe stiftenden Hormons befeuert. Falls Sie solche Gefühle verspüren, sollten Sie als Allererstes auf Koffein verzichten.

Bei einer solchen hektischen Lebensweise greift der Körper immer zuerst auf Glukose als Brennstoff zurück statt auf Fett und er wird erst dann wieder zu einem effizienten Fettverwerter, wenn sich daran etwas ändert. Man kann mit den Veränderungen beim Essen anfangen – manche tun das –, doch für viele ist dieser Ausgangspunkt genau der Grund, aus dem es mit dem Weglassen von raffinierten Zuckern und anderen kohlehydratreichen Nahrungsmitteln nicht klappt.

Wenn Sie wissen, dass es für Sie keinen Sinn hat, in Bezug auf den Zustand »dauermüde und zuckergierig« beim Thema »Essen« zu beginnen, dann lassen Sie es zunächst außer Acht. Sie können damit anfangen, das parasympathische Nervensystem zu aktivieren, sich also um die Bauchatmung kümmern. Das kann mithilfe von stärkenden, auf die Atmung konzentrierten Übungen geschehen – Yoga, Taichi, Meditation – oder einfach in Form von Pausen, die Sie über den Tag verteilt einlegen und in denen Sie 20 lange, tiefe Atemzüge machen, bei denen sich der Bauch mitbewegt. Diese Art der Atmung kann man sich wieder angewöhnen – statt der flachen Atemstöße, die nur den Brustkorb bewegen und darüber hinaus die Adrenalinausschüttung anregen. Je ruhiger Sie sich fühlen, desto stärker ist Ihr Parasympathikus aktiviert und desto weniger Zucker wird Ihr Körper brauchen, um den Glukosetank gefüllt zu halten.

Und so funktioniert die Bauchatmung: Atmen Sie durch die Nase ein, Ihr Bauch wölbt sich nach vorne, halten Sie nicht die Luft an, sondern halten Sie nur einen Augenblick inne, dann atmen Sie wieder aus, Ihr Bauch bewegt sich wieder zurück. Manchen hilft es, die Hände übereinander auf den Bauch unterhalb des Nabels zu legen. Sie spüren dann, wie sich die Hände beim Ein- und Ausatmen vor und zurück bewegen. Haben Sie Geduld mit sich selbst, denn wenn Sie monate-, jahre- oder gar jahrzehntelang flach und kurz geatmet haben, dann kann es eine Weile dauern, bis sich Ihr Bauch wieder mit dem Atem bewegen will. Einige Klienten sagten zu mir, es fühle sich an, als ob sie den Atem nicht an ihrem Herzen vorbeischieben könnten. Das ist oft der Fall, wenn jemand längere Zeit unter Unruhe gelitten hat. Atemübungen und die Behandlung möglicher Probleme mit der Progesteronproduktion (bei Frauen) können dabei hilfreich sein.

Auch der verstärkte Verzehr von grünem Gemüse und Fetten aus qualitativ hochwertigen Quellen kann sich merklich auf das Verlangen nach Süßem auswirken. Essen Sie probehalber mindestens drei Wochen lang große Mengen grünes (Blatt-)Gemüse, und Ihre Geschmacksvorlieben beginnen sich zu verändern, da das Grünzeug einen leicht bitteren Grundgeschmack hat. Fett dagegen essen Sie möglicherweise nicht genug, wenn Sie in der »Low-Fat-High-Carb«-Ära aufgewachsen sind und dabei ständig Ihren Fettkonsum im Auge hatten. Achten Sie einmal darauf, wann Sie Appetit auf Süßes bekommen, und dann erhöhen Sie deutlich Ihre Fettaufnahme in der Mahlzeit vor der typischen »Süßlust-Zeit«. Angenommen, die problematische Zeit liegt am Nachmittag – sowohl was die Süßlust als auch was das Energieniveau angeht –, dann nehmen Sie zum Mittagessen mehr hochwertiges Fett auf. Fett sättigt wunderbar und es liefert Ihnen mehr Energie für den Nachmittag. Wenn Sie allerdings noch daran glauben, dass Kalorienzählen der einzige Weg zum Abnehmen ist, dann werden Sie sich vermutlich nie gestatten, Fett zu essen, schließlich bringt es die höchste Kalorienzahl pro Gramm mit. Doch der Verzehr von Kohlenhydraten veranlasst den Körper zur Produktion von Insulin, das seinerseits das Signal zur Fettspeicherung gibt, während nach Fettverzehr keine Fettspeicherhormone ausgeschüttet werden.

Tipps zum Umgang mit Stress

Was also können Sie für Ihr Nervensystem tun, um immer viel Energie zur Verfügung zu haben?

- Erlernen Sie eine Entspannungsmethode.
- Üben Sie regelmäßig die Bauchatmung.
- Konzentrieren Sie sich nicht darauf, weniger Zucker zu essen, sondern darauf, mehr hochwertige Fette und grünes Gemüse zu sich zu nehmen. Verringern Sie Ihren Kaffeekonsum für vier Wochen oder verzichten Sie ganz darauf (und bleiben Sie dabei, wenn Sie feststellen, dass Sie dann ruhiger sind). Oder steigen Sie von Kaffee auf grünen Tee um, auf diese Weise nehmen Sie zum einen weniger Koffein zu sich und zum anderen werden dessen Effekte zudem von Theanin, einem anderen Inhaltsstoff des grünen Tees, abgepuffert.
- Beobachten Sie, wie Sie Zeitdruck und anderen Druck wahrnehmen. Haben Sie das Gefühl, alles immer unter Volldampf und in aller Eile tun zu müssen? Oder betrachten Sie Ihr Leben zwar als hektisch, aber dennoch abwechslungsreich, so dass es Ihnen wie ein Geschenk vorkommt, weil alle Ihre Grundbedürfnisse erfüllt sind? Natürlich gibt es in unserer Welt Dringlichkeit und richtigen Druck der unterschiedlichsten Art. Aber heben Sie sich diese Sichtweise für Situationen auf, in denen es wirklich notwendig ist, nicht für alltägliche Erledigungen.
- Wenn Sie das Gefühl haben, nicht genug zu sein, und dieses Gefühl Ihnen Energie raubt, dann erforschen Sie Ihr Seelenleben, indem Sie entsprechende Bücher lesen, einen Psychologen oder einen Gesundheitsexperten aufsuchen, der sich auf diesem Gebiet auskennt.

Kapitel 3
Müde oder energiegeladen?
Der Einfluss von Schlaf und Sauerstoff

Schlaf und seine Rolle für die Energie

Wir können nicht gegen unsere Biologie leben. Der menschliche Körper braucht Schlaf, weil in dieser Zeit eine Vielzahl von Körpervorgängen, darunter notwendige Reparaturen, stattfinden. Nicht zuletzt dient er auch der Erholung, damit man morgens erfrischt aus dem Bett springen kann, bereit für den kommenden Tag. Sie können sich nicht mehr erinnern, wann Sie sich zuletzt so gefühlt haben? Es ist traurig, aber wahr: Unglaublich viele Menschen wachen heutzutage genauso erschöpft auf, wie sie zu Bett gegangen sind. Warum kann Schlaf so viele Menschen nicht mehr erfrischen? Schauen wir uns das Thema etwas näher an, mir liegt es aus mehr als einem Grund ganz besonders am Herzen.

Wenn Sie erschöpft sind, fühlt sich alles im Leben viel schwieriger an, deshalb möchte ich Ihnen in diesem Kapitel ganz praktische Informationen vermitteln, Dinge, die Sie in Ihren Alltag einbauen können und die schon eine Menge in diesem Bereich verändern werden. Doch bevor wir dazu kommen, was man gegen wenig erholsamen Schlaf tun kann, wollen wir uns zuerst anschauen, wie Schlaf unterbrochen und/oder gestört wird und dann seine Erholungs- und Reparaturaufgabe nicht mehr erfüllen kann. Ich möchte Ihnen auch zeigen, wie weit schlechter Schlaf verbreitet ist – wobei »verbreitet« nicht »normal« bedeutet, wie ich immer sage.

Im Februar 2013 habe ich mit meinem Team eine Umfrage zum Thema Schlaf auf unserer Facebook-Seite gestartet (facebook.com/DrLibbyLive). Über 500 Personen haben unsere Fragen beantwortet. Von ihnen sagten 97 Prozent, dass sie müde aufwachen. Nur 3 Prozent erklärten, dass sie energiegeladen aufwachen.* Das muss man sich mal vorstellen!

(*Anmerkung: Bitte beachten Sie, dass es sich hier um eine kleine Umfrage und nicht um eine wissenschaftliche Studie handelt. Man kann hier immer einwenden, dass Menschen, die sich für ihren Körper interessieren und/oder die Schlafprobleme haben, eher bereit sind, sich an einer solchen Umfrage zu beteiligen als andere. Ich möchte damit nur darauf aufmerksam machen, dass es sehr viele Menschen gibt, die nicht erholsam schlafen.)

Nicht erholsamer Schlaf ist wirklich ein schwerwiegendes Problem mit weitreichenden Folgen. Außerdem erfuhren wir, dass die Mehrheit derjenigen, die die Fragen beantworteten, nachts auch nicht durchschläft – ein weiterer Bereich, der großen Einfluss auf viele Gesundheitsaspekte und das Energieniveau hat. Wie ich schon sagte, alles im Leben fühlt sich schwieriger an, wenn man erschöpft ist. Dann wollen wir jetzt mal daran arbeiten, Ihren Schlaf erholsamer zu machen.

Schlaf und die Erholung und die Reparaturarbeit, die er für den Körper leistet, sind lebenswichtig. Wenn wir gut schlafen, arbeiten Gedächtnis, Gehirn und Immunsystem besser. Wenn ich über das Immunsystem spreche, fällt mir immer wieder auf, dass sich viele Menschen offenbar nicht darüber im Klaren sind, wie wichtig es für uns ist. In ihrer Vorstellung bedeutet ein gutes Immunsystem schlicht weniger Grippe und weniger Erkältungen. Aber ein funktionierendes Immunsystem spielt sowohl für die Krebsvorbeugung als auch für die Verhinderung von Autoimmunkrankheiten (zum Beispiel Multiple Sklerose, Lupus erythematodes, Hashimoto-Thyreoiditis, die Basedow'sche Krankheit oder Zöliakie) eine Rolle – und all diese Krankheiten sind auf dem Vormarsch. Auf lange Sicht ist es für Ihre Gesundheit und für Ihre Lebensqualität von enormer Bedeutung, dass Sie sich gut um Ihr Immunsystem kümmern, und Schlaf spielt eine große Rolle dabei, ob das Immunsystem gut funktioniert oder nicht.

Erholsamer Schlaf sorgt für bessere Stimmung, mehr körperliche und seelische Widerstandskraft, mehr Ausdauer und bessere Hormonfunktionen. Gestörte oder unterbrochene Schlafzyklen wirken sich negativ auf den Hormonhaushalt aus – hier sind vor allem die Stresshormone und die Sexualhormone gemeint.

Mit erholsamem Schlaf funktioniert alles besser: das Verdauungssystem, die Geschlechtshormon-Balance, die Laune, die Haut und sogar die Schilddrüse. Und natürlich wirkt sich die Schlafqualität auch direkt oder indirekt über einige dieser Systeme (etwa die Produktion der Schilddrüsenhormone) auf das Energieniveau aus. Die Ergebnisse einer klinischen Studie legen zudem nahe, dass Hautfunktion und Alterung mit der Schlafqualität zusammenhängen. Wenn Sie schlecht oder zu wenig schlafen, hat die Haut mehr Schwierigkeiten, sich von den Schädigungen durch freie Radikale zu erholen, die beispielsweise durch Sonneneinwirkung oder Umweltgifte entstehen.

Mir war es wichtig, gleich zu Beginn dieses Kapitel deutlich zu machen, welche weitreichenden Wirkungen Schlaf haben kann, damit Sie nicht denken: »Ach, ich wache meistens müde auf, ist das nicht normal?« Nein, es ist ganz und gar nicht normal, nur leider weit verbreitet. Viele schieben es auf das Alter, wenn sie sich mit der Zeit immer müder fühlen, aber das muss nicht sein. Wenn Energiemangel wirklich eine Alterserscheinung wäre, dann müssten alle über 80-Jährigen erschöpft sein, das sind sie aber nicht. Es macht einen Riesenunterschied, ob Sie gut oder schlecht schlafen, innerlich und äußerlich, für Ihr Gefühlsleben und für Ihre Körperfunktionen.

Wie viel Schlaf brauchen wir?

Wie viel Schlaf brauchen wir eigentlich? Nun, das hängt vom Alter, vom Geschlecht und von den individuellen Bedürfnissen ab. Es gibt Studien, die nahelegen, dass Erwachsene mindestens sieben bis acht Stunden pro Nacht schlafen sollten. Andere überzeugende Daten deuten darauf hin, dass selbst acht bis neun Stunden pro Nacht für Erwachsene noch kritisch sind, angesichts all der lebensnotwendigen Reparaturarbeit, die der Körper zu verrichten hat, während wir schlafen.

Man könnte sagen: Wir sind so gesund wie unsere Zellen, und die Zellreparatur findet in der Nacht statt. Angefangen von den Hautzellen bis zu den Muskelzellen: Sie alle werden nachts wieder auf Vordermann gebracht. Wenn unsere Zellen optimal funktionieren, sehen wir blendend aus und fühlen uns auch so. Ich erinnere nochmals daran, dass wir nicht gegen unsere Biologie ankommen: Wenn Mutter Natur sagt: »Du brauchst acht Stunden Schlaf«, dann brauchen Sie acht Stunden Schlaf. Und wenn Sie nicht so viel bekommen, dann können alle möglichen Körperfunktionen, die Energieversorgung eingeschlossen, gestört werden.

Der Schlafbedarf scheint zumindest teilweise vom Alter abzuhängen. Neugeborene brauchen sehr viel Schlaf, aber viele von Ihnen wissen vermutlich aus eigener Erfahrung, dass auch von den ganz Kleinen manche mehr, manche weniger Schlaf benötigen. Es gibt Babys, die 18 Stunden pro Tag schlafen, und andere, die mit 12 bis 14 Stunden auskommen. Kleinkinder und Vorschulkinder brauchen weniger Schlaf als Babys, aber immer noch deutlich mehr als Teenager. Das Schlafbedürfnis scheint immer weiter abzunehmen und sich im Teenageralter zwischen 11,5 und 9,5 Stunden pro Nacht einzupendeln. Ich mache mir große Sorgen um unsere Jugendlichen, denn viele von ihnen nehmen Geräte mit Hintergrundbeleuchtung – Smartphones, Tablets, Laptops – mit ins Bett. Und das Licht, das diese Geräte aussenden, kann die Ausschüttung des Schlafhormons Melatonin nachhaltig stören. Licht hemmt die Melatoninausschüttung (wir kommen gleich darauf zurück), und deshalb befürchte ich, dass die Teenies nicht genügend Schlaf für die wichtige Wachstums- und Reparaturarbeit ihres Körpers bekommen. Erwachsenen dagegen genügen, wie bereits gesagt, sieben bis neun Stunden Schlaf pro Nacht.

Falls Sie sich Notizen zu Dingen machen, von denen Sie sich angesprochen fühlen, während Sie das Buch lesen, dann halten Sie jetzt Papier und Bleistift bereit. Ihre Offenheit für Neues in all den Bereichen, über die wir bislang gesprochen haben, beginnt mit einem guten Nachtschlaf. Ohne ihn sind wir einfach für alles zu müde.

Wie viel Schlaf bekommen wir?

Als ich anfing, wissenschaftliche Daten für ein Online-Seminar zum Thema Schlaf und für dieses Buch zu sammeln, war ich selbst gespannt, wie lange die Menschen tatsächlich schlafen.

Im Jahr 1960 gaben die Befragten im Schnitt noch 8,5 Stunden Schlaf pro Nacht zu Protokoll. Bis 2002 war diese Zahl auf 6,5 Stunden gesunken. Angenommen, die durchschnittliche Schlafdauer fiele immer weiter – auf beispielsweise 5,5 Stunden – dann wäre das schlimm für unsere Gesundheit, für unsere Lebensdauer, für unser Gefühlsleben, für unsere Körperfunktionen und für unser Energieniveau. Und wenn wir davon ausgehen, dass Ihr Gemütszustand nicht nur Auswirkungen auf Sie selbst, sondern auch auf andere Menschen in Ihrem Umfeld hat, dann kann schlechter Schlaf in einer Art Schneeballeffekt Probleme heraufbeschwören, die nicht nur Ihre Gesundheit, sondern auch Ihre Beziehungen betreffen.

Unzählige Menschen bekommen zu wenig Schlaf. Ich weiß, dass viele sich sehr darum bemühen, genügend zu schlafen, aber ihr Körper spielt einfach nicht mit.

Ich habe eine Zeit lang als Programmmanagerin im Gwinganna Lifestyle Retreat in Australien gearbeitet, und es war eine große Freude, sich in dieser fantastischen Umgebung voller Naturschönheiten jeweils eine Woche lang um die Gäste zu kümmern. Diese mussten sich während ihres Aufenthalts um rein gar nichts sorgen: Jeden Tag wurde köstliches und gesundes Essen serviert, niemand musste waschen oder einkaufen. Die Zimmer waren gemütlich und es gab verwöhnende Wellnessanwendungen sowie Yoga und Taichi … Die ganze Woche war nur dafür da, jedem Einzelnen Gelegenheit für verändernde und wiederaufbauende Erfahrungen zu geben. Am Ende der Woche fragte ich die Teilnehmer jeweils, was ihnen an ihrem Aufenthalt am besten gefallen habe. Und sehr, sehr viele sagten, am meisten hätten sie in dieser Zeit den Schlaf genossen. Das hat mir wieder ins Bewusstsein gerufen, wie unschätzbar wichtig Schlaf ist. Inmitten einer Anlage, wo alles geboten wurde, was die Seele nähren kann, empfanden viele erholsamen Schlaf als das größte Geschenk. Es ist fantastisch, wie man sich fühlt, wenn man gut und lang genug schläft.

Welchen Stellenwert hat Schlaf für Sie?

Wenn man seinen Schlaf verbessern will, muss dieses Thema zur obersten Priorität werden. Nicht wenige Menschen verzichten heute auf Schlaf, um mehr in einen Tag hineinpacken zu können. Sie stehen früher auf und gehen später ins Bett, weil sie hoffen, so mehr Dinge erledigen zu können. Aber wenn Sie erst einmal (an)erkannt haben, dass Schlaf für Gesundheit und Energie unverzichtbar ist, dann stellen Sie ihn ganz oben auf Ihre Prioritätenliste. Wenn Sie feststellen, dass Sie bei dem Versuch, mehr Dinge auf Ihrer To-do-Liste abhaken zu können, immer später zu Bett gehen, dann müssen Sie sich vielleicht einmal eine ernste, extrem klingende Frage stellen, um an den Punkt zu kommen, an dem Sie Schlaf zur obersten Priorität erheben. Fragen Sie sich: »Wird irgendjemand sterben, wenn ich das jetzt nicht mache?« Wenn die Antwort Ja lautet, dann bleiben Sie länger auf und tun Sie es. Wenn die Antwort Nein lautet, gehen Sie schlafen! Es gibt Menschen, die so weit gehen müssen, um Schlaf den Stellenwert einzuräumen, der ihm gebührt. Aber ich sage das, um Ihnen klar zu machen, wie wichtig guter Schlaf für Ihr Energieniveau ist.

Schlafstatistiken und Schlaftabletten

Die folgenden Zahlen sollen Ihnen die Augen dafür öffnen, ein wie großes und weitverbreitetes Problem guter, erholsamer Schlaf ist. Sie stammen zum größten Teil aus Neuseeland, aber sie dürften in anderen Industrienationen recht ähnlich sein.

- Wussten Sie, dass ein Drittel aller Neuseeländer länger als 30 Minuten braucht, um einzuschlafen?
- Wussten Sie, dass eine ganze Nacht ohne Schlaf ähnliche Auswirkungen auf die Verkehrstüchtigkeit (untersucht im Fahrsimulator) hat wie ein Blutalkoholgehalt von mehr als 0,5 Promille?
- Wussten Sie, dass im Jahr 2012 in Neuseeland fast 680 000 Rezepte für Schlaftabletten ausgestellt wurden, bei einer Gesamtbevölkerungszahl (Kinder und Erwachsene) von etwa 4,5 Millionen?

Mir sagen diese Zahlen, dass Schlaf für die 4,5 Millionen Neuseeländer (von denen natürlich nicht alle Erwachsene sind) und für unzählige Menschen in anderen Ländern ein Riesenthema ist. Wenn 680 000 von circa 4,5 Millionen Einwohnern Medikamente einnehmen, um ein- und durchschlafen zu können, heißt das, dass ein nicht unerheblicher Teil der Bevölkerung Schlafprobleme hat. Sicher gibt es Menschen, die nur gelegentlich auf Schlaftabletten zurückgreifen, beispielsweise wenn sie eine schwere Zeit durchmachen, aber andere nehmen jeden Abend welche ein. Die Zahlen sind in jedem Fall besorgniserregend. Wie konnte eine – auch für die zur Verfügung stehende Energie – so grundlegende Körperfunktion zu einem solchen Problem werden?

Nicht selten fängt es damit an, dass Leute zu ihrem Hausarzt gehen und ihm sagen, dass sie schlecht schlafen. Hausärzte sind oft überlastet, auch von den immer zahlreicher werdenden Anforderungen, die an sie gestellt werden, und haben immer weniger Zeit für ihre Patienten. Wenn dann ein Patient mit Schlafproblemen in die Sprechstunde kommt und vielleicht sogar von sich aus nach Schlaftabletten fragt, damit er wieder in die Spur kommt, dann wird ihm der Arzt das Rezept vermutlich ausstellen, um ihm zu helfen, sein Problem zu lösen. Für viele Menschen ist das der Ausgangspunkt für die Einnahme von Schlaftabletten: ohne echte Untersuchung, warum sie schlecht schlafen. Sie wollen die Tabletten nur vorübergehend einnehmen und einfach mal wieder gut schlafen. Doch schlechter Schlaf kann auch ein Signal des Körpers sein, dass Sie etwas im Leben ändern sollten – sei es Ihre Art zu essen, zu trinken, sich zu bewegen, zu atmen, Ihre Art und Weise, zu denken oder Dinge oder Bedürfnisse wahrzunehmen und zu interpretieren.

Was verhindert erholsamen Schlaf?

Gegen Schlaftabletten ist im Prinzip nichts einzuwenden, solange sie nur kurzzeitig, zur Überbrückung vorübergehender Schlafstörungen, eingesetzt werden. Aber die tiefer liegenden Gründe für die Schlafprobleme müssen angegangen werden, sonst ändert sich nichts, und der

Patient kommt nicht von den Pillen weg und zurück zu einem natürlichen Schlaf. Manche Menschen gewöhnen sich daran, Schlaftabletten zu nehmen, und der langfristige Gebrauch ist das, was mir Sorgen macht. Die Ursachen für die Schlafstörungen müssen gefunden werden, sonst besteht die Gefahr, dass noch andere Gesundheitsprobleme auftreten. Man muss der Sache auf den Grund gehen. Das ist stets mein Motto. Und der Grund kann biochemischer Natur sein, zum Beispiel durch die Auswirkungen von zu viel Koffein oder Alkohol. Er kann auch mit der Ernährung, z. B. einem Magnesiummangel, zu tun haben. Manchmal findet sich der Grund auch auf der Gefühlsebene – wenn Sie etwa nachts wachliegen, weil es Sie beschäftigt, dass Sie an diesem Tag jemanden enttäuscht haben, oder weil Sie sich Sorgen um Ihren Partner machen, der gerade ständig zu viel trinkt.

Fragen Sie sich mal, wann Sie zuletzt gut geschlafen haben. Wenn es im Urlaub war, dann kann man fast darauf wetten, dass Stress für Ihre Schlafprobleme im Alltag eine größere Rolle spielt. Wenn Sie in einem Hotel zuletzt gut geschlafen haben, kommt wieder Stress als Ursache in Frage, aber vielleicht schauen Sie sich auch mal Ihr Bett inklusive Matratze genauer an. Die meisten Menschen benutzen viel zu lange dasselbe Bett, dieselbe Matratze. In Hotels sind die Betten meistens neuer, so dass Ihr Körper in einem Hotelbett möglicherweise besser gestützt wird und Sie deshalb besser schlafen. Achten Sie auch darauf, ob Sie besser schlafen, wenn Sie nur ein leichtes Abendessen hatten oder es sogar aus irgendeinem Grund ganz ausfallen lassen mussten. Suchen Sie professionelle Hilfe, wenn Sie ein Problem mit der Verdauung vermuten. Sie könnten zum Beispiel versuchsweise auf stark gewürzte Speisen am Abend verzichten oder abends nur kleine Portionen essen – das könnte Ihre Schlafqualität bereits verbessern und dazu führen, dass Sie erfrischter aufwachen.

Eventuell haben Sie auch nach einem »alkoholfreien« Abend besser geschlafen. Fakt ist, dass Alkohol den sogenannten REM-Schlaf stört (REM, Rapid Eye Movement, eine Schlafphase mit schnellen Augenbewegungen). Der REM-Schlaf ist eine von vier Schlafphasen, in denen die wichtigen Reparaturarbeiten im Körper erledigt werden. Obwohl Alkohol dafür sorgt, dass man schnell einschläft, kann er den Schlafrhythmus nachhaltig beeinträchtigen, indem er den REM-Schlaf stört. Alkoholgenuss kann auch dazu führen, dass man nachts schweißgebadet aufwacht, typischerweise zwischen 2 und 4 Uhr. Achten Sie darauf, wie sich Alkohol auf Ihren Schlaf auswirkt und überlegen Sie, ob Sie nicht etwas ändern wollen.

Vielleicht haben Sie auch vor der Geburt Ihrer Kinder zuletzt gut geschlafen. Wenn Sie eigentlich ganz gut schlafen, aber immer wieder aus dem Schlaf gerissen werden, weil Ihre Kleinen Sie brauchen, dann trösten Sie sich damit, dass die Kinder schon bald größer sind und dann auch die ganze Nacht durchschlafen. Es hat keinen Sinn, sich den Kopf wegen Schlafstörungen zu zerbrechen, an denen Sie im Moment nichts ändern können, das Grübeln darüber hält Sie allenfalls noch länger vom Schlafen ab. Versuchen Sie, die Situation anzunehmen und aus den Nächten, in denen man Sie nicht schlafen lässt, das Beste zu machen.

Gestörte Melatoninproduktion

Melatonin ist unser wichtigstes Schlafhormon; es hilft uns beim Ein- und Durchschlafen. Die Produktion im Körper wird von Licht gestört. Ganz allgemein gesagt: Vor noch nicht allzu langer Zeit sind die Menschen mit der Sonne aufgestanden und haben sich nach Sonnenuntergang zur Ruhe begeben. Mit der Erfindung des elektrischen Lichts hat sich das offenkundig geändert.

Wenn Sie sich und Ihre Augen bis spätabends Lichtquellen aussetzen – seien es Geräte mit Hintergrundbeleuchtung (wie Smartphones, Tablets, Laptops), der Fernseher oder helle Lampen (weil Sie bis in die Nacht arbeiten) –, dann kann das die Produktion des Hormons verhindern, das Sie für einen erholsamen Schlaf brauchen und das damit auch eng mit Ihrem Energiezustand zusammenhängt. Wenn Sie nicht erfrischt aufwachen und insbesondere wenn Sie Probleme haben einzuschlafen, dann achten Sie einmal auf die Lichtmenge, die Sie in den zwei Stunden vor dem Zubettgehen abbekommen. Versuchen Sie, sich in dieser Zeit nur gedämpftem Licht auszusetzen, und verbannen Sie Fernseher und kabellose Geräte aus dem Schlafzimmer.

Eine andere sehr wirkungsvolle Methode, dem Körper wieder zu seinem natürlichen Tag-Nacht-Rhythmus zu verhelfen, ist es, jeden Morgen zur selben Zeit aufzustehen und sich dem Licht auszusetzen. Am besten ist es, sich nach dem Aufstehen draußen zu bewegen. Falls das für Sie nicht praktikabel ist, etwa weil Sie kleine Kinder haben, dann gehen Sie nach dem Aufstehen ans Fenster, öffnen Sie die Vorhänge, schauen Sie ins Licht und nehmen Sie den Tag und die Umgebung draußen wahr. Nutzen Sie dieses Ritual, um sich selbst drei Dinge ins Gedächtnis zu rufen, für die Sie dankbar sind, und erlauben Sie Ihren Augen währenddessen, sich an das Licht des neuen Tags zu gewöhnen. Machen Sie das mindestens eine Woche lang und achten Sie darauf, ob sich durch dieses Ritual etwas an Ihrer Schlafqualität und Ihrer Energie ändert.

Melatonin und Serotonin (ein anderes Hormon, das uns ruhig, zufrieden und glücklich macht) stehen in einem umgekehrten Verhältnis zueinander. Das heißt, die beiden Stoffe können nicht gleichzeitig in hoher Konzentration vorliegen. Wenn vom einen viel da ist, findet man vom anderen wenig vor. In unserem normalen Tagesrhythmus ist der Serotoninspiegel tagsüber hoch und verhilft uns zu einem guten Gefühl, der Melatoninspiegel dagegen sollte nachts hoch sein und unseren Schlaf fördern.

Meiner Meinung nach liegt es unter anderem an diesem Auf und Ab von Melatonin und Serotonin, dass Paare ihre großen Diskussionen meistens am Abend ausfechten. Bis in den späten Nachmittag ging es Ihnen vielleicht prima, Sie waren zufrieden, unabhängig davon, was in Ihrem Leben gerade läuft oder auch nicht. Ihr Serotoninspiegel ist noch ok, und Sie denken nicht darüber nach, was Sie sich wünschen. Dann auf einmal sackt Ihr Serotoninspiegel plötzlich ab, statt langsam zu fallen, und mit einem Mal haben Sie das Gefühl, dass Sie etwas wollen, aber Sie wissen nicht, was es ist. Doch wann immer Sie Ihrem Gehirn eine Frage stellen, präsentiert es Ihnen eine Antwort. Also Vorsicht bei der Wahl und Formulierung Ihrer Fragen! Vielleicht sagen

Sie: »Ich habe das Gefühl, ich will etwas. Ich bin mir nicht sicher, was es ist, aber ich will etwas. Gerade noch ging es mir prima, aber jetzt ist es, als ob es irgendwo juckt und ich kann mich nicht kratzen. Ich will etwas. Was will ich?« Wenn in diesem Moment keine Gedanken an große Dinge aufploppen, wie zum Beispiel: »Ich will eine größere Wohnung« oder »Ich will ein Baby«, dann bleibt der Wunsch nach »irgendetwas« weiter bestehen und Sie entscheiden möglicherweise, dass es etwas Essbares ist, das Sie wollen. Und Sie öffnen die Tür zum Vorratsschrank und schauen hinein, als sei der Sinn des Lebens in diesem Schrank versteckt! Sie verstehen, was ich meine?

Für jemanden, der so reagiert, kann auch der Morgen zum Problem werden, da der Serotoninspiegel manchmal nur langsam ansteigt. Die Melatoninproduktion wird von Sonnenlicht gestoppt – das ist der Fall, wenn Sie morgens ins Freie gehen und sich bewegen. Wenn Sie das tun, fühlen Sie sich schon bald sehr viel besser. Sobald Licht auf die Netzhaut fällt, sinkt der Melatoninspiegel rapide, während der Serotoninspiegel rasch ansteigt. An einem Tag mit einem solchen Hormonprofil schaffen Sie alles. Der umgekehrte Fall ist nicht so vergnüglich. Wenn Sie nach Mitternacht zu Bett gegangen sind, nicht gut geschlafen haben, wegen der Kinder oder der Arbeit früh raus müssen oder alles zusammen, dann wollen Sie vermutlich nicht mit der Sonne aufstehen, weil Sie sich nicht ausgeruht fühlen. Wenn Sie keine frühmorgendlichen Verpflichtungen haben, schieben Sie sich vielleicht irgendwann am Vormittag über die Bettkante, Ihr Melatoninspiegel geht nur langsam zurück und das Serotonin steigt nur langsam an. An einem solchen Tag haben Sie vermutlich das Gefühl, ohne ein paar Tassen Kaffee überhaupt nicht in die Gänge zu kommen.

Wenn Ihnen diese Darstellung irgendwie bekannt vorkommt, dann sollte der erste Schritt heißen: Jeden Tag zur selben Zeit aufstehen, ins Freie gehen und sich bewegen. Das Mindeste ist jedoch, die Vorhänge zu öffnen und den hellen Tag wahrzunehmen. Begrüßen Sie den Tag mit Taichi, einem Spaziergang, mit Meditation oder Dehnübungen – was immer Sie gerne tun. Machen Sie das vier Wochen lang, und zwar täglich. Ihr Schlaf, Ihr Serotoninspiegel und Ihre Energie werden Sie dafür lieben und Sie hochleben lassen.

Sympathikusdominanz

Das Thema Sympathikusdominanz hatte ich weiter vorne schon erwähnt. Jetzt will ich darüber sprechen, wie es mit Schlafstörungen verwoben ist. In meinem Buch »Das Rushing-Woman-Syndrom« und in meinen Online-Programmen stelle ich dieses Konzept sehr ausführlich dar. Rufen wir uns nochmals in Erinnerung, dass der Sympathikus für die Kampf-oder-Flucht-Reaktion verantwortlich ist, die im Wesentlichen vom Stresshormon Adrenalin ausgelöst wird; das parasympathische Nervensystem demgegenüber ist für Erholung, Verdauung, Reparatur und Fortpflanzung zuständig. Ich könnte endlos darüber reden, welchen enormen Einfluss unser Nervensystem auf unser Wohlbefinden hat, aber hier wollen wir uns auf den Schlaf konzentrieren.

Das größte Problem und der Hauptgrund dafür, dass sehr viele Menschen schlecht schlafen und sich nicht wirklich energiegeladen fühlen, ist das Feststecken in der Sympathikusdominanz. Ich bezeichne das als »Leben im Alarmzustand«. Vor langer Zeit trat dieser Alarmzustand bei uns nur dann ein, wenn unser Leben tatsächlich in Gefahr war. Heute jedoch löst alles, was die Adrenalinproduktion befeuert, die Kampf-oder-Flucht-Reaktion aus. Wodurch wird Adrenalin ausgeschüttet? Durch Koffein und das, was wir als Stress wahrnehmen. Ich habe das Wort »wahrnehmen« im vorigen Satz mit Bedacht gewählt, denn genau darum geht es. Wir haben uns entschieden, die Dinge so zu sehen. Viel zu viele Menschen tun das, was sie tun müssen, jeden Tag unter Druck und in Eile. Und viel zu viele Menschen haben vergessen, jeden Tag als eine Wundertüte voller Geschenke und Gelegenheiten zu sehen, mit einem privilegierten Leben, weil alle unsere Grundbedürfnisse erfüllt sind, was für die überwiegende Mehrheit der Menschen auf der Erde immer noch nicht zutrifft.

Ihr Körper versteht nicht, dass keine Gefahr droht, wenn Sie Adrenalin wie am Fließband produzieren, obwohl Sie nur ein paar Tassen Kaffee hatten und die E-Mail-Flut Sie an den Rand der Verzweiflung brachte. Manche Menschen sind voller Adrenalin, dass sie sich davon nicht einmal mehr gestresst fühlen; sie haben sich schlicht dran gewöhnt. Es fühlt sich »normal« für sie an. Sie zucken die Achseln und sagen: So ist das Leben heute eben. Wenn Ihnen das nur allzu bekannt vorkommt, empfehle ich Ihnen, das Buch »Das Rushing-Woman-Syndrom« zu lesen. Und wenn Sie keine Zeit zum Lesen haben, weil Sie zu sehr in Eile sind, dann machen Sie den (englischsprachigen) »Rushing Woman's Syndrom Quick Start«-Kurs (auf www.drlibby.com), um sich selbst aus der Hektik rauszumanövrieren und zurück in den »grünen Bereich« des Parasympathikus zu kommen.

Zurück zum Schlaf. Wenn Sie massenweise Stresshormone produzieren und diese allen Ihren Körperzellen mitteilen, dass Sie in Gefahr sind, dann will Ihr Körper nicht tief und fest schlafen, da es in einer solchen Situation notwendig ist, schnell aufwachen und sich in Sicherheit bringen zu können. Ihr Körper handelt immer nur in Ihrem Interesse. Sie müssen ihm also lediglich zu verstehen geben, dass Sie nicht in Gefahr sind und die Lage sicher genug ist, um tief und erholsam zu schlafen.

Der beste Weg dahin ist die Atmung. Der für Erholung und Verdauung zuständige Teil des Nervensystems – der Parasympathikus – reagiert auf Bauchatmung. Ich weiß, es klingt zu einfach, um wahr zu sein. Doch die Art, wie Sie den lieben langen Tag atmen – mit kurzen, flachen Atemstößen, die von Adrenalin gepusht werden oder mit langen, tiefen, den Bauch bewegenden Atemzügen –, hat enorme Auswirkungen auf Nervensystem und Blutchemie, die Sauerstoffversorgung und damit die Versorgung mit Energie.

Viele Erwachsene machen heute nur noch Brustatmung. Der Brustkorb ist der einzige Körperteil, der sich beim Atmen bewegt. Adrenalin bewirkt diese kurzen Atemstöße. Die Bauchatmung dagegen vermittelt dem Körper Sicherheit. Sie ist der schnellste Weg, um den Spiegel der Stresshormone Adrenalin und Cortisol zu senken. Jeden Tag ein bisschen Zeit darauf zu verwenden, sich auf die Atmung zu konzentrieren, kann die entscheidende Wende bringen. Viel zu viele Menschen verharren schon viel zu lange im Kampf-oder-Flucht-Modus, deshalb müssen wir uns sogar die Zeit für die Rückkehr in den grünen Bereich des Parasympathikus in unserem Tagesplan freischlagen. Nehmen Sie sich Zeit zum Üben der Bauchatmung. Sie ist wirklich das

Fundament für die Ruhe, die wir für einen erholsamen Schlaf und ein dauerhaft hohes Energieniveau brauchen.

Zum Ruhe-Reparatur-Verdauungs-System können Sie umschalten, indem Sie Bauchatmung machen, aber auch indem Sie Ihren Kaffeekonsum verringern oder ganz aufgeben und indem Sie die Situationen in Ihrem Leben ermitteln, in denen Sie völlig unnötigerweise Stress empfinden. Diese Veränderungen tragen dazu bei, dass die Sympathikusdominanz zurückgeht. Damit sind für viele Menschen die Schlafprobleme möglicherweise bereits gelöst und sie wachen energiegeladen statt dauermüde auf.

Andere Faktoren

Alles, was die Entspannungsfähigkeit des Körpers beeinträchtigt, kann auch die Schlafqualität mindern. Zu diesen Faktoren zählen unter anderem Magnesiummangel und Sorgen.

Magnesiummangel

Der Körper – und insbesondere die Muskulatur – braucht Magnesium und andere Mineralstoffe, um sich physisch entspannen zu können. Leider nehmen die Menschen heutzutage nicht genügend Magnesium auf. Der Magnesiumbedarf des Körpers schwankt zudem, zum Beispiel wird in Stresszeiten, wenn die Adrenalinproduktion auf Hochtouren läuft, für jede Einheit Adrenalin eine Extraportion Magnesium benötigt. Das kann dazu führen, dass für die Muskeln nicht genügend Magnesium zum Entspannen übrig bleibt. Um die Schlafqualität zu verbessern, sollten Sie deshalb auch für eine ausreichende Magnesiumzufuhr über die Nahrung sorgen: Grüne (Blatt-)Gemüse, Nüsse und Samen sind reich an Magnesium. Für manche Menschen kann es auch hilfreich sein, ein hochwertiges Magnesiumpräparat einzunehmen, um die Schlafqualität und das Energieniveau zu verbessern.

Sorgen

Sorgen sind ein weiterer Grund für fehlende Erholung im Schlaf. Vielleicht quälen Sie die Gedanken an unbezahlte Rechnungen oder Probleme Ihres Kindes. Vielleicht beschäftigt Sie auch, was andere von Ihnen denken. Vielleicht machen Sie sich Gedanken wegen etwas, das Sie an diesem Tag gesagt oder getan haben oder was andere zu Ihnen gesagt haben. Vielleicht möchten Sie es immer allen recht machen und grübeln nun, ob Sie vielleicht jemanden enttäuscht haben. Was können Sie ausrichten, mitten in der Nacht, wenn Sie im Bett liegen und nicht schlafen können? Nichts. In diesem Moment können Sie absolut nichts tun, um eine Situation, ob sie sich nun so oder so zugetragen hat (oder Sie es nur glauben), zu klären oder richtigzustellen – das zu erkennen und zu akzeptieren, wäre schon mal ein guter Anfang.

Meine liebe Mutter hat mir einen sehr guten Rat zum Thema Sorgen mit auf den Weg gegeben: »Mach dir keine Sorgen wegen etwas, solange es noch nicht zum Problem geworden ist.« Sie hat ja so recht. Wenn Sie wollen, können Sie noch einen Schritt weiter gehen. Selbst wenn etwas ein Problem ist, löst man es nicht mit Sich-Sorgen-Machen. Atmen Sie. Stellen Sie sich der schwierigen Situation oder Person mit Ihrem wahren Selbst und seien Sie ganz gegenwärtig. Das Leben verlangt das von uns, und wir müssen uns entscheiden, ob wir uns der Situation stellen oder uns wegducken. Wenn wir uns stellen, kommt es zu einer Lösung und in der Folge zu weniger Sorgen und besserem Schlaf.

In einigen meiner anderen Bücher habe ich ausführlich dargestellt, wie der Hang, immer den »Frieden« wahren zu wollen, zur Ursache für schlechten Schlaf werden kann. Hier möchte ich nur so viel sagen: Es ist wichtig, sich bewusst zu machen, warum man glaubt, so handeln zu müssen – meistens ist es die Angst vor Liebesentzug und Zurückweisung. Ich möchte Ihnen helfen zu erkennen, warum Sie das tun, so dass Sie Ihre Reaktion ändern können, wenn diese Ihrer Gesundheit schadet. Dies gilt besonders für die Stresshormonproduktion, die von Ihrem Unterbewusstsein veranlasst wird und die Sie nicht richtig zur Ruhe kommen lässt. Ich möchte, dass Sie für sich erkennen: Es gibt keinen Frieden, wenn Sie den Frieden immer wahren müssen.

Indem Sie versuchen, den Frieden zu wahren, finden Sie keinen Frieden, und die Folge, die nervliche Anspannung, die sich aus dem ständigen Aufenthalt im Alarmzustand ergibt, fordert unter Umständen einen hohen Tribut – was Ihre Gesundheit und Ihre Energie angeht. Dank dieses neuen Verständnisses sind Sie vielleicht in der Lage, sich mit vielen Menschen in Ihrem Umfeld freundlich und ruhig auseinanderzusetzen, vorher hätten Sie das vielleicht nicht für möglich gehalten. Um etwas herumzureden und sich wie auf rohen Eiern zu bewegen, nutzt weder Ihnen noch Ihrem Gegenüber. Bringen Sie Dinge mit ruhiger Stimme und positiver Grundhaltung zur Sprache – das hat unter Umständen die Wirkung eines Schlummer- und Energydrinks.

Schlafprobleme lösen

Wenn Ihr Schlaf momentan nicht erholsam ist, nehmen Sie sich vor, dieses Problem in den nächsten 30 Tagen zu lösen. Führen Sie ein Schlaftagebuch und notieren Sie die Fortschritte, die Sie machen, während Sie sich durch dieses Buch arbeiten, und halten Sie auch fest, welche Themen oder Stichworte Sie besonders ansprechen. In diesen Bereichen sollten Sie zuerst Maßnahmen ergreifen, denn Schlaf ist kritisch für alle Aspekte von Gesundheit und Energie.

Wichtig für die Energie:
der Sauerstoffgehalt des Blutes

Sauerstoff ist von zentraler Bedeutung für die Energiegewinnung des Körpers und natürlich für das Überleben der Zellen. Keine Frage, ohne Sauerstoff können wir Menschen nicht existieren. Sauerstoff wird im Blut zu den Zellen und Geweben transportiert und in ihre Stoffwechselaktivitäten eingeschleust, zu denen auch die Energiegewinnung gehört. Wenn der Sauerstoffgehalt des Blutes zu niedrig ist, werden Organe wie das Herz oder das Gehirn »hypoxisch«, das heißt, sie bekommen nicht genügend Sauerstoff, um ordentlich zu funktionieren.

Von »Hypoxie« spricht man, wenn allgemein in einem Gewebe der Sauerstoffgehalt (genauer: der Sauerstoff-Partialdruck) zu niedrig ist. Als »Hypoxämie« bezeichnet man dagegen speziell einen niedrigen Sauerstoffgehalt im arteriellen Blut (gemessen in Volumenprozent). Manchmal werden die beiden Begriffe gleichbedeutend verwendet, aber wir wollen hier ganz genau sein.

Leichte Hypoxämie

Eine der ersten und zugleich häufigsten Folgen von erniedrigtem Sauerstoffgehalt in Blut und Geweben ist Kurzatmigkeit. Ruhelosigkeit, Angstzustände und Kopfschmerzen sind weitere häufige Symptome einer leichten Hypoxämie. Auch Müdigkeit ist ein eindeutiges Symptom, dem allerdings oft zunächst nicht nachgegangen wird.

Es ist wichtig, den Hausarzt zu bitten, die Sauerstoffsättigung des Blutes zu untersuchen, wenn Sie beispielsweise häufig an Mittelohr- oder Mandelentzündung, Asthma, Krupp, Bronchitis oder Nasennebenhöhlenentzündung leiden, und ganz besonders, wenn Sie überwiegend durch den Mund atmen statt durch die Nase. Vermutlich wird die Sauerstoffsättigung des Blutes in Ordnung sein, aber ich habe einfach schon zu viele Menschen gesehen, bei denen die mangelhafte Sauerstoffsättigung des Blutes der Hauptgrund für ihre Müdigkeit war.

Um die Unterversorgung mit Sauerstoff auszugleichen, kann die Atemfrequenz auf mehr als 24 Atemzüge pro Minute ansteigen. Auch der Puls ist häufig auf über 100 Schläge pro Minute erhöht, damit das Blut die Gewebe schneller erreicht und mit dem benötigten Sauerstoff versorgt.

Schwere Hypoxämie

In Fällen von schwerer Hypoxämie kann auch die Gehirnfunktion beeinträchtigt werden, es treten Symptome wie verkürzte Aufmerksamkeitsspanne, Verwirrung und Orientierungsstörungen auf. Manchmal wird die Atmung unregelmäßig, wobei Atemzüge mal tiefer, mal flacher sind. Die körperliche Leistungsfähigkeit (Ausdauer) nimmt ab, und die Feinmotorik wird schlechter. Eine bläuliche Verfärbung von Haut und Schleimhäuten (Fachbegriff: Zyanose) wird sichtbar.

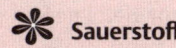 **Sauerstoff**

Sauerstoff ist von zentraler Bedeutung für die Energiegewinnung des Körpers und natürlich für das Überleben der Zellen. Ohne Sauerstoff können wir Menschen nicht existieren. Sauerstoff wird im Blut zu den Zellen und Geweben transportiert und in ihre Stoffwechselaktivitäten eingeschleust, zu denen auch die Energiegewinnung gehört.

Wenn sich die Hypoxämie verschlechtert, dann kann es zu einer Bradykardie, einer verlangsamten Herzfrequenz mit weniger als 60 Schlägen pro Minute, kommen oder einem Abfallen des Blutdrucks. Eine schwere, unbehandelte Hypoxämie kann schließlich sogar zum Koma und zum Tod führen. Aber bitte, was ich hier beschreibe, kommt nicht sehr häufig vor, doch es sollte erwähnt werden, weil der Sauerstoffgehalt des Blutes eine so wichtige Rolle bei der Müdigkeit spielt.

Chronische Hypoxämie

Wenn der niedrige Sauerstoffgehalt des Blutes mehrere Tage oder länger anhält, spricht man von chronischer Hypoxämie. Die Symptome variieren, je nach Schwere und Dauer. Müdigkeit, Teilnahmslosigkeit und Reizbarkeit treten häufig auf, auch das Urteilsvermögen ist nicht selten eingeschränkt. Die Atmung kann unregelmäßig sein, und es kommt oft zu Herzrhythmusstörungen. Im Lauf der Zeit kann sich eine Polyzythämie entwickeln, dabei handelt es sich um eine Vermehrung der Zahl der roten Blutkörperchen; sie geht oft mit einer rötlichen Verfärbung der Haut einher. Ein weiteres markantes Symptom sind die sogenannten Trommelschlägelfinger, bei denen die Fingerspitzen knollig aufgetrieben sind.

Suchen Sie den Arzt auf

Kurzatmigkeit ohne erkennbare Ursache muss immer medizinisch abgeklärt werden, vor allem wenn sie in Ruhe auftritt oder mit abruptem Erwachen in der Nacht einhergeht. Letzteres kann auch ein Zeichen für Schlafapnoe sein – eine andere Erkrankung, die man verstehen muss, wenn man sich, wie wir, eingehend mit der Energie des Körpers beschäftigt.

Schlafapnoe

Das Wort »Apnoe« bedeutet wörtlich »keine Luft«, und als »Schlafapnoe« bezeichnet man folgerichtig die Situation, dass jemand im Schlaf nicht genug oder (im schlimmsten Fall) gar keine Luft bekommt. Die weitaus häufigste Form ist die »obstruktive« Schlafapnoe (OSA), dabei »kollabieren« die oberen Atemwege im Schlaf immer wieder, so dass die Luft nicht in die Lungen gelangt. Das führt dazu, dass die Atmung während der Nacht unregelmäßig ist, tagsüber wiederum sind die Betroffenen häufig extrem müde und schlafen bei jeder Gelegenheit ein. Weil die obstruktive Schlafapnoe ein bekannter Grund für Müdigkeit ist, müssen wir hier auf sie eingehen.

Ein 10 Sekunden dauernder Atemaussetzer wird als »vollständige Apnoe« bezeichnet, während man von einer »partiellen Apnoe« spricht, wenn in 10 Sekunden weniger als 50 Prozent der normalen Luftmenge die Atemwege passieren. Neben der obstruktiven Schlafapnoe gibt es noch eine andere Form der Apnoe, bei der die Kommunikation zwischen dem Atemzentrum im Gehirn und der Atemmuskulatur nicht richtig funktioniert.

Ursachen

Bei vielen Patienten mit obstruktiver Schlafapnoe führen hohes Übergewicht und der Druck von Fettgewebe auf die Wände der Luftröhre (beim Liegen im Schlaf) zu einer Blockade der Luftwege. Schätzungsweise 70 Prozent aller Menschen mit Schlafapnoe sind übergewichtig. Trotzdem kommen auch noch andere Ursachen infrage, zum Beispiel vergrößerte Mandeln, eine Verkrümmung der Nasenscheidewand, verengte Luftwege in der Nase, im Mund oder im Rachen. Die Verengungen können anatomische Gründe haben oder durch Allergien hervorgerufen werden, die unter Umständen nie erkannt oder behandelt wurden. Zu den bekanntesten Übeltätern zählen hier Hausstaubmilben, Tierhaare und Kasein aus Milchprodukten. Eine weitere Ursache ist die verminderte Fähigkeit, Kohlendioxid im Blut zu halten. Kohlendioxid erweitert die Blutgefäße, dadurch wird die Durchfluss-menge erhöht und so gelangt auch mehr Sauerstoff in alle Bereiche des Körpers.

Raucher und Bluthochdruck-Patienten haben ebenfalls ein erhöhtes Risiko für obstruktive Schlafapnoe, und Männer sind häufiger betrof-fen als Frauen. Interessanterweise lässt sich anhand des Halsumfangs ziemlich gut vorhersagen, ob jemand ein OSA-Risiko hat oder nicht. Unter 37 Zentimetern ist das Risiko gering, während es bei Menschen mit einem Halsumfang von mehr als 48 Zentimetern sehr hoch ist. Ein Hals-Nasen-Ohren-Arzt, der Hausarzt oder der Zahnarzt kann nach Polypen, Nasenschleimhautentzündung oder Fehlbildungen in der Nase suchen, die vielleicht die Luftwege verengen. In jedem Fall lohnt es sich, den Ursachen von Schlafapnoe oder zu niedrigem Sauerstoff-gehalt des Blutes auf den Grund zu gehen. Wenn man sie beseitigt, ist vielleicht auch schon die Müdigkeit verschwunden.

Symptome der Schlafapnoe

Da viele Symptome der Schlafapnoe naturgemäß im Schlaf auftreten, kann es zunächst recht schwierig sein, diese Erkrankung festzustellen. Eines der bekanntesten Symptome ist lautes, chronisches Schnarchen, oft gefolgt von einem Röcheln oder Luftschnappen. Je länger die Schlafapnoe unbehandelt bleibt, desto heftiger und häufiger wird das Schnarchen. Dennoch leidet nicht jeder Schnarcher an Schlafapnoe.

Zu den sonstigen Symptomen zählen:

- Müdigkeit am Tag, Tagesschläfrigkeit
- morgendliche Kopfschmerzen
- Konzentrationsschwierigkeiten und Gedächtnisprobleme
- häufiges nächtliches Wasserlassen
- Reizbarkeit
- Stimmungsschwankungen, depressive Verstimmung
- morgendliche Mundtrockenheit

Suchen Sie professionelle Hilfe, falls diese Beschreibungen auf Sie oder jemanden aus Ihrer Familie zutreffen und Sie oder Ihr Angehöriger unter extremer Tagesschläfrigkeit leiden. Fachärzte für Hals-Nasen-Ohren-Heilkunde oder Pneumologie führen entsprechende Untersuchungen durch; das Spektrum der Behandlungsansätze ist breit, aber alle zielen darauf ab, die Sauerstoffmenge, die in Ihren Körper gelangt, wieder auf ein Normalmaß zu bringen. Nur so steht Ihnen dann auch ausreichend Energie zur Verfügung.

Energiefresser Bildschirm

Im Zusammenhang mit dem Tag-Nacht-Rhythmus hatte ich weiter vorne bereits erwähnt, dass Licht den Botenstoff Melatonin ausbremst, der dem Körper die Nachricht überbringen soll: »Fahr deine Aktivitäten herunter und schlafe ein.« Unser Leben hat sich dramatisch verändert. Noch nie haben so viele Menschen so viel Zeit vor Geräten mit Hintergrundbeleuchtung, den Fernsehbildschirm eingeschlossen, verbracht.

Im Jahr 2013 saßen die Menschen in der westlichen Welt im Schnitt täglich drei Stunden vor dem Fernseher. Machen wir uns die zeitliche Dimension klar: Angenommen Sie sehen täglich drei Stunden fern und werden 75 Jahre alt, dann hätten Sie am Ende Ihres Lebens neun Jahre vor der Mattscheibe verbracht. Überlegen Sie sich das. Neun Jahre Ihres kostbaren Lebens. Finden Sie nicht, dass das zu viel ist? Ich höre häufig von Klienten, dass sie müde werden, wenn sie über längere Zeit vor dem Fernseher sitzen, und die Forschung bestätigt das auch.

Bei der Suche nach einer Strategie für Menschen, die in ihrem Leben etwas ändern wollen, versuche ich zunächst immer herauszufinden, was das Verhalten, das sie ändern wollen (meistens hat es etwas mit Essen zu tun), ihnen bringt. Das kann »Entspannung« sein oder »Ablenkung von Problemen« oder »Spaß«. Wenn ich Ihnen also einen Änderungsvorschlag unterbreiten müsste – in diesem Fall, weniger Zeit vor der Glotze zu verbringen – und ich hätte nicht herausgefunden, was Ihnen das gleiche Gefühl vermitteln kann wie das Fernsehen, dann würden Sie vermutlich schon bald zu Ihrem gewohnten Verhalten zurückkehren.

Die Ergebnisse wissenschaftlicher Studien zeigen, dass Fernsehen oft weniger entspannend ist, als man glaubt. Gut, es kann bis zu einem gewissen Grad Entspannung bringen, aber nur während man eine Sendung anschaut, die man mag. Sobald die Sendung vorbei ist, fühlten sich die befragten Personen nach eigenen Aussagen schlapp und weniger wach. Als hätte das Fernsehen auf irgendeine Weise ihre Energie »absorbiert« oder »abgesaugt« und sie erschöpft zurückgelassen. Sie sagten, nach dem Fernsehen hätten sie Schwierigkeiten sich zu konzentrieren, nach dem Lesen dagegen träten solche Probleme nur selten auf. Nachdem sie sportlich aktiv waren oder sich einem Hobby gewidmet hatten, berichteten die Teilnehmer, ihre Laune habe sich gebessert. Nach dem Fernsehen jedoch war die Stimmung entweder genauso wie vorher oder schlechter. Ein anderes Ergebnis: Menschen, die sehr viel fernsehen, sind oft ängstlicher und unglücklicher als Menschen, die in ihrer Freizeit wenig fernsehen.

Aber Sie müssen Ihren Fernseher nun nicht gleich auf den Sperrmüll geben. Kleine Fernseheinheiten können durchaus angenehm sein – es hängt davon ab, welche Sendungen Sie sich anschauen. Einige Studien besagen sogar, dass Fernsehen in »kleinen Dosen« positiv ist. Die Probleme mit der Energie treten erst auf, wenn der Fernsehkonsum zu hoch wird. Und drei Stunden pro Tag sind wirklich zu viel.

Nachdem vielen von uns gar nicht bewusst ist, wie viel Zeit sie vor irgendwelchen Bildschirmen verbringen, kann es ganz sinnvoll sein, einmal eine Woche lang Protokoll zu führen, um die Sehgewohnheiten festzuhalten. Sich selbst ein Fernseh-Limit zu setzen, ist auch eine gute Idee. Wählen Sie die Sendungen, die Sie sehen wollen, mit Bedacht aus und ziehen Sie sich nicht alles rein, was gerade läuft.

Und wenn Sie das nächste Mal vor der Mattscheibe sitzen, dann fragen Sie sich: Wollen Sie fernsehen, weil Sie sich langweilen oder weil Sie sich alleine fühlen oder weil Sie nicht mehr wissen, wie man sich noch entspannen kann? Wenn Letzteres zutrifft, machen Sie ein Brainstorming zum Thema »Was könnte ich anstelle von Fernsehen noch tun?« Sie könnten zum Beispiel ein paar vollwertige Snacks für den nächsten Tag vorbereiten, ein Buch lesen, einen Spaziergang machen, meditieren, einen Freund anrufen, Ihren Kindern beim Schlafen zusehen oder eine Reise planen. Wenn Sie sich mit solchen erholsamen Aktivitäten beschäftigen, merken Sie vielleicht schon, wie Ihr Energieniveau steigt, und sehr wahrscheinlich sind Sie damit auch glücklicher.

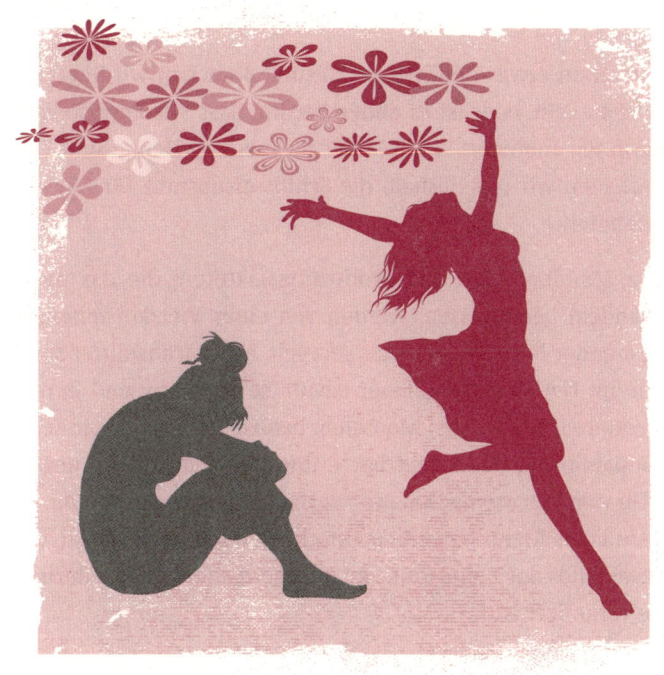

Kapitel 4
Von Motivation bis Depression –
welche Rolle spielt Dopamin?

Dopamin, Infektionen und Energie

Hat Motivation etwas mit Energie zu tun? Brauchen wir Energie, um motiviert zu sein, oder ist es andersherum, dass wir Energie verspüren, wenn wir motiviert sind? Klingt nach einem Henne-und-Ei-Problem, schauen wir uns deshalb die Schlüsselsubstanz für Motivation etwas näher an.

Schmerz, Wohlbefinden und Motivationsfaktoren, die das menschliche Handeln beeinflussen, werden von einer Vielzahl miteinander interagierender Neurotransmitter geregelt. Neurotransmitter sind Botenstoffe im Nervensystem. Einer davon ist Dopamin, und in meiner Praxis konnte ich bei vielen Menschen beobachten, welch großen Einfluss Dopamin auf das Leben hat – im positiven und im negativen Sinne. Ob viel oder wenig Dopamin vorhanden ist, macht für das Energieniveau eines Menschen einen entscheidenden Unterschied, und es spielt zweifellos auch eine Rolle bei der Motivation, die wiederum mit Energie verknüpft ist.

Die weit verbreitete Auffassung, dass Dopamin das Wohlbefinden reguliert, ist inzwischen Geschichte. Zur Rolle dieses Neurotransmitters gibt es neuere Forschungsergebnisse. Wissenschaftler haben nachgewiesen, dass Dopamin die Motivation steuert, es bringt Individuen dazu, eine Sache anzufangen oder dranzubleiben, um etwas zu erreichen. Früher dachte man, Dopamin sei für Wohlbefinden und Belohnung zuständig, und es werde ausgeschüttet, wenn wir etwas bekommen, das uns zufrieden macht. Doch die neuesten wissenschaftlichen Erkenntnisse belegen, dass dieser Neurotransmitter schon vorher aktiv ist. Genau genommen ermuntert er uns zum Handeln. In anderen Worten: Dopamin wird ausgeschüttet, um etwas Positives zu erreichen oder etwas Negatives zu vermeiden. Andere Studien zeigen, dass Dopamin als Folge angenehmer Gefühle (wobei »angenehm« für jeden Menschen etwas anderes sein kann) ausgeschüttet wird, seine Menge kann außerdem von Stress, Schmerz oder Verlust beeinflusst werden.

Die Dopaminspiegel sind individuell sehr unterschiedlich, und wie Wissenschaftler herausgefunden haben, könnte das ein Grund dafür sein, dass manche Menschen hartnäckiger Ziele verfolgen als andere. Dopamin bringt Menschen dazu, ein bestimmtes Aktivitätsniveau aufrechtzuerhalten, um das zu erreichen, was sie wollen; dazu braucht man beides, Motivation und Energie. Denken Sie an eine motivierte Person. Was sehen Sie vor Ihrem inneren Auge? Einen energetischen oder einen lethargischen Menschen? Energetisch trifft wohl eher zu, und dabei scheint Dopamin eine Rolle zu spielen.

Prinzipiell ist das positiv; allerdings hängt es immer davon ab, welche Reize gesucht werden – ob jemand zum Beispiel eine gute Prüfung hinlegen oder mit dem Auto über die Autobahn rasen will. Hohe Dopaminspiegel erklären zum Teil auch das Verhalten von Menschen, die den Kick suchen, denn deren Handlungsmotivation ist erhöht.

Dopamin und der Zusammenhang mit Depressionen und Suchterkrankungen

Die neurobiologischen Faktoren zu verstehen, die für die Motivation verantwortlich sind, ist für viele Lebensbereiche wichtig – für die Arbeit, die Ausbildung oder die Gesundheit. Mittlerweile wird Dopamin als der zentrale Neurotransmitter angesehen, wenn es um Symptome wie allgemeine Antriebslosigkeit geht, aber es gibt auch einen deutlichen Zusammenhang mit dem Energiemangel, der bei depressiven Verstimmungen beobachtet wird. Forscher konnten zeigen, dass ein niedriger Dopaminspiegel einer der wichtigsten Gründe dafür ist, dass Menschen in depressiver Stimmung das Gefühl haben, zu überhaupt nichts in der Lage zu sein. Patienten mit Fibromyalgie berichten Ähnliches.

Umgekehrt kann Dopamin auch in Suchtverhalten eingebunden sein, es führt dann zu einer »beinahe zwanghaften Ausdauer«. Wenn die Dopaminproduktion stark erhöht und schlecht reguliert ist, kann es vorkommen, dass Betroffene das Gefühl haben, die Suche nach aufregenden Reizen – alles, was ihnen noch mehr Dopamin verschafft und ihren Höhenflug aufrechterhält – nicht mehr unter Kontrolle zu haben. Das kann beim Fallschirmspringen, beim Drogenkonsum, bei aggressivem Verhalten und einer Vielzahl weiter Verhaltensweisen eintreten.

Bei meiner Arbeit mit Klienten versuche ich immer zu verstehen, warum jemand ein bestimmtes Verhalten an den Tag legt. Natürlich gibt es eine ganze Palette von Gründen: Genetik, Epigenetik, Ernährungszustand, Stresshormonproduktion, Familiendynamik und Beziehungen, Trauma und sogar Infektionen, um nur einige zu nennen.

Wie eine Infektion des Gehirns die Hirnchemie verändert

Ich hatte das Glück, in dem Labor, in dem ich für meine Doktorarbeit geforscht habe, mit ein paar außerordentlich klugen Köpfen zusammenzutreffen: Experten und Pioniere auf den Gebieten Biochemie, Immunologie, Mikrobiologie und Ernährung. Dort habe ich Herangehensweisen an körperliche Fehlfunktionen und Krankheiten kennengelernt, die meine Art zu denken, meine Auffassung über Gesundheit und meine Art, Diagnosen zu stellen und Menschen bei ihrer Suche nach Heilung und mehr Wohlbefinden zu unterstützen, nachhaltig geprägt haben.

Eine der wichtigsten Lehren, die ich aus diesem Labor mitgenommen habe, ist die, dass unsere Körperchemie und damit unser Verhalten auch durch Infektionen beeinflusst werden kann und dass Infektionen möglicherweise die Ursache für viele bislang noch unerklärliche Krankheiten sind. Dabei sind nicht unbedingt klinisch manifeste Infektionen gemeint, sondern vielmehr schleichende (ohne Fieber) und chronische Infektionen. Und wir kennen vermutlich nicht mehr als einen Bruchteil der infektiösen Organismen, die aktuell auf unserem Planeten zuhause sind und die sich in einen menschlichen Körper einnisten könnten. Dazu kommt, dass wir nur für diejenigen Organismen Tests entwickeln können, die wir kennen, und selbst unter denen, die wir kennen, sind einige, für die wir noch keine Tests haben. Mit der

Zeit und mit weiterer Forschungsarbeit werden wir unser Wissen weiter vergrößern und mehr Menschen die Hilfe anbieten können, die sie brauchen, um wieder gesund zu werden.

Ein Beispiel ist der Parasit Toxoplasma gondii. Wie eine Forschungsarbeit aus dem Jahr 2011 zeigt, sind 10–20 Prozent der Einwohner Großbritanniens damit infiziert. Schätzungen zufolge tragen 22 Prozent aller US-Amerikaner den Parasiten als Zyste in sich, und es ist anzunehmen, dass die Erkrankungsrate in anderen Ländern, in denen Katzen als Haustiere gehalten werden, ähnlich hoch liegt. (Katzenkot ist die Hauptquelle für die Infektion mit diesem speziellen Parasiten.) Der Erreger kann sich auf ungewaschenem Gemüse befinden, aber auch in rohem oder nicht durchgegartem Fleisch. Die meisten Menschen, die sich infiziert haben, wirken gesund und sind vielleicht auch tatsächlich gesund, doch für Personen mit einem geschwächten Immunsystem und ganz besonders für Schwangere birgt die Toxoplasmose erhebliche Gesundheitsrisiken.

Wenn der Erreger ins Gehirn gelangt – und das ist möglich –, dann kann er, wie wissenschaftliche Untersuchungen gezeigt haben, die Dopaminproduktion direkt beeinflussen. Im Gehirn kapselt sich der Parasit ein (Zyste) und bildet ein Enzym namens Tyrosinhydroxylase, das für die Dopaminherstellung gebraucht wird. Dopamin spielt nachweislich eine Rolle für Stimmung, Sozialverhalten, Aufmerksamkeit, Motivation und Schlaf. Das Enzym Tyrosinhydroxylase ist unverzichtbar für die Bildung von L-Dopa (das unter dem Namen »Levodopa« Parkinson-Patienten verschrieben wird), das danach in den Neurotransmitter Dopamin umgewandelt wird.

Die oben erwähnte Forschergruppe war die erste, die zeigte, dass ein Parasit in einem Säugetiergehirn die Dopaminproduktion beeinflussen kann. Diese neue Erkenntnis ist von besonderer Bedeutung für Menschen mit Erkrankungen des Nervensystems, wie Schizophrenie oder Parkinson, obwohl die Krankheitsbilder sehr unterschiedlich sind. Es ist wichtig, an dieser Stelle darauf hinzuweisen, dass die Forscher nicht gesagt haben, die Infektion mit Toxoplasma sei die Ursache dieser Erkrankungen. Sie haben nur gezeigt, dass er die Dopaminproduktion zu beeinflussen mag, und Dopamin spielt sowohl bei Schizophrenie als auch bei Parkinson eine Rolle.

Mit diesen Forschungsergebnissen lässt sich aber vielleicht erklären, wie die Parasiten das Verhalten von Nagetieren zu ihrem Vorteil manipulieren. Mäuse und Ratten, die mit Toxoplasma infiziert sind, verlieren ihre angeborene Furcht vor Katzen, und das erhöht die Wahrscheinlichkeit, von einer Katze gefangen und gefressen zu werden, und ermöglicht es dem Parasiten, in seinen Hauptwirt (die Katze) zurückzukehren und seinen Lebenszyklus zu vollenden. Wie die Forscher herausfanden, wird in einem mit Toxoplasma infizierten (Mäuse-)Gehirn ein Vielfaches der normalen Dopaminmenge hergestellt. Von Menschen mit erhöhten Dopaminspiegeln weiß man, dass sie eher bereit sind, Risiken einzugehen als andere. Die Ergebnisse der Untersuchungen an Nagetieren scheinen das zu bestätigen. Vor uns liegt noch eine Menge Forschungsarbeit.

Da Dopamin ein Neurotransmitter – ein chemischer Botenstoff – ist, der Mitteilungen im Gehirn verbreitet, beeinflusst er Teilaspekte von Bewegung, Denken und Verhalten. Er ist an der Steuerung der Belohnungszentren im Gehirn beteiligt und an der Regulierung emotionaler Reaktionen, wie etwa Angst. Es gibt einen bestimmten Dopaminrezeptortyp, der mit der Suche nach Reizen in engem Zusammenhang steht, während Dopaminmangel (oder vielleicht eine Veränderung im Dopaminstoffwechsel) bei Krankheiten wie Parkinson beobachtet wird.

Diese Forschungsergebnisse bauen auf früheren Studien auf, die gezeigt haben, dass das Enzym für die Dopaminproduktion tatsächlich im Genom des Parasiten codiert ist; auf diese Weise kann Toxoplasma gondii für eine beachtliche Steigerung der Dopaminproduktion in den Nervenzellen sorgen. Menschen sind für T. gondii eigentlich nicht die richtigen Wirte, die Parasiten landen nur zufällig hier und bleiben dann irgendwo im Körper hängen, das kann auch das Gehirn sein. Die Symptome einer Toxoplasmose hängen unter Umständen davon ab, wo genau der Erreger am Ende hängen bleibt. Das könnte den statistischen Zusammenhang zwischen dem Auftreten von Schizophrenie und Toxoplasmose erklären.

Was hat das alles nun mit Energie zu tun? Infektionen können unsere Körperchemie und damit unser Verhalten, aber auch die Entstehung von Krankheiten beeinflussen. Das heißt, eine Infektion kann eine weitere Art und Weise sein, Energie zu verlieren, da die Erreger Ressourcen ihres Wirts für ihre Zwecke verbrauchen. Wenn wir über viel Energie und gute Gesundheit verfügen wollen, müssen wir unser Immunsystem deshalb nach Kräften unterstützen, auch wenn es selbst nicht direkt etwas mit der Schaffung und Aufrechterhaltung eines guten Energieniveaus zu tun hat.

Wie unterstützt man das Immunsystem? Dafür müssen wir bei der Ernährung auf natürliche, vollwertige Lebensmittel achten, damit wir optimal versorgt sind (und gleichzeitig weniger Schadstoffe aufnehmen). Besonders wichtig sind Vitamin C und Zink. (Ein Fan der Pflanzenheilkunde wie ich nimmt darüber hinaus noch ein hochwertiges Echinacea-Produkt.) Angemessene Erholungsphasen und guter Schlaf sind ebenso wichtig wie die für den jeweiligen Typ geeigneten Bewegungsformen (darüber haben wir im Kapitel über das Nervensystem gesprochen). Der größte Teil unseres Immunsystems kleidet unseren Darm aus. Das heißt, ein starkes Immunsystem beginnt mit einer guten Verdauung.

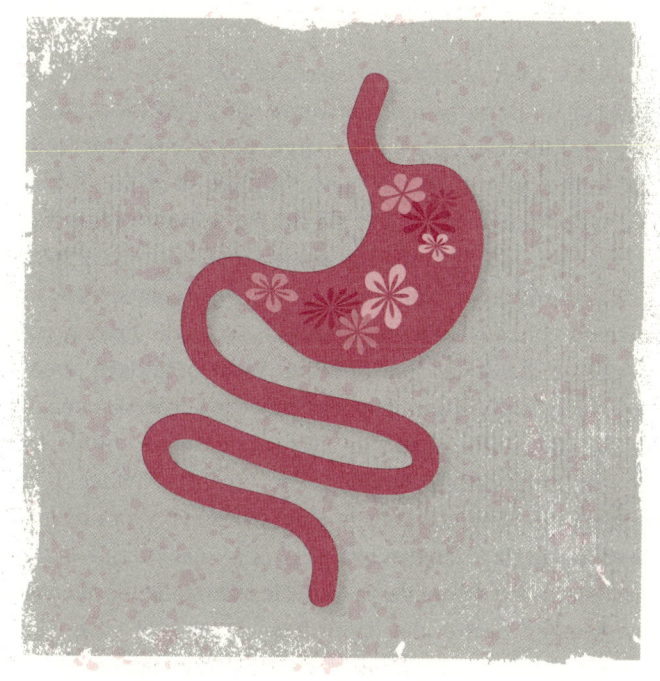

Kapitel 5
Verdauung – die Grundlage für Energie

Die Verdauung

Wenn Klienten über Müdigkeit klagen, schaue ich mir als Erstes an, wie sie schlafen. Dann kommt die Verdauung. Und dann Stress und Nebennieren. Menschen, die ihren Energiemangel oder ihre Müdigkeit beheben wollen, versuchen das meistens über mehr Schlaf zu erreichen. Doch für viele ist das nicht die richtige Lösung. Sie wachen genauso müde auf, wie sie zu Bett gegangen sind. Natürlich führt mehr Schlaf zu mehr Energie, wenn man aktuell zu wenig schläft, und es hilft auch, die Schlafqualität zu verbessern, wenn die bislang schlecht ist. Aber Schlaf kann das Energiedefizit nicht beseitigen, wenn der Müdigkeit eine Fehlfunktion in einem anderen Körpersystem zugrunde liegt, ein Nährstoffmangel zum Beispiel oder eine emotionale Belastung wie Trauer oder Traurigkeit. Und für viele Menschen ist das Kernproblem des Energiemangels eine schlechte Verdauung. Ohne gute Verdauung funktioniert nichts richtig, die Energieversorgung eingeschlossen. Und da die Verdauung die Nährstoffe für alle anderen Körpervorgänge liefert – und damit über deren gute oder schlechte Leistung entscheidet –, schauen wir uns die Verdauungsvorgänge sehr genau an. Dieses Kapitel ist deshalb ein echtes Schwergewicht!

Jedes meiner bisherigen Bücher enthält ein Kapitel über Verdauung, und sogar in meinen Kochbüchern findet sich eine kurze Information zu diesem Thema. Ich muss auch in dieses Buch ein Kapitel dazu aufnehmen, weil die Verdauung für alle Aspekte von Gesundheit und Energie so unglaublich wichtig ist. Wenn Sie meine anderen Bücher gelesen haben, können Sie das Kapitel gerne überspringen, andererseits ist es vielleicht sinnvoll, es noch einmal zu lesen, um die dahinterstehenden Konzepte besser zu verstehen und anwenden zu können. Das ist besonders wichtig, wenn Ihr Energieniveau niedrig ist.

Eventuell haben Sie immer mal wieder Probleme mit dem Magen oder dem Darm. Wenn dem so ist, ist Ihnen vielleicht schon aufgefallen, dass Sie sich müde fühlen, wenn Ihr Verdauungssystem nicht so funktioniert, wie es soll. Um zu verstehen, wie wichtig gute Verdauung für gute Energie ist, wollen wir uns zunächst ansehen, wie das Verdauungssystem arbeitet.

Das Verdauungssystem

Wenn Sie sich vorgenommen haben, einige Dinge in Ihrem Leben zu ändern, um mehr Energie zu verspüren, dann ist die Verdauung ein guter Ansatzpunkt für die ersten Verbesserungsmaßnahmen. Wir wissen alle, dass man ein Haus am besten auf ein starkes Fundament baut; so ähnlich ist das auch mit der Verdauung. Viele Menschen haben Probleme mit dem Magen-Darm-Trakt. So kann man zum Beispiel lesen, dass eine von fünf Frauen in westlichen Ländern am Reizdarmsyndrom leidet. Auch ein Blick in Zeitschriften und Magazine – und da vor allem die Werbeanzeigen – macht schnell klar, wie groß das Problem ist. Eine bessere Verdauung kann sich ausgesprochen positiv auf Ihre Gesundheit und Ihr äußeres Erscheinungsbild auswirken. Mit einfachen, leicht nachvollziehbaren Schritten können Sie radikale Veränderungen erreichen.

Man kann immer wieder nur darüber staunen, wie wunderbar und wie intelligent unser Körper ist. Es verblüfft mich stets aufs Neue, wie viele Prozesse in unserem Körper ablaufen, ohne dass wir einen Gedanken daran verschwenden müssen. Die Verdauung ist einer dieser Prozesse, und sie berührt alle Aspekte unseres Wohlbefindens. Es ist der Vorgang, dem wir all die wertvollen Substanzen verdanken, die in der Nahrung enthalten sind. Die Nährstoffe, mit denen wir durch eine gute Verdauung versorgt werden, sind ein großartiges Geschenk, das unser Überleben sichert.

Die Verdauung ist zwar ein ziemlich komplexer Vorgang, aber trotzdem relativ wenig störungsanfällig. Auch wie wir uns fühlen und wie wir »funktionieren«, hängt sehr stark von der Verdauung ab: wie viel Energie wir an einem Tag haben, wie viel Fett wir verbrennen, wie die Haut aussieht oder sich anfühlt, ob wir einen geblähten Bauch haben oder wie unsere Laune ist. Die Verdauung ist für sehr vieles verantwortlich, das sich in unserem Inneren abspielt. Wenn Ihnen ein Organsystem zu schaffen macht – sei es, dass Sie ständig von Blähungen gequält werden, abwechselnd Durchfall und Verstopfung haben oder unter Reflux leiden –, kommen Sie vielleicht irgendwann an den Punkt, dass Sie glauben, damit müssten Sie sich abfinden, dass es bei Ihnen eben so ist oder dass es bei Ihnen »in der Familie« liegt. Doch Magen-Darm-Beschwerden müssen für Sie nicht normal sein.

Nach der Schlafqualität ist die Verdauung der beste Ausgangspunkt, um zu einer Verbesserung des Energieniveaus zu kommen. Es kann zum Beispiel schwierig sein, die Hormone ins Gleichgewicht zu bringen, wenn die Verdauung ständig Probleme bereitet. Verdauungsstörungen zeigen sich oft auch an der Haut, da die Haut ein weiteres wichtiges Ausscheidungsorgan des Körpers darstellt. Möglicherweise bringen Sie einige der Informationen in diesem Abschnitt zum Kichern … es ist schon eine Herausforderung, die richtigen Worte zu finden, um beispielsweise den Stuhlgang zu beschreiben! Und manche Ratschläge erscheinen Ihnen vielleicht auf den ersten Blick zu banal und zu simpel, um viel zu bewirken. Aber denken Sie beim Weiterlesen über Ihre Essgewohnheiten nach und darüber, wie Ihre Verdauung funktioniert – und freuen Sie sich schon mal auf mehr Vitalität.

Wie die Verdauung funktioniert

Durch den Verdauungsvorgang wird die Nahrung abgebaut, so dass wir die darin enthaltenen Nährstoffe aufnehmen und daraus Energie für all unsere Lebensvorgänge ziehen können. »Abgebaut« heißt, sie wird in kleinere Bestandteile zerlegt: Proteine (Eiweiße) zum Beispiel in Aminosäuren. Das Zerlegen der Nahrung (die Verdauung) und das Aufnehmen der zerkleinerten Bestandteile (die Resorption) macht die Ernährung aus und erhält uns am Leben.

Das Verdauungssystem besteht – stark vereinfacht ausgedrückt – aus einer großen, langen Röhre (stellen Sie sie sich wie einen Gartenschlauch vor) und einer Reihe damit verbundener Organe, nämlich Leber, Gallenblase und Bauchspeicheldrüse (Pankreas). Der »Verdauungsschlauch« beginnt im Mund, die anschließende Speiseröhre mündet in den Magen. Am Mageneingang und am Magenausgang befinden sich Schließmuskel, die die richtige Richtung vorgeben. Die Nahrung gleitet durch Speiseröhre und Magen, von dort gelangt sie in den Dünndarm und – über eine Klappe (die sogenannte Ileozökalklappe) – in den Dickdarm. Am anderen Ende der Röhre befindet sich der After (Anus), hier werden die nicht verdauten Reste ausgeschieden. Wenn die Verdauungsvorgänge normal verlaufen, fühlen Sie sich wohl, und man sieht Ihnen das auch an. Wenn sie jedoch in irgendeiner Weise gestört sind, kann das genaue Gegenteil zutreffen, und das Beheben der Störung kann Ihr Leben entscheidend verändern.

Wie Sie Ihre Verdauung unterstützen können

Die Verdauung findet normalerweise statt, ohne dass wir irgendetwas davon mitbekommen. Trotzdem gibt es Möglichkeiten, den Vorgang zu unterstützen und effizienter zu machen. Verdauung bedeutet, die Nahrungsmittel abzubauen, ihnen die Nährstoffe zu entziehen und das, was nicht gebraucht wird, auszuscheiden. Dazu können wir beitragen, indem wir die Nahrungsmittel, die wir dem Verdauungssystem zur Verarbeitung geben, mit Bedacht auswählen und den Abbauprozess einfacher machen. Im Folgenden beschreibe ich ein paar Möglichkeiten, Ihren Verdauungsprozess zu unterstützen und dadurch schon bald mehr Energie zu verspüren.

Gut kauen

Alles, was wir essen, kommt zuerst in den Mund und wird dann durch die Speiseröhre in den Magen befördert. Was geschieht mit dem Essen, bevor es den Magen erreicht? Wir kauen es. Manchmal allerdings schlingen wir es auch hinunter! Hinter dem Mund gibt es keine Zähne mehr. Sobald das Essen den Mund verlassen hat, können wir es nicht mehr durchkauen. Und doch essen viele Menschen so, als sei ihre Speiseröhre mit Zähnen besetzt. Sie haben es beim Essen so eilig, oder es schmeckt ihnen so gut, dass sie einen Bissen kaum öfter als vier

Mal kauen. Das geht dann so: Kau, kau, kau, kau, hmmmmm, happ, und die nächste Gabel voll, kau, kau, oh, Mann, mein Mund ist so voll, besser mal was davon runterschlucken … Was dazu führt, dass wir Nahrung herunterschlucken, die manchmal nur teilweise und manchmal auch gar nicht durchgekaut ist. Und das jeden Tag und oft Jahre lang. Wir gehen einfach davon aus, dass unser Magen irgendwie damit zurechtkommt. Das allein kann schon zu Verdauungsproblemen, wie zum Beispiel Blähungen, führen, die dann weiter unten im Verdauungstrakt auftreten.

Während des Kauvorgangs wird eine Nachricht an das Gehirn geschickt, es möge doch bitte dem Magen mitteilen, dass Nahrung unterwegs ist. Doch wenn Sie nur schlingen statt zu kauen, geschieht das nicht. Und irgendwann hat der Magen dann keine Lust mehr, nach Ihren Regeln zu spielen, und streikt. Also, machen Sie langsam! Kauen Sie Ihr Essen!

Wenn Sie zu den gewohnheitsmäßigen Schlingern gehören, machen Sie einmal Folgendes: Sie nehmen eine Gabel (oder einen Löffel) voll Essen in den Mund, kauen es richtig gut durch und schlucken es hinunter. Und erst danach nehmen Sie die nächste Portion auf. Ich weiß, das klingt zu simpel, aber probieren Sie es aus. Gewohnheitsmäßigen Schlingern fällt es extrem schwer, ihre Essgewohnheiten zu ändern. Legen Sie die Gabel jedes Mal, nachdem Sie sie zum Mund geführt haben, auf den Tisch. Das hilft. Oder unterhalten Sie sich, falls Sie mit anderen zusammen essen. Nehmen Sie den Geschmack und den Geruch des Essens bewusst wahr, genießen Sie die Kombination verschiedener Aromen. Oder denken Sie sich etwas anderes aus, um sich zu bremsen, wenn Sie dazu neigen, Essen in sich hineinzuschaufeln. Achten Sie nicht nur darauf, was Sie essen, sondern auch wie Sie essen.

Auf die Portionsgröße achten

Nun betrachten wir den Magen, die erste Station der Nahrung, nachdem Sie sie hinuntergeschluckt haben. Machen Sie eine Faust und sehen Sie sie sich an. Dies entspricht der Größe Ihres Magens, wenn er leer ist. Erstaunlich klein, nicht wahr? So, und nun stellen Sie sich vor, was passiert, wenn Sie sich am Abend Essen auf den Teller häufen und den ganzen Berg hinunterschlingen. Ihr Magen muss sich gewaltig dehnen, um die Menge aufnehmen zu können. Und das Essen muss mindestens 30 Minuten im Magen verweilen, ehe die Magensäure und andere Verdauungssäfte richtig mit der Zerlegung beginnen können.

Wenn sich Ihr Magen daran gewöhnt hat, gedehnt zu werden, stellt er sich darauf ein. Wenn Sie irgendwann beschließen, weniger zu essen oder eine Diät zu machen, fühlen Sie sich deshalb in den ersten Tagen trotz Nahrungsaufnahme hungrig. Es dauert einfach ein paar Tage, bis sich die Nervenendigungen in Ihrer Magenwand zurückgebildet haben. Die Nerven senden bei einem bestimmten Dehnungsgrad des Magens ein Signal ans Gehirn, um ihm mitzuteilen, dass Sie gegessen haben.

Das ist ein Mechanismus von vielen, der uns sagen kann: Hör auf zu essen, du hast genug gehabt. Nur leider ist bei manchen Menschen der Magen so daran gewöhnt, gedehnt zu werden, dass sie dann, wenn die Nerven ihre Signale aussenden, bereits zu viel gegessen haben und sich dann Vorwürfe machen.

Der gerade beschriebene Prozess gilt für Kohlenhydrate. Bei Fetten und Proteinen läuft es anders: Sobald wir solche Nahrungsmittel kauen, werden bereits vom Mund aus Signale ins Sättigungszentrum im Gehirn geschickt, die dort melden, dass wir essen. Diese Signale kommen dort schon nach fünf Minuten Kauen an, während es über die Dehnung des Magens bis zu zwanzig Minuten dauern kann! Aus diesem Grund ist es wichtig, mit jeder Mahlzeit Fette und Proteine zu sich zu nehmen, da man dann in der Regel weniger isst und sich mit weniger Nahrung gesättigt fühlt, als wenn man ausschließlich Kohlenhydrate verzehrt.

Als Faustregel – und das im Wortsinn – kann gelten, dass die Portion, die wir während einer Mahlzeit zu uns nehmen, maximal die doppelte Größe einer Faust haben sollte. Diese Regel bezieht sich auf »konzentrierte« Nahrungsmittel wie Protein, Fett oder Kohlenhydrate.

»Grünes«, wie Salat oder Blattgemüse, das keine Stärke enthält, können und sollen Sie in beliebiger Menge dazu essen. Diese Nahrungsmittel enthalten vor allem Wasser. Gegen stärkehaltige Gemüse, wie Kartoffeln, Süßkartoffeln oder Kürbis, ist nicht das Geringste einzuwenden, man sollte nur daran denken, dass es sich um »konzentriertere« Nahrungsmittel mit einem geringeren Wassergehalt handelt als Spinat oder Brokkoli.

Aktivieren Sie Ihre Magensäureproduktion

Nachdem Sie Ihr Essen gekaut und hinuntergeschluckt haben, gelangt es in den Magen. Geruch und Geschmack des Essens, aber auch die Kautätigkeit, regen die Magensäureproduktion an. Früher haben sich die Menschen sehr viel mehr Zeit für die Nahrungszubereitung genommen und während das Essen vor sich hin köchelte, entstanden Aromen, die die Mahlzeit ankündigten. Diese Düfte signalisierten dem Magen, dass demnächst Essen zu erwarten war. Die Magensäure ist eine äußerst wichtige Substanz für diese Phase der Verdauung, denn sie hat die Aufgabe, die Nahrung abzubauen. Stellen Sie sich die Nahrung als eine lange Kette aneinandergereihter Kringel vor. Die Magensäure zerlegt diese lange Kette zack, zack, zack in kleinere Einheiten mit weniger Kringeln.

In unserem Körper spielen verschiedene pH-Bereiche eine Rolle. Der pH ist ein Maß für Azidität (Säurehaltigkeit) bzw. Alkalinität (Basenhaltigkeit). Die wissenschaftliche Definition beschreibt den pH-Wert als Konzentration der vorhandenen Wasserstoffionen. Aber keine Bange, es ist nicht nötig, dass Sie diesen Prozess bis ins kleinste Detail verstehen. Der pH-Wert kann von 1 bis 14 reichen, wobei 1 das saure Ende kennzeichnet und 14 das alkalische; ein pH von 7 ist neutral. Für jede Flüssigkeit und jede Zelle in unserem Körper existiert ein pH, bei dem sie am besten funktioniert. Der optimale pH der Magensäure liegt bei 1,9; das ist so sauer, dass Sie sich verätzen würden, wenn etwas von der Säure auf Ihre Haut käme. Dass dies in Ihrem Körper nicht geschieht, liegt daran, dass die Säure in Ihrem Magen eingeschlossen und die Magenwand mit Zellen ausgekleidet ist, die diese

Säure nicht nur selbst produzieren, sondern diese extreme Azidität auch aushalten können.

Bei vielen Menschen ist der pH-Wert der Magensäure allerdings viel höher als 1,9 und damit zu hoch für eine gute Verdauung. Um tierisches Protein optimal zu verdauen, sollte der pH bei 1,9 liegen, für die Verdauung von Stärke bei 2,1. Die Differenz scheint nicht besonders groß zu sein, doch für den Körper kann es den Unterschied zwischen einem entspannten und einem stark geblähten Bauch nach einer Mahlzeit bedeuten. Ein amerikanischer Professor hat bei verschiedenen Patientengruppen, unter anderem bei autistischen Kindern, den pH-Wert der Magensäure untersucht. Er stellte fest, dass viele Kinder mit Autismus einen Magensäure-pH von um die 4 haben, was für eine effektive Verdauung, speziell von Eiweiß, viel zu hoch ist.

Erwachsene mit Reflux und Verdauungsstörungen halten die brennenden Schmerzen (»Sodbrennen«), die sie verspüren, meist für einen Überschuss an Magensäure, doch in Wirklichkeit trifft oft das Gegenteil zu. Häufig produzieren sie zu wenig Magensäure oder der pH-Wert der Magensäure ist zu hoch. Wie ist das zu verstehen? Rufen Sie sich das Bild von der Nahrung als Kette aneinandergereihter Kringel in Erinnerung. Die Magensäure hat die Aufgabe, diese Kringelkette in kleinere Einheiten zu zerlegen. Mit einem pH von deutlich über 1,9 gelingt ihr das nicht so gut, und es entstehen größere Einheiten mit einer Länge von beispielsweise sieben Kringeln. Unser Körper weiß sehr genau, dass diese längeren Einheiten weiter unten im Verdauungstrakt nicht weiter abgebaut werden können. Deshalb lässt er den Nahrungsbrei nicht aus dem Magen in den Dünndarm übergehen, sondern würgt ihn nach oben, um ihn loszuwerden. Das Sodbrennen entsteht, weil jeder pH, der höher ist als der, für den das betreffende Gewebe ausgelegt ist, als Brennen empfunden wird. Solange die Magensäure im Magen ist, gibt es keine Probleme, aber die Auskleidung der Speiseröhre und auch der erste Abschnitt des Dünndarms sind nicht für stark saure Inhalte gemacht. Viele Menschen mit Refluxproblemen reagieren sehr gut auf eine Anregung der Magensäureproduktion und/oder auf den Verzicht auf bestimmte, für sie problematische Lebensmittel und haben dann viel weniger Symptome als vorher. Infolge der besseren Nährstoffversorgung und vermutlich auch aufgrund der zurückgehenden Entzündung verspüren die meisten Betroffenen mehr Energie, sobald diese Probleme gelöst sind.

Die Magensäureproduktion wird also, wie gesagt, von Geruch und Geschmack sowie durch die Kautätigkeit angeregt. Das Gleiche lässt sich aber auch durch Trinken von Zitronensaft oder Apfelessig erreichen. Zitronensaft und Apfelessig stimulieren die Magensäureproduktion auf physiologischem Weg. Wenn Sie diese Getränke zum ersten Mal zu sich nehmen, verdünnen Sie sie vielleicht zunächst. Idealerweise trinkt man sie fünf bis zwanzig Minuten vor dem Frühstück (oder auch vor jeder Mahlzeit, wenn Sie möchten). Sie können beispielsweise mit einem halben Teelöffel Apfelessig auf beliebig viel Wasser beginnen. Im Laufe der nächsten Tage und Woche steigern Sie sich auf einen Esslöffel Apfelessig und verringern allmählich die Wassermenge. Wenn Ihnen Zitronensaft lieber ist, beginnen Sie mit dem Saft einer halben Zitrone, nach Belieben verdünnt mit warmem Wasser. Steigern Sie sich mit der Zeit auf den Saft einer ganzen Zitrone in weniger warmem Wasser. Oder nehmen Sie den Saft einer ganzen Zitrone in einer großen Tasse Wasser morgens als erstes Getränk zu sich.

Mit dem Zähneputzen nach der Mahlzeit warten Sie allerdings besser eine halbe bis eine Stunde, nachdem Sie säurehaltige Speisen oder Getränke zu sich genommen haben, damit Ihr Zahnschmelz nicht leidet. Befolgen Sie diese Tipps, um die Magensäureproduktion vor dem Essen anzuregen, denn wenn dieser Teil des Verdauungssystems nicht optimal arbeitet, kann das ernsthafte Konsequenzen haben, nicht nur in diesem Bereich, sondern auch an anderen Stellen des Verdauungstrakts und sogar im übrigen Körper – von der Energie angefangen bis zur Stimmung, von der Fettverbrennung bis zum Schlaf.

Was bewirkt das Trinken von Wasser bei einer Mahlzeit?

Unsere Magensäure funktioniert am besten mit einem pH um 1,9. Wasser hat einen neutralen pH von 7 oder mehr, je nachdem wie hoch der Mineralstoffgehalt ist. Je mehr Mineralien im Wasser gelöst sind, desto höher ist der pH. Was passiert wohl, wenn Sie eine Flüssigkeit mit einem pH von 7 mit einer Flüssigkeit mischen, die einen pH von 1,9 hat? Richtig, es kommt zu einem Verdünnungseffekt. Dabei brauchen wir doch die ganze Verdauungskraft, um aus der Nahrung so viele Nährstoffe wie möglich herauszuholen. Ich bin der Meinung, wir sollten, wenn möglich, 30 Minuten vor und nach jeder Mahlzeit kein Wasser trinken.

Über das in Nahrungsmitteln enthaltene Wasser brauchen Sie sich keine Gedanken zu machen. Und es ist auch nicht nötig, bei allen Mahlzeiten auf alle Getränke zu verzichten. Versuchen Sie es nur so einzurichten, dass Sie Wasser immer zwischen und nicht während der Mahlzeiten trinken. Ich weiß, es ist schwierig, solche Gewohnheiten abzustellen. Wenn Sie (aus welchen Gründen auch immer) daran festhalten wollen, zum Essen Wasser zu trinken, dann mischen Sie etwas Zitronensaft darunter. Aber nehmen Sie sich doch einfach vor, eine Woche lang während der Mahlzeiten kein Wasser zu trinken, und achten Sie darauf, wie es Ihnen geht. Und dann bleiben Sie am besten dabei.

Der pH-Gradient im Verdauungssystem

Nachdem die Nahrung im Magen teilweise abgebaut wurde, schiebt sie sich am Magenpförtner vorbei in den Zwölffingerdarm, den oberen Abschnitt des Dünndarms. Der Magenpförtner ist ein Schließmuskel, der den Magen am unteren Ende gegen den Dünndarm verschließt. Er befindet sich etwa in der Mitte des Brustkorbs (oder leicht nach links versetzt), direkt unterhalb des BH-Abschlussbands bei Frauen und unterhalb der Brustmuskeln bei Männern.

Während die Nahrung im Magen verweilt, werden Signale an die Bauchspeicheldrüse (Pankreas) gesandt. Diese schüttet dann (neben Verdauungsenzymen) Natriumhydrogenkarbonat (Bikarbonat) aus, das einen sehr alkalischen pH hat. Das Hydrogenkarbonat hat die Aufgabe, die innerste Schicht des Dünndarms vor der Magensäure zu schützen und für die nächsten Verdauungsschritte die richtige pH-Umgebung zu schaffen. Entlang des gesamten Verdauungstraktes gibt es einen sogenannten pH-Gradienten, das heißt, jeder Abschnitt dieser langen Röhre hat seinen eigenen idealen pH-Wert. Wenn der pH-Gradient schon am Anfang, im Magen, nicht richtig eingestellt ist – wenn er also höher ist als der optimale Wert –, dann kann es im gesamten Verdauungstrakt zu Problemen kommen. Die Symptome, zum Beispiel Blähungen oder Bauchschmerzen, können im Dünn- oder im Dickdarm auftreten. Auch die Resorption von Nährstoffen kann dadurch beeinträchtigt werden. Wenn die Bauchspeicheldrüse nicht genügend Hydrogenkarbonat bildet, kommt es unter Umständen zu brennenden Schmerzen unterhalb des Magens, im Bereich des Magenpförtners. Schmerzen in diesem Bereich sind manchmal aber auch ein Zeichen dafür, dass die Gallenblase Unterstützung braucht oder untersucht werden sollte. Sprechen Sie mit Ihrem Arzt oder Heilpraktiker, wenn Sie hier Beschwerden haben.

Ein Magen, der Magensäure im idealen pH-Bereich produziert, ist die beste Voraussetzung dafür, dass die Bauchspeicheldrüse aktiv wird und Hydrogenkarbonat und Verdauungsenzyme ausschüttet. Auf dem Weg über das Gehirn lässt das Verdauungssystem eine ganze Kaskade von Signalen von einem Organ oder einem Bereich zum nächsten fließen. Mithilfe der vorgeschlagenen Maßnahmen, insbesondere durch gutes Kauen, können Sie die Bauchspeicheldrüse aktivieren.

Gelegentlich rate ich Patienten auch dazu, Pankreasenzyme einzunehmen. Das ist dann sinnvoll, wenn tatsächlich ein Mangel an diesen Enzymen vorliegt, aber nicht wenn die Magensäureproduktion nicht ausreicht. Normalerweise schlage ich zunächst die gerade beschriebenen Maßnahmen vor (gut kauen, Zitronensaft oder Apfelessig trinken, kein Wasser zu den Mahlzeiten), ehe ich Medikamente einsetze. Doch wenn die Symptome schwer sind und andere Ursachen ausgeschlossen wurden, kann es sinnvoll sein, wenn ein Gastroenterologe die Menge der Pankreasenzyme bestimmt. Wenn diese nicht in ausreichender Menge gebildet werden, fühlen sich die Betroffenen oft sehr, sehr müde. Die Müdigkeit beginnt erst dann zu verfliegen, sobald die körpereigene Enzymproduktion wieder läuft oder die Enzyme supplementiert werden.

Die Resorption ankurbeln

Während der Nahrungsbrei durch den Dünndarm rutscht, schütten die Bauchspeicheldrüse und die Bürstensaummembran auf den Darmzotten (kleine Ausstülpungen auf der Innenseite des Dünndarms) Verdauungsenzyme aus. Sie haben die Aufgabe, die Arbeit der Magensäure fortzusetzen und die Nahrungsbestandteile weiter aufzuschließen und in ihre kleinsten Bausteine zu zerlegen. All die guten Stoffe, die wir zum Leben brauchen – wie zum Beispiel Vitamine und Mineralstoffe und die anderen Nährstoffe –, werden im Dünndarm aus der Nahrung herausgeholt. Von dort werden sie in die Blutbahn aufgenommen und im ganzen Körper verteilt, damit sie ihre Aufgaben erfüllen können, wo immer es nötig ist. Der Dünndarm ist also der Ort, an dem die Nährstoffe aus der Nahrung in die Blutbahn gelangen, sozusagen von einem Röhrensystem in ein anderes. So wird unser Körper mit Nährstoffen versorgt und nur so können wir überleben. Wenn dieser Prozess unterbrochen, gestört oder auf andere Art und Weise beeinträchtigt ist, spüren Sie das jeden Tag, weil es Ihnen an Energie mangelt.

Die einzigen Substanzen, die nicht aus dem Dünndarm, sondern direkt aus dem Magen ins Blut übergehen, sind Alkohol und Vitamin B_{12}. Alkohol kann bereits nach fünf Minuten im Blut auftauchen, vor allem wenn man ihn auf leeren Magen konsumiert, er steigt dann besonders schnell zu Kopf.

Doch dass Sie etwas essen, heißt noch lange nicht, dass Sie all die guten Dinge bekommen, die darin enthalten sind. Wenn ein Nahrungsmittel beispielsweise fünf Milligramm Zink enthält, heißt das nicht, dass die fünf Milligramm bei Ihnen im Blut ankommen, nachdem Sie das Lebensmittel gegessen haben. Die Resorption, die Aufnahme von Nährstoffen aus dem Darm ins Blut, hängt von zahlreichen Faktoren ab. Über einige haben wir bereits gesprochen. Wenn Sie Ihr Essen hinunterschlingen, wenn Sie Wasser zum Essen trinken oder wenn Ihr Magen wenig Magensäure produziert, werden unter Umständen nur sehr wenige Nährstoffe aus der Nahrung resorbiert. Ballaststoffe binden manche Nährstoffe, zum Beispiel Zink, und verhindern so deren

Resorption. Andere Nährstoffe konkurrieren miteinander um die Resorption: Eisen und Calcium etwa, wobei Calcium immer als Sieger hervor. Es kommt vor, dass Menschen unter Eisenmangel leiden, weil sie sehr calciumreiche Nahrungsmittel zusammen mit stark eisenhaltigen verzehren. Doch es gibt eine ganze Reihe von Mechanismen, die zu Eisenmangel führen. Deshalb und weil Eisen für die Energieversorgung so wichtig ist, habe ich dem Eisen weiter hinten im Buch ein ganzes Kapitel gewidmet.

Nährstoffe sind lebenswichtig, und die Art und Weise, wie man isst – ganz zu schweigen davon, welche Nahrungsmittel man auswählt – kann dazu führen, dass nicht alle Nährstoffe, die in der Nahrung enthalten sind, auch dort ankommen, wo sie ihre positiven Wirkungen entfalten würden. Das hat enorme Auswirkungen auf alle Körpersysteme, das Energieniveau inklusive. Befolgen Sie die Tipps von oben, damit Sie so viele Nährstoffe wie möglich aus Ihren Nahrungsmitteln bekommen. Das bringt Ihnen nicht nur mehr Energie in Ihr Leben, sondern am Ende auch insgesamt mehr Lebensjahre!

Lassen Sie Bauchschmerzen abklären

Viele meiner Patienten berichten mir von einem Bauchschmerz auf der rechten Seite, der immer wieder kommt und geht. Legen Sie Ihre rechte Hand so auf den Bauch, dass der kleine Finger den Hüftknochen berührt und der Daumen auf den Nabel zeigt. Der Schmerz tritt am häufigsten unterhalb der Mitte dieser Verbindungslinie auf. Dort liegt die Ileozökalklappe, die den Dünndarm vom Dickdarm trennt, doch der Blinddarm ist auch nicht weit weg. Deshalb denken viele Menschen als Erstes an eine Blinddarmentzündung, wenn es in dieser Region wehtut. Um die genaue Ursache abzuklären, sollten Sie bei Schmerzen in diesem Bereich immer einen Arzt aufsuchen.

Häufig beginnen die Schmerzen nach Magen-Darm-Infekten, wie man sie sich leicht einmal im Urlaub einfängt, oder nach einer Lebensmittelvergiftung. Wenn es ein Infekt war, hatten Sie meistens heftige Durchfälle. Doch anscheinend können sich die tückischen kleinen Erreger, die die ursprüngliche Erkrankung hervorgerufen haben, sogar lange nach Abklingen der erkennbaren Symptome noch an der Ileozökalklappe herumtreiben. Vielleicht haben sie aber auch deren Funktionsweise verändert oder anderen Bakterien, die nicht hierher gehören, die Ansiedlung ermöglicht.

Es gibt verschiedene Möglichkeiten, den Schmerz an dieser Stelle zu lindern. Eine funktioniert über das Auslösen eines Reflexes, der mit dieser Klappe in Verbindung steht: Umkreisen Sie die schmerzende Stelle zwanzig Mal mit den Fingerspitzen gegen den Uhrzeigersinn. Wenden Sie dabei leichten Druck an, es soll nicht wehtun, aber auch stärker sein als ein zartes Streicheln. Pflanzliche Heilmittel, die in der Traditionellen Chinesischen Medizin zur Behandlung von Parasiteninfektionen verwendet werden, sind eine andere Möglichkeit, zum Beispiel Qing Hao (Artemisia annua, Einjähriger Beifuß) oder Hu Tao (Juglans regia, Echte Walnuss). Suchen Sie einen Therapeuten auf, der mit der TCM Erfahrung hat und die Kräuter gegebenenfalls für Sie besorgt.

Fördern Sie die guten Darmbakterien

Nun ist der Nahrungsbrei also im Dickdarm angekommen, und was glauben Sie, wer hier lebt? Bakterien. Sie bilden die sogenannte Darmflora. Jeder Erwachsene hat ungefähr drei bis vier Kilogramm Bakterien in seinem Dickdarm. Nur ganz nebenbei: Das heißt, wenn Sie auf die Waage steigen, sehen Sie eine Zahl, die auch drei bis vier Kilo lebenswichtige Bakterien beinhaltet. Schon das zeigt, wie unsinnig das Wiegen ist.

In Ihrem Dickdarm sind eine Menge verschiedenster Bakterien zu Hause, und wie fast überall gehören einige davon zu den Guten und andere zu den Bösen. Wir wollen natürlich lieber mehr gute als böse haben. Die Darmbakterien haben die Aufgabe, alles zu verarbeiten, was ihnen vorgesetzt wird. Ich will jetzt noch einmal auf das Kringel-Bild zurückkommen, das wir weiter vorne für die Nahrung verwendet haben: Die Darmbakterien mögen am liebsten Teile, die ein bis zwei

124 Verdauung – die Grundlage für Energie

Einheiten groß sind. Die können sie am besten verwerten. Doch wenn die Verdauungsschritte davor nicht ausreichend waren, stehen unsere Darmbakterien auf einmal vor Einheiten, die fünf oder sieben Kringel groß sind. Und was machen sie dann damit? Sie vergären sie.

Woran denken Sie, wenn Sie das Wort »Gärung« hören? Diese Frage stelle ich gerne in meinen Seminaren, und die Antworten erheitern mich meist ebenso wie die Teilnehmer. »Bier« kommt in der Regel als Erstes, es folgen »Wein«, »Sauerkraut«, aber irgendwann bekomme ich auch die Antwort, auf die ich warte: »Gas«. Die Fermentation oder Gärung ist ein Prozess, bei dem Mikroorganismen (Bakterien, Pilze) einen Stoff – in unserem Fall ein Nahrungsmittel – verarbeiten, dabei entsteht unter anderem Gas. Manche Gase sind wichtig für die Zellen, die unseren Darm von innen auskleiden, andere dagegen reizen ihn und blähen im Laufe des Tages unseren Bauch auf, ganz unabhängig davon, ob wir »gesund« gegessen haben oder nicht. Diese unangenehmen Gase können die Durchlässigkeit des Darmes beeinträchtigen, oft stellen sie auch eine Belastung für die Leber dar und können so für den Körper zu einem »Problemstoff« werden: Die Leber ist schon so vielen Belastungen ausgesetzt, dass wir auf zusätzliche gut und gerne verzichten können.

Mit dem Blähbauch haben vor allem (aber nicht nur) Frauen ein Problem, und zwar psychologischer Art. Sobald sie an sich hinunterschauen und den gewölbten Bauch sehen, scheint irgendetwas in ihnen zu flüstern: »Du hast zugenommen«, ob ihnen dieser Gedanke nun bewusst wird oder nicht. Viele meiner Patientinnen sagen, dass sie im Laufe des Tages im Taillenbereich um eine Kleidergröße zunehmen, selbst wenn sie sehr maßvoll essen. Für viele bedeutet dies zusätzlichen Stress, der oft als besonders schlimm empfunden wird, weil sie nicht wissen, was da mit ihnen passiert. Manchmal sind bestimmte Nahrungsmittel oder Getränke die Ursache. Manchmal sind es die Darmbakterien. Manchmal liegt es daran, dass die vorausgegangenen Verdauungsschritte ungenügend waren, zum Beispiel weil die Magensäure einen zu hohen pH hatte. In der Traditionellen Chinesischen Medizin ordnet man diese Beschwerden den Meridiansystemen von Milz und Leber zu und behandelt sie entsprechend mit Akupunktur oder mit Kräutertees, die diese Organe unterstützen. Wir kommen weiter unten noch einmal darauf zu sprechen. Blähungen können auch die Folge eines zu hohen Kaffeekonsums sein oder von einer Nahrungsmittelunverträglichkeit (das muss keine Allergie sein) herrühren oder von einer Störung der Fruktose(Fruchtzucker)-Aufnahme oder von Stress und zu hohen Adrenalinpegeln.

Stress vermeiden

Eine unzureichende Verdauung kann auch auf Stress zurückgehen, oder, genauer gesagt, auf das Stresshormon Adrenalin. Sobald der Körper tatsächlich oder vermeintlich unter Stress steht, produziert er Adrenalin, und das zieht das Blut aus dem Magen-Darm-Trakt ab und verschiebt es in die Peripherie, also in Arme und Beine. Der Grund dafür ist einfach: Die Chancen stehen dann besser, aus einer Gefahrensituation zu entkommen. Wenn das Blut weiter auf das Verdauungssystem konzentriert bliebe, könnten Sie durch Nahrung oder durch Hunger leicht abgelenkt werden und damit Ihr Leben aufs Spiel setzen. Auf die Vorgänge, die dabei eine Rolle spielen, gehen wir in verschiedenen Kapiteln dieses Buches ein, da einige Stressfolgen schwerwiegende Einflüsse auf das Energieniveau haben.

Sorgen Sie für eine komplette Darmentleerung

Weil ich Menschen auch in Einzelgesprächen berate, musste ich herausfinden, wie ich am besten die Informationen von ihnen bekomme, die ich brauche. Also, wie stelle ich meine Fragen taktvoll und doch präzise? Eine der Fragen, die ich anfangs am heikelsten fand, war die, wie »leer« sich jemand nach dem Stuhlgang fühlt. Ich nahm diverse Anläufe, um diese Frage in Worte zu kleiden, die meinen Klienten nicht unangenehm waren, mir aber trotzdem die Möglichkeit gaben, etwas über das Funktionieren ihrer Verdauung zu erfahren. Wie so oft endete es damit, dass ich von einem Klienten die passende Formulierung bekam. Als ich ihn zu Verdauung und Stuhlgang befragte, sagte er: »Wissen Sie, was mir am unangenehmsten ist? Eine unvollständige Entleerung.« Das war es. Diese Formulierung hatte mir gefehlt. Und so begann ich, die Menschen, die zur Beratung zu mir kamen, danach zu fragen, ob sie das Gefühl hätten, ihr Darm sei nach dem Stuhlgang nicht vollständig entleert. Für manche ist das überhaupt kein Problem, sie verstehen überhaupt nicht, wovon ich rede. Aber andere sind ganz beglückt, dass endlich einmal jemand Worte für ihre frustrierenden Erfahrungen findet. Die Frage, ob sie an Verstopfung leiden, würden alle mit Nein beantworten, denn sie können unter Umständen täglich Stuhlgang haben. Aber immer wenn sie zur Toilette gehen, haben sie das Gefühl, es müsste noch mehr kommen, aber das passiert nicht – und sie fühlen sich unvollständig entleert.

Für dieses Empfinden kann es verschiedene Gründe geben. Vielleicht war der Verdauungsprozess ungenügend, etwa weil zu wenige Verdauungsenzyme gebildet wurden oder weil die Darmzotten geschädigt oder entzündet sind. Vielleicht handelt es sich um eine Nahrungsmittelallergie oder -intoleranz oder um eine unerkannte Zöliakie. Vielleicht lag es an zu wenigen Ballaststoffen oder an Wassermangel. Möglicherweise haben Stresshormone zu einer Verspannung der Muskeln geführt, die den Darm umgeben, und so die Ausscheidung verhindert. Magnesiummangel beispielsweise kann verhindern, dass der Darm sich entspannt und der Stuhl entleert wird. Vielleicht arbeitet auch die Schilddrüse nicht richtig. Die Traditionelle Chinesische Medizin vermutet einen Mangel an Energie in Milz und Leber. Dies sind nur einige der vielen möglichen Ursachen, doch wenn man die individuell richtigen findet, können sich die Gesundheit, der Bauchumfang, das Energieniveau und die Lebensfreude nachhaltig verändern.

Stellen Sie versuchsweise die Ernährung um

Wenn Sie unter diesem Problem leiden, suchen Sie sich professionelle Hilfe, um der Sache auf den Grund zu gehen und die richtige Behandlung zu finden. Vielleicht hilft es schon, wenn Sie den Verzehr von grünen Gemüsen erhöhen und den von industriell verarbeiteten Produkten vermeiden. Probieren Sie es für eine Woche und achten Sie darauf, was sich für Sie verändert. Grüne Gemüse enthalten unter anderem viel Magnesium, Wasser und Ballaststoffe. Wenn Sie in dieser Zeit zusätzlich industriell verarbeitete Produkte weglassen, dann ersparen Sie sich Zusatzstoffe wie Konservierungsmittel und Farbstoffe, und das alleine kann schon etwas bewirken. Studien zeigen, dass sich das Verhalten und die Konzentrationsfähigkeit von Kindern verbessern, wenn man bestimmte Konservierungsmittel in ihrer Ernährung meidet. Meiner Meinung nach ist das erst der Anfang. Die Wissenschaft wird vermutlich noch mehr Phänomene aufdecken, zu denen diese Substanzen beitragen.

Unter Umständen haben Sie bereits ein bestimmtes Nahrungsmittel (oder eine Gruppe von Nahrungsmitteln) als unverträglich im Verdacht, zögern aber, es wegzulassen, weil Sie es so gerne essen. Ich kann Sie gar nicht genug ermutigen, das verdächtige Nahrungsmittel versuchsweise für vier Wochen von Ihrem Speisezettel zu verbannen. Es geht nur um vier kurze Wochen in Ihrem langen, langen Leben. Das sage ich meinen Klienten immer, um deutlich zu machen, wie wenig Zeit man aufwenden muss, um zu möglicherweise großen Einsichten über die eigenen gesundheitlichen Probleme zu gelangen. Manchmal ist allerdings auch eine längere Testphase von drei Monaten erforderlich; eine solche Testphase sollte nur unter Anleitung eines Therapeuten durchgeführt werden, damit sichergestellt ist, dass Sie alle Nährstoffe bekommen, die Sie brauchen. In dieser Zeit erhalten Sie eventuell eine Antwort auf Ihre Frage, und wenn nicht, können Sie sich entspannt zurücklehnen und das Nahrungsmittel wieder genießen, das Sie so sehr mögen, und müssen sich nicht immer insgeheim fragen, ob es der Grund für Ihre unvollständige Entleerung ist. Ich kann Ihre nächste Frage schon hören: »Was ist, wenn es funktioniert? ... Was heißt das? ... Darf ich dieses Lebensmittel dann nie wieder essen?« Meine Antwort lautet: »Das liegt ganz bei Ihnen.«

Ich habe schon Menschen gesehen, die sich erst nach langem Zögern auf eine Ernährungsumstellung eingelassen haben. Doch nach einiger Zeit fühlten sie sich so anders, so viel besser, dass sie gar nicht zu ihren alten Essgewohnheiten zurückkehren wollten. Andere dagegen vermissen das, was sie nicht essen sollen, schmerzlich, obwohl es ihnen »ohne« besser geht. Wenn das der Fall ist, rate ich den Betroffenen nach der Testphase: Sie wissen jetzt, was es ist. Wenn es Ihnen nicht gut geht, wissen Sie warum. Damit haben Sie es unter Kontrolle (Ausnahme: eine echte Allergie). Ich bin der Meinung, dass Menschen mit einer an sich starken, robusten Verdauung ein Nahrungsmittel besser vertragen, wenn sie sich damit keinen Stress machen. Aber wie gesagt, so lange es sich nicht um eine Allergie handelt, kann sich Ihre Unverträglichkeit für dieses Nahrungsmittel auch verändern, sprich verbessern, insbesondere wenn der Darm Gelegenheit zum Ausheilen bekommt und Sie sich um Stressbewältigung bemühen. Wichtig ist es, von der Einstellung wegzukommen: Wenn es heute wehtut, tut es immer weh. Ihr Körper verändert und erneuert sich ständig selbst. Es gibt einen Grund für Ihr Symptom. Es kommt nur darauf an, dass Sie für sich die passende Antwort finden. Und wenn Sie sie gefunden haben, winkt normalerweise ein Plus an Energie und Vitalität.

Den Stuhl weich machen

Ich spreche deshalb so ausführlich über dieses Thema, weil die Überreste der Verdauung zu lange im Darm bleiben, wenn die Darmentleerung unvollständig ist. In dieser Zeit kann es zu Fermentationsprozessen kommen, bei denen Produkte entstehen, die die Leber dann zusätzlich und unnötigerweise abbauen muss. Zudem »ersticken« sie die Zellen, die den Darm innen auskleiden. Soweit mir bekannt ist, hat noch niemand untersucht, wie sich das auf das Energieniveau auswirkt. Der gesunde Menschenverstand sagt einem, dass es vermutlich nicht gerade vitalitätsfördernd sein dürfte.

Die eigentlich zur Ausscheidung vorgesehenen Abfälle können auch austrocknen und hart werden; sie verkleben den Darm und verengen den Durchfluss für den nachkommenden Körpermüll. Sie wissen sicher, wie der Erdboden nach einer längeren Dürreperiode aussieht: rissig, ausgetrocknet, unfähig, das Wasser eines kleinen Regenschauers aufzunehmen. So verhält es sich auch mit dem Kot in Ihrem Dickdarm.

Wenn es so weit gekommen ist, müssen sich die Ausscheidungen durch den mit Stuhl ausgekleideten Kanal schieben, wodurch die Darmentleerung weniger effizient ist. Der alte, harte, verdichtete Kot bleibt zurück, die Zellschicht, die den Darm innen auskleidet, kann nicht mehr »atmen«, und es setzt ein Prozess ein, der in medizinischen Lehrbüchern als »Autointoxikation« (Selbstvergiftung) bezeichnet wird. Einmal eingetrockneten Kot wieder feucht und geschmeidig zu bekommen, so dass er ausgeschieden werden kann, ist ziemlich schwierig. Die Kamille ist eines der besten Heilmittel, um hier Abhilfe zu schaffen. Trinken Sie entweder sehr viel Kamillentee oder nehmen Sie zu jeder Mahlzeit ein entsprechendes Medikament mit Kamillenextrakten in flüssiger oder in Kapselform. Kamille weicht den Stuhl auf und lässt die Darmwand entspannen.

Colon-Hydro-Therapie

Eine andere Behandlungsmöglichkeit ist die Colon-Hydro-Therapie. Dabei handelt es sich um eine Art intensivierten Einlauf: In das Rektum (den Enddarm) des Patienten wird ein Rohr geschoben, durch das warmes oder kühles Wasser fließt. Das sanft strömende Wasser weicht den verhärteten Kot allmählich auf, so wie ein anhaltender Dauerregen einen ausgetrockneten Boden nach und nach wieder befeuchtet. Danach kann sich der Dickdarm wieder vollständig entleeren und all den Müll loswerden, der sich unter Umständen über längere Zeit dort angesammelt hat. Einige Klienten haben mir erzählt, dass ihre Ausscheidungen während ihrer ersten Colon-Hydro-Therapie schwarz waren, was nahelegt, dass sich diese Abfallprodukte womöglich schon seit Jahren dort befanden und die natürlichen Darmfunktionen behinderten. Eine Dame berichtete mir einmal, während ihrer Colon-Hydro-Therapie sei im »Sichtfenster« des Spülrohrs Popcorn zu sehen gewesen, und sie wusste genau, wann sie zuletzt Popcorn gegessen hatte: bei einem Kinobesuch sechs Monate zuvor!

An der Colon-Hydro-Therapie scheiden sich die Geister. Entweder jemand findet diesen Ansatz gut oder nicht. Unentschiedene gibt es eigentlich nicht. Trotzdem möchte ich eine Lanze für die Methode brechen und darauf verweisen, dass es auch in der Medizin »Trends« gibt. Bis ins frühe 20. Jahrhundert gehörten Einläufe zur Allgemeinmedizin, und den Ärzten war bewusst, wie wichtig eine vollständige Darmentleerung ist. Für sie waren Einläufe eine ganz normale Behandlungsmethode bei einer Vielzahl von Erkrankungen, nicht nur bei Darmproblemen. Im »Merck Manual of Diagnosis and Therapy«, einem Nachschlagewerk für Ärzte, war noch bis 1972 ein Kaffee-Einlauf zur Leberentgiftung aufgeführt.

Wenn die Ausscheidung gut funktioniert, wird nicht nur das Verdauungssystem entlastet, sondern auch die Leber – das Organ, das in unserem Stoffwechsel schwerpunktmäßig für »Reinigen und Entgiften« zuständig ist. Indem Sie für gute und vollständige Darmentleerung sorgen (mit Methoden, die Ihnen persönlich zusagen), betreiben Sie auch Darmkrebsvorsorge! Und falls Sie sich für die Colon-Hydro-Therapie interessieren, lassen Sie sich von einem Arzt oder Heilpraktiker beraten, der damit Erfahrung hat. Meiner Meinung nach kann eine Colon-Hydro-Therapie Energie und Vitalität in relativ kurzer Zeit und in bemerkenswerter Weise wiederaufbauen.

Durchlässige Darmwände und Opioideffekte

Eine weitere faszinierende Theorie, die sich auf das Verdauungssystem bezieht, ist die sogenannte »Opioid-Überschuss-Theorie« (englisch »opioid excess theory«). Sie bietet Erklärungen für verschiedene Phänomene, die unser Fühlen und Funktionieren betreffen, zum Beispiel die Transitzeit (wie schnell sich der Nahrungsbrei durch den Magen-Darm-Trakt bewegt), Stimmung, Konzentrationsfähigkeit und möglicherweise auch Sucht nach bestimmten Nahrungsmitteln.

Die Durchlässigkeit der Darmwände

Der gesunde Dünndarm ist von einer Zellschicht ausgekleidet, die aus der Nähe betrachtet wie eine Reihe fein säuberlich gestapelter Backsteine mit fingerförmigen Ausstülpungen aussieht. Das sind die sogenannten Darmzotten.

Durch einen gesunden, ausgereiften Dünndarm bewegt sich die Nahrung schnurstracks hindurch. Nur kleine Nährstoffe wie Vitamine und Mineralien (wie zum Beispiel Vitamin C und Zink) treten durch die Darmwand in die Blutbahn über, die dicht am Dünndarm entlang verläuft.

Es kann jedoch vorkommen, dass die Zellschicht löchrig wird, es bilden sich Lücken zwischen den Backsteinen. Wenn wir zur Welt kommen, sieht die Zellschicht zunächst tatsächlich so aus. Eine undichte Darmauskleidung wird im Englischen als »leaky gut« (also »löchriger Darm«) bezeichnet.

Bei der Geburt ist die Zellschicht, die unser Verdauungssystem auskleidet, noch nicht ganz geschlossen. Das Verdauungssystem ist noch unreif. Aus diesem Grund kann man ein Neugeborenes noch nicht mit allem füttern, sondern man sollte die Nahrungsmittel nach und nach einführen, auch um Allergien zu vermeiden. Der Darm reift nach der Geburt langsam heran. Die volle Reife hat er irgendwann zwischen dem zweiten und dem fünften Lebensjahr erreicht, das ist individuell sehr verschieden, und hängt auch von der Gesundheit des Kindes und seinen Lebensumständen in den ersten Jahren ab. Leider wird der Reifungsprozess bei manchen Kindern nicht vollendet, weil sie ständig krank sind, zum Beispiel immer wieder Infektionen haben, bis am Ende der Darm geschädigt ist.

Im Erwachsenenalter kann der Darm aufgrund von Magen-Darm-Infekten oder durch Stress »löchrig« werden. Die ständige Produktion von Stresshormonen kann die Darmzellen schädigen und sie dazu bringen auseinanderzurücken, um mehr Nährstoffe ins Blut übertreten zu lassen, denn in Stresszeiten braucht der Körper mehr davon. Alle unsere Körpersysteme sind auf Überleben programmiert.

In einem Darm mit einer intakten Auskleidung rutscht der Nahrungsbrei einfach nur »geradeaus« durch. Ist die innere Zellschicht jedoch durchlässig, können schlecht verdaute, mikroskopisch kleine Nahrungsbestandteile »abbiegen« und ins Blut übertreten. Im Gegensatz zu Nährstoffen (wie Vitamine und Mineralien) sollten Nahrungsbruchstücke aber nicht ins Blut gelangen. Das Immunsystem, das unseren Körper vor Eindringlingen von außen schützt, kann solche Nahrungsbruchstücke für gefährliche Keime (Bakterien, Pilze) halten und eine Immunantwort in Gang setzen, um sie abzuwehren. Das ist eine Möglichkeit, wie Erwachsene zu einer Nahrungsmittel-Unverträglichkeit kommen, und – meiner Meinung nach – ein Vorgang, der bei manchen Menschen zu Erschöpfungssymptomen führt.

Es kann vorkommen, dass ein Mensch sein Leben lang immer alles ohne Probleme essen konnte, und plötzlich machen ihm bestimmte Nahrungsmittel zu schaffen. Doch diese Situation kann ausheilen, wenn man die Darmschleimhaut eine Zeit lang möglichst wenig reizt, indem man beispielsweise bestimmte Lebensmittel oder Zutaten meidet und gleichzeitig an der Wiederherstellung der Darmgesundheit arbeitet. Aloe-vera-Saft am Morgen kann bei einem gereizten Darm hilfreich sein. Wissenschaftliche Studien, die untersuchen, welche Auswirkungen durchlässige Darmwände auf das Energieniveau haben, gibt es leider noch nicht.

Wenn wir davon ausgehen, dass in einem »löchrigen« Darm Nahrungsbruchstücke ins Blut gelangen, die eigentlich zu groß sind, stellt das in meinen Augen Stress für den Körper dar, vielleicht auch eine zusätzliche Schadstofflast, und wahrscheinlich führt es am Ende zu Entzündungen. Und wie Sie noch öfter feststellen werden, während Sie sich durch dieses Buch arbeiten, haben all diese Faktoren Einfluss darauf, ob Sie morgens voller Tatendrang aus dem Bett springen oder mehrfach auf die Schlummertaste Ihres Weckers drücken und ächzen, weil die Nacht schon wieder vorbei ist.

Nachdem wir herausgearbeitet haben, was die »Leaky-Gut«-Symptome hervorgerufen hat, können die Patienten die Nahrungsmittel, die ihnen Beschwerden verursacht haben, oft wieder vertragen. Stand am Anfang eine Stresssituation oder eine Infektion? Der Weg zur Heilung der Symptome liegt immer in der Frage nach dem »Warum?« verborgen.

Der Opioid-Effekt

Über den Blutkreislauf können die Nahrungsbruchstücke aus dem Darm bis zum Gehirn transportiert werden. Wir Menschen haben eine sogenannte Blut-Hirn-Schranke. Dabei handelt es sich um eine teilweise durchlässige Schicht, die die Blutversorgung des Gehirns von der des restlichen Körpers trennt. Die Blut-Hirn-Schranke funktioniert sehr selektiv, und früher dachte man, dass sie nur solche Substanzen ins Gehirn durchlässt, die uns guttun. Wie Forschungsergebnisse zeigen, trifft das aber nicht zu. Immer dann, wenn die Durchlässigkeit der Darmschleimhaut erhöht ist, scheint sie auch an der Blut-Hirn-Schranke erhöht zu sein.

Es gibt Nahrungsbruchstücke, deren chemische Struktur große Ähnlichkeit mit der von Opioiden hat. Opioide sind Substanzen, die in Menschen ein Wohlgefühl auslösen. Sie können auch Schmerz lindern. Menschen besitzen natürliche, körpereigene Wohlfühl-Hormone, die sogenannten Endorphine. Diese haben ebenfalls eine von Opioiden abgeleitete Struktur. Im Gehirn und im Darm gibt es Opioid-Rezeptoren. Dass der Körper eine bestimmte Substanz (einen chemischen Botenstoff oder ein Hormon) herstellt, heißt noch lange nicht, dass diese Substanz dort auch eine Wirkung entfaltet. Das geschieht erst, wenn die Substanz an einen passenden Rezeptor bindet, so wie ein Schlüssel nur dann eine Tür öffnen kann, wenn es dafür ein passendes Schloss gibt. Ein Hormon wirkt erst mit dem richtigen Rezeptor, und Endorphine lösen in uns erst dann Glücksgefühle aus, wenn sie an den richtigen Opioid-Rezeptor gebunden haben. Zwei bekannte »mächtige« Opioide sind Heroin und Morphin, die beide an die Opioid-Rezeptoren in unserem Gehirn binden. Alles, was dem Menschen ein Wohlgefühl bereitet, kann süchtig machen. Das gilt für die erwähnten Drogen ebenso wie für Sport zum Beispiel. Wenn wir uns körperlich betätigen, entstehen in der Regel Endorphine. Alles, was uns glücklich macht – sei es ein Sonnenuntergang, ein Workout im Fitnessstudio, ein Tennismatch, ein Schmetterling oder das Lachen eines Kindes –, führt dazu, dass Endorphine ausgeschüttet werden. Sobald die an die Opioid-Rezeptoren gebunden haben, fühlen wir uns gut.

Was hat das alles mit Essen, Körperfett, Ess-Sucht und Energie zu tun?

Einige der Nahrungsbruchstücke, die aus einem »löchrigen« Darm in den Blutkreislauf gelangen, haben ebenfalls eine Opioid-Struktur. Dazu zählen insbesondere Beta-Casomorphin und Gluteomorphin (anderer Name: Gliadorphin). Es handelt sich dabei um Bruchstücke von Casein, dem wichtigsten Protein in Kuhmilchprodukten, beziehungsweise Gluten, dem Klebereiweiß in Weizen, Roggen, Gerste, Hafer und Triticale. Diese Opioide aus der Nahrung können sich genau wie Endorphine an die Opioid-Rezeptoren im Gehirn binden und uns ein angenehmes Gefühl vermitteln. Der eintretende Effekt wird nicht als Kick oder Hochgefühl empfunden, aber Menschen, die diese Nahrungsmittel zu sich nehmen, glauben oft, nicht darauf verzichten zu können. Sie wollen sie unbedingt jeden Tag oder vielleicht sogar zu jeder Mahlzeit verzehren. Und manche können nicht aufhören, wenn sie einmal angefangen haben, sie zu essen – dafür gibt es allerdings auch noch andere Gründe als den Opioid-Effekt.

Mir sind schon viele solcher Fälle begegnet. Manchmal weisen Patienten einen Symptomenkomplex auf, der es ratsam erscheinen lässt, ein bestimmtes Nahrungsmittel probeweise für eine gewisse Zeit vom Speiseplan zu streichen. Einige Menschen haben damit überhaupt kein Problem: »Gut, dann lasse ich es halt weg.« Andere wiederum flehen mich an, ihnen dieses Lebensmittel nicht zu verbieten. Und das obwohl sie doch zu mir gekommen sind, weil sie etwas erreichen wollen, und ich eigentlich nicht mehr von ihnen verlange, als lächerliche vier Wochen lang auf ein Nahrungsmittel zu verzichten, um so vielleicht eine Lösung für ihr Gesundheitsproblem zu finden! Nein, ich verurteile diese Menschen nicht. Ich möchte damit nur zeigen, welche Macht ein Nahrungsmittel über Menschen haben kann; es ist wie eine Sucht. Und oft fühlen sie sich erschöpft. Aufgrund des Opioid-Mechanismus ist die Beziehung zu diesem Nahrungsmittel, die Gier danach, oft hoch emotional und kann unter Umständen auch körperliche Reaktionen einschließen.

Nahrungsmittel waren eigentlich nie für eine solche Rolle (als Drogenersatz) beim Menschen vorgesehen. Doch es ist durchaus möglich, dass manche Nahrungsmittel opioide Wirkungen entfalten, wenn der Darm eine erhöhte Durchlässigkeit aufweist. Dies könnte der Grund für bestimmte Ess-Süchte sein oder auch für Ess-Störungen, bei denen die betroffene Person nicht aufhören kann zu essen. In dieses Gebiet müsste noch viel mehr Zeit, Geld und Forschungsarbeit investiert werden, denn die Opioid-Excess-Theorie lässt sich auch auf Fettleibigkeit und noch viele weitere Gesundheitsprobleme anwenden. Einige Untersuchungen gibt es bereits zu kindlichem Autismus und Schizophrenie bei Erwachsenen. Diese sogenannten Exorphine (Opioide, die im Gegensatz zu den körpereigenen Endorphinen von außen zugeführt werden) scheinen eine Rolle bei der Ausprägung der Symptome dieser Erkrankungen zu spielen.

Nahrung kann nicht nur Ihre Energie, Ihren Schlaf, Ihre Haut, Ihre Figur und Ihr Gewicht beeinflussen, sondern auch Ihre Stimmung. Und wenn bestimmte Nahrungsmittel nicht richtig verdaut werden, können Bruchstücke entstehen, die eine opioide Wirkung erzielen und möglicherweise zu einer Sucht nach diesen Nahrungsmitteln führen. Wenn Sie den Verdacht hegen, dass sich etwas in dieser Art in Ihrem Körper abspielt, suchen Sie sich einen erfahrenen und darauf spezialisierten Ernährungsberater und bitten Sie ihn, Sie dabei zu begleiten und zu unterstützen, wenn Sie Nahrungsmittel mit den in Verdacht stehenden Bestandteilen (Casein und/oder Gluten) versuchsweise für vier Wochen von Ihrem Speiseplan streichen. Erfahrungsgemäß sind die ersten vier bis sieben Tage am schwierigsten, aber halten Sie durch. Die Ergebnisse können es mehr als wert sein.

Stärken Sie die Milz – die Sichtweise der Traditionellen Chinesischen Medizin

Nach den Vorstellungen der Traditionellen Chinesischen Medizin (TCM) wird die Verdauung von der Milz gelenkt. Der Begriff der Energie spielt in der TCM eine große Rolle: Nicht nur, dass der Körper als Ganzes von einer Energie durchströmt wird, auch jedes Organ hat seine eigene Energie. Wenn die Milzenergie niedrig ist, haben Sie zwar

Hunger, aber sobald Sie auch nur ein bisschen etwas gegessen haben, fühlen Sie sich satt oder sogar übervoll. Möglicherweise essen Sie wie ein Spatz, und trotzdem steigt Ihr Gewicht unaufhörlich an. Sie können so bewusst essen und so viel Sport treiben, wie Sie wollen, wenn die Milzenergie aus TCM-Sicht niedrig ist, fühlen Sie sich schlapp und kriegen weder mehr Energie noch weniger Gewicht.

Die Milzenergie zu stimulieren, kann enorm viel bringen. Akupunktur und bestimmte Kräuter sind zwei Möglichkeiten, das zu tun, eine andere ist der Verzehr wärmender Nahrungsmittel – wobei sich »wärmend« nicht nur auf die Temperatur, sondern auch auf die Eigenschaften der Nahrungsmittel bezieht: Wärmende Gewürze sind beispielsweise Ingwer, Kumin (Kreuzkümmel) und Kurkuma (Gelbwurz).

Eine weitere Ursache für niedrige Milzenergie ist übermäßiges Grübeln, etwa wenn der Geist nicht zur Ruhe kommt, weil Sie unablässig darüber nachdenken, was Sie als Nächstes tun müssen. Nach den Vorstellungen der TCM zieht das Grübeln Energie von den Verdauungsprozessen ab. Die Milz kann aber auch geschwächt werden, wenn die Energie in anderen Organen, zum Beispiel Leber oder Niere (die Nebennieren, die unter anderem die Stresshormone produzieren, sitzen oben auf den Nieren), zu hoch oder zu niedrig ist. Ein guter TCM-Therapeut kann Ihnen helfen, Ihr Verdauungssystem wieder in Ordnung zu bringen.

❃ Was Nahrung bewirkt

Nahrung kann nicht nur Ihren Schlaf, Ihre Haut, Ihre Figur und Ihr Körpergewicht beeinflussen, sondern auch Ihre Stimmung und Ihre Energie. Eine reibungslos funktionierende Verdauung trägt in vielerlei Hinsicht zu Wohlbefinden und Lebensfreude bei.

Nahrungsmittel kombinieren oder trennen

Bestimmte Nahrungsmittel zusammen zu essen (und andere nicht), ist ein ausgezeichneter Ansatz, Verdauung, Energie und Vitalität zu stärken, und er hilft in vielen Fällen auch, den Blähbauch zu bekämpfen. Das dahinterstehende Prinzip ist einfach: Essen Sie tierisches Protein nicht zusammen mit stärkehaltigen Nahrungsmitteln. In der Praxis bedeutet das: Fleisch und Kartoffeln kommen nicht zusammen auf den Teller. Wenn Sie Fleisch oder Fisch essen, nehmen Sie als Beilage eher wässrige Gemüse und keine stärkehaltigen wie Kartoffeln, Süßkartoffeln, Mais oder Kürbis, aber auch keine anderen stärkehaltigen Nahrungsmittel wie Brot, Nudeln oder Reis. Zu pflanzlichem Protein, wie Linsen, Kichererbsen oder Bohnen, essen Sie kein Fleisch, sondern irgendein Gemüse, das auch stärkehaltig sein darf, wenn Sie das mögen. Soll es ein Reisgericht sein, dann ohne Fleisch und Fisch. Öle und andere fetthaltige Nahrungsmittel können sowohl mit tierischen als auch mit stärkehaltigen Mahlzeiten verzehrt werden.

Ein anderes Prinzip lautet: Obst nur als erste Mahlzeit am Morgen und nicht während des Tages. Bei manchen Menschen wird das Obst später am Tag nicht verdaut, sondern vergoren (fermentiert), was zu einer Reihe von unangenehmen Symptomen im Verdauungstrakt führt und sich negativ auf das Energieniveau auswirkt. Gut wäre es auch, wenn Sie weitgehend auf Zucker und industriell verarbeitete Lebensmittel verzichteten, denn mit dem richtigen Kombinieren von Nahrungsmitteln unterstützen Sie die Gesundheit Ihres Blutes, das all die Nährstoffe ja in Ihrem Körper verteilen muss.

Ich kenne einige Leute, die nach dem Konzept des »food combining« leben und sich großartig fühlen. Sie sprühen nur so vor Energie. Wenn Ihnen diese Prinzipien zwar extrem vorkommen, Sie aber trotzdem einmal einen Versuch starten wollen, empfehle ich Ihnen die »Zickzack-Variante«. Das bedeutet, Sie leben im Prinzip nach der Kombinationsmethode (zick), nur an einem Tag pro Woche oder für zwei oder drei Mahlzeiten pro Woche gehen Sie es etwas lockerer an und weichen davon ab (zack). Dieser Weg ist für manche Menschen gangbarer, sie können außer Haus essen und alles genießen, was ihnen serviert wird, aber eben nicht jeden Tag. Das gilt für alle Nahrungsmittel – mit Ausnahme solcher, die eine echte Nahrungsmittelallergie auslösen, die müssen komplett gemieden werden.

Diese Art, Nahrungsmittel zu kombinieren (bzw. zu trennen), ist ein einfacher, gut nachvollziehbarer Weg, der für einige Personen das Leben grundlegend zum Besseren verändert. Das kann ich aus meiner Erfahrung sagen. Für andere bedeutet es eine starke Einschränkung, die ihnen den Spaß am Essen und am Leben nimmt. Wenn Sie das Gefühl haben, diese Art zu essen sei nichts für Sie, dann ziehen Sie doch mal die Zickzack-Methode in Erwägung. Ich will Ihnen gewiss keine Vorschriften machen, ich möchte Ihnen nur verschiedene Möglichkeiten vorstellen, wie Sie zu einer besseren Gesundheit kommen und einen neuen Blick auf die Energieversorgung des Körpers erhalten.

Warum sollte man natürliche Nahrung bevorzugen?

Forscher haben eine winzige Kamera entwickelt, die sich in einer Kapsel befindet (ähnlich wie manche Medikamente in Kapselform). Eine solche Kapsel wurde von Teilnehmern einer Studie geschluckt und lieferte jeweils 16 Stunden Filmaufnahmen aus dem Verdauungstrakt. Einer Gruppe servierten die Forscher eine Mahlzeit aus natürlichen Produkten, hausgemachten Nudeln aus Mehl und Wasser in einer Brühe mit Salz und Gemüse. Die andere Gruppe erhielt ein Fertigmenü aus dem Supermarkt: Nudeln mit einer aus 15 Posten bestehenden Zutatenliste plus ein blaues »Sportlergetränk«. Nach vier Stunden konnte man auf den Filmbildern sehen, dass sich im Verdauungstrakt der »Hausmacher«-Gruppe nur noch kleine weiße Flöckchen befanden; die Mahlzeit war gut verdaut. Bei der »Supermarkt«-Gruppe waren nach vier Stunden noch die Zahnabdrücke an den Stellen zu erkennen, wo die Probanden die Nudeln durchgebissen hatten. Selbst vier Stunden nach der Mahlzeit befanden sich immer noch intakte lange Nudelfäden im Verdauungstrakt. Außerdem waren die Nudeln und teilweise auch die Darmwände blau gefärbt – von dem Getränk. Grund dafür ist, dass es sich bei der Farbe um ein Erdölprodukt handelt und Menschen keine Enzyme für dessen Abbau besitzen.

Essen Sie natürliche Lebensmittel! Ihr Körper verfügt über die Ausstattung (die Enzyme zum Beispiel), um sie abzubauen und Sie mit allem zu versorgen, was er braucht, um optimal zu funktionieren. Dazu gehört auch Energie. Sie müssen gesund sein, um Energie zu haben. Und wenn Sie keine haben, dann lassen Sie sich nicht von der Müdigkeit frustrieren, sondern nehmen Sie es als Rückmeldung: Ihr Körper bittet Sie darum, anders zu essen, zu trinken, zu denken, zu atmen, zu glauben, wahrzunehmen oder sich zu bewegen. Es kann sich lohnen, die Situation von dieser Seite zu betrachten, es kann sich lohnen, der Frage nachzugehen: »Warum bin ich so müde?«

Denken Sie daran ...

Von der Verdauung hängen alle anderen Körpervorgänge ab. Aus diesem Grund nehmen wir sie zum Ausgangspunkt für unsere Entdeckertour, auf der wir herausfinden wollen, wie der Körper Energie gewinnt und wie wir das wahrnehmen. Da 80 Prozent unseres Immunsystems im Darm angesiedelt sind, kann eine gestörte Darmfunktion dramatische Auswirkungen auf das Immunsystem haben, und immer mehr wissenschaftliche Befunde legen die Vermutung nahe, dass hier einige Autoimmunkrankheiten ihren Ursprung haben. Egal ob Sie Gesundheit und Wohlbefinden optimieren, ob Sie Ihrem gereizten oder erkrankten Verdauungssystem Linderung verschaffen, Ihr Immunsystem stärken, Gewicht verlieren, Hautunreinheiten beseitigen oder neue Energie schöpfen wollen – zu verstehen, wie das Verdauungssystem funktioniert, ist der entscheidende Schritt zu einem umfassenderen Verständnis der Körperfunktionen. Wir müssen verstehen, wie Energie aus der Nahrung gewonnen wird; Energie, die dann den Schwung in unser Leben bringt. Wenn wir diesen Prozess fördern wollen, müssen wir uns der potenziell schädlichen Substanzen bewusst werden, denen wir ausgesetzt sind und die unser Körper abbauen und entgiften muss. Denn wenn das nicht mit ausreichender Effizienz geschieht, dann werden die Schadstoffe unter Umständen im Körper gespeichert – und blockieren unsere Energie.

Kapitel 6
Entgiftung gegen die Müdigkeit

Schadstoffe, Körperfett und Energie

Unser Körper speichert Fett als Brennstoff für den späteren Gebrauch, für den Fall, dass wir eine Mahlzeit ausfallen lassen müssen oder wir in eine Hungersnot geraten. Dank des gespeicherten Fetts steht uns genug Brennstoff zur Verfügung, um die wesentlichen Körpervorgänge aufrechtzuerhalten und uns am Leben zu erhalten. Kalorien, die nicht sofort verbraucht werden, werden als Glykogen (das aus Glukose gebildet wird), Fett und Eiweiß gespeichert. Eiweiß (Protein) kann im Bedarfsfall zu Aminosäuren abgebaut werden, diese lassen sich in Glukose umwandeln, die wiederum den Brennstoff darstellt. Bitte erinnern Sie sich: Als wir über den Süßhunger gesprochen haben, habe ich erwähnt, dass ein Mensch mit 70 Kilogramm Körpergewicht etwa 2 500 Kalorien in Form von Glykogen und etwa 130 000 Kalorien als Fett speichern kann.

Aber das Fett in unserem Körper ist weit mehr als Brennstoff für schlechte Zeiten. Es hat viele Aufgaben. Beispielsweise dienen Fettzellen auch als endokrine Drüsen, also Drüsen, die Hormone ausschütten. In unserem Fall schütten sie weibliche Sexualhormone – Östrogene – aus, und zwar sowohl bei Männern als auch bei Frauen. Dabei ist Östrogen selbst ebenfalls ein Fettspeicherhormon, das heißt je mehr Fettzellen jemand hat und je größer diese sind, desto mehr Östrogen wird produziert, und dieses Hormon veranlasst weitere Fettspeicherung, so dass noch mehr Östrogen produziert wird. (Nur ganz nebenbei: Das ist einer der vielen Teufelskreise, die unterbrochen werden müssen, wenn man erfolgreich abnehmen will. In meinem Buch »The Calorie Fallacy« gehe ich darauf ausführlich ein.)

Außerdem dient das Körperfett als Sammelstelle für das, was ich als »Problemstoffe« bezeichne. Ich könnte auch »Toxine« oder »Giftstoffe« sagen, aber diese Begriffe werden oft missbraucht oder falsch verstanden. Dennoch werde ich sie verwenden, um die Sache sprachlich nicht unnötig kompliziert zu machen. Ein echtes Toxin ist beispielsweise das Schädlingsbekämpfungsmittel DDT, andere Stoffe dagegen sind nur dann schädlich, wenn sie sich im Körper anreichern, wenn der Körper mit der großen Menge nicht fertigwird – was mit Östrogen passieren kann. Andere Substanzen verhalten sich nur bei manchen Menschen, je nach der individuellen gesundheitlichen Gesamtsituation, wie Schadstoffe. Das trifft zum Beispiel auf Gluten zu, das sowohl von Menschen mit Zöliakie nicht vertragen wird als auch von anderen, deren Verdauungssystem mit unangenehmen Symptomen auf glutenhaltige Speisen reagiert (leider ist es noch nicht gelungen herauszufinden, welcher Mechanismus genau hinter dieser Art von Glutenempfindlichkeit steckt). Ein »Problemstoff« kann etwas sein, das man mit der Nahrung, mit der Atemluft oder über die Haut aufnimmt.

Egal wie eine solche Substanz in den Körper gelangt, sobald sie den Blutstrom erreicht, muss der Körper Maßnahmen ergreifen, denn er kann nicht zulassen, dass sich problematische Stoffe im Blut anreichern. Deshalb verschiebt er sie in die Leber und die Nieren, wo sie entgiftet (das heißt in eine weniger schädliche Form umgewandelt), gefiltert und dann ausgeschieden werden. Damit Leber und Nieren ihre ungemein wichtige Aufgabe erfüllen können, werden Nährstoffe gebraucht.

Und das ist der springende Punkt: Wenn die Schadstofflast, die bei diesen Organen ankommt, zu groß ist, um direkt abgearbeitet zu werden – sei es weil vorher schon regelmäßig zu viel »Müll« abgeladen wurde oder weil aufgrund eines Nährstoffmangels nicht genügend Entgiftungsenzyme zur Verfügung stehen –, dann müssen die Problemstoffe trotzdem aus dem Blut entfernt werden, damit sie keinen Schaden anrichten. Und dann werden sie ins Fettgewebe verschoben, gelegentlich leider auch in die Knochen oder ins Gehirn. Damit wird das Fettgewebe zu Lagerstätten für Schadstoffe.

Problemstoffe wurden zur Leber geschickt, weil der Körper der Meinung war, dass sie besser aus dem Verkehr gezogen werden sollten, andernfalls könnten sie die Gesundheit gefährden. Weil die Leber die Giftladung aber nicht abarbeiten konnte, wurden die Schadstoffe nicht vollständig, sondern nur teilweise verändert, was sie aber noch reaktiver und noch problematischer machte als zuvor. Und als sie dann wieder in den Blutstrom zurückgeschickt wurden, wusste der Körper, dass sie noch gefährlicher sind, wenn sie dort bleiben! Um sie also im wortwörtlichen Sinn aus dem Kreislauf zu entfernen, werden sie zum Fettgewebe transportiert und dort eingelagert, bis mehr Ressourcen (normalerweise Nährstoffe) für ihre Entgiftung zur Verfügung stehen. Nur dann können sie den Körper verlassen, ohne Schaden anzurichten.

Von diesen für die Gesundheit so wichtigen Vorgängen haben die meisten Menschen noch nie etwas gehört, und deshalb wissen sie auch nicht, wie sie in ihrer Leber Platz schaffen und die Entgiftung verbessern können – nämlich weniger leberbelastende Substanzen konsumieren und mehr Nährstoffe aufnehmen. Stattdessen machen sie weiter wie bisher, sammeln mehr und mehr Fett an und werden immer müder.

Wie ich schon sagte: Unser Körper ist auf Überleben programmiert, oder besser gesagt dafür optimiert. Wenn Sie das gespeicherte Fett verbrennen und auf diese Weise Gewicht verlieren wollen, dann müssen Sie auch die darin eingelagerten Schadstoffe freisetzen. Das kann Ihr Körper aber nur dann tun, wenn er die erforderlichen Entgiftungs- und Filterkapazitäten hat. Das heißt, Sie müssen die Zufuhr problematischer Stoffe verringern und die Versorgung mit wertvollen Vitaminen und Mineralstoffen verbessern, indem Sie die Nährstoffdichte in Ihrer Nahrung erhöhen. Nicht indem Sie weniger Kalorien zu sich nehmen. Überdies enthalten kalorienarme Fertigprodukte nicht selten selbst einige problematische Stoffe, die die Leberlast zusätzlich erhöhen.

Wenn Sie die Leber nicht von ihrer Entgiftungsarbeit entlasten, indem Sie ihr weniger Stoffe zum Entgiften zuführen, und wenn Sie die Zufuhr von Nährstoffen nicht erhöhen, die die Leber zur Produktion von Entgiftungsenzymen braucht, dann kann das Körperfett nicht abgebaut und das Energieniveau Ihres Körpers nicht angehoben werden.

Es ist keine schöne Vorstellung, schon gar nicht für die Leute, die es betrifft, aber dass Menschen immer »toxischer werden«, liegt vor allem an ihrem selbst gewählten Lebensstil und daran, dass sie sich nicht bewusst sind, welche Schadstofflast über Essen, Trinken, Atemluft und über die Haut in ihren Körper gelangt. Je mehr Müll wir in unserem Körper anhäufen, desto lethargischer werden wir.

Dass manche Leute kein Gewicht verlieren, obwohl sie weniger Kalorien aufnehmen, als sie verbrennen – insbesondere wenn die aufgenommenen Kalorien nicht aus natürlichen Lebensmitteln mit hoher Nährstoffdichte stammen –, ist diesen Mechanismen zu verdanken. Der Körper verfügt schlicht nicht über die Ressourcen, die er braucht, um den Fettabbau zu ermöglichen. Denn wenn der Körper zulassen würde, dass Körpergewicht abgebaut wird, dann liefe er Gefahr, die potenziell schädlichen Stoffe aus dem Fettgewebe wieder zurück in den Blutstrom zu bekommen. Aber unser Körper ist so klug, das zu verhindern, und speichert die Schadstoffe lieber so lange, bis er in der Lage ist, sie zu verarbeiten. Die Müdigkeit, die sich aufgrund dieser Vorgänge einstellt, kann wirklich lähmend sein.

Die Gallenblase

Für die Fähigkeit des Körpers, möglicherweise schädliche Stoffe zu entgiften und zu beseitigen, ist die Gallenblase ein weiterer Schlüsselfaktor. Die Galle selbst wird von der Leber gebildet, die Gallenblase speichert diese Flüssigkeit, bis sie gebraucht wird. Viele Schadstoffe sind fettlöslich und können nur unter Mitwirkung von Galle verstoffwechselt, entgiftet und beseitigt werden.

Wenn die Verdauung gut funktioniert und entsprechende Signale ausgesendet werden, kommt es zur Bildung und zur Ausschüttung von Galle. Wenn die Magensäureproduktion zu gering oder der pH-Wert des Magens zu hoch (also nicht sauer genug, um den pH-Gradienten für den Verdauungstrakt aufzubauen) ist, dann kann die Ausschüttung von Galle aus der Gallenblase beeinträchtigt sein. Möglicherweise hindern auch Gallensteine die Gallenblase daran, optimal zu arbeiten.

Bitterstoffe für Leber und Gallenblase

Bitter schmeckende Kräuter und Nahrungsmittel regen die Galle-produktion an, allerdings ist das eine Geschmacksnote, die nicht allzu viele Leute gerne mögen. Artischocke (Cynara cardunculus) und Mariendistel (Silybum marianum) sind zwei Heilpflanzen, die die Galleproduktion anregen. Fragen Sie einen Arzt oder Heilpraktiker, der sich mit Pflanzenheilkunde auskennt, ob er sie Ihnen empfehlen würde (sofern Sie sich dafür interessieren).

Bei Menschen, denen die Gallenblase entfernt wurde, produziert die Leber natürlich weiterhin Galle, doch weil die Gallenblase als Speicherort fehlt, muss die Leber häufiger aktiv werden und hat damit noch eine Aufgabe mehr auf ihrer ohnehin langen Liste. Doch das bedeutet auch, dass Menschen ohne Gallenblase besonders gut auf ihre Leber achten müssen, damit diese rasch reagieren kann, wenn Galle benötigt wird. Nur so können qualitativ schlechte Fette und fettlösliche Toxine entgiftet und effizient aus dem Körper entfernt werden.

Wer eine Fettleber hat (wir kommen im nächsten Kapitel zur Leber ausführlich darauf zu sprechen), kann sich von einem Gesundheitsexperten mit Erfahrung in diesem Bereich einen Behandlungsplan aufstellen lassen, um die Leber in die Lage zu versetzen, einen Teil des gespeicherten Fetts freizugeben. Dieses Fett wird beim Stuhlgang als dünner Fettfilm oder als Fetttröpfchen sichtbar. (Das Thema ist nicht sehr appetitlich, ich weiß, aber ich möchte, dass die Information klar rüberkommt.)

Über all das spreche ich auch deshalb, weil ich mich dann, wenn jemand zu mir kommt, weil er weniger Gewicht oder mehr Energie haben will, eigentlich nie auf das Gewicht oder die Energie konzentriere. Ich konzentriere mich auf die Körpersysteme, die Unterstützung benötigen, und das aufgrund der Symptome, die die betreffende Person mir beschreibt. Aus diesem Grund muss ein Abnehmprogramm in der Welt, in der wir heute leben, immer von einem Programm zu Unterstützung der Leber begleitet werden – entweder mit einem hohen Anteil von Pflanzenkost in der Ernährung, mit »grünen« Getränken (grüner Tee, Smoothies), Nahrungsergänzungsmitteln und/oder Heilpflanzen. Das Mehr an Energie, das jemand verspürt, wenn die Fettleber sich verbessert oder wenn die Pfunde purzeln, ist meiner Meinung nach die Folge einer nachlassenden Schadstoffbelastung des Körpers, die dazu führt, dass die Energiesysteme effizienter arbeiten. Wir wollen uns die Leber darum nun etwas genauer ansehen.

Leberentgiftung und Müdigkeit

Ob wir sprühen vor Energie oder schlaff »in den Seilen« hängen, hat sehr viel damit zu tun, ob unsere Leber gesund ist und wie effektiv sie arbeitet. Ich bin fest davon überzeugt, dass die Stoffwechselvorgänge in der Leber einen enormen Einfluss auf unsere Gesundheit und unsere Lebenserwartung haben und auch darauf, mit wie viel Schwung wir die uns vergönnten Jahre verleben. Sie werden gleich sehen, wie das zu verstehen ist.

Für fast alle Teilbereiche unserer Gesundheit – Energie, Lebensfreude, Hormone, Gewichtsabnahme, Hautzustand, Augen – legt sich die Leber mächtig ins Zeug. Zusammen mit der Gallenblase arbeitet sie unermüdlich daran, Substanzen auszuscheiden, die der Körper nicht länger braucht, wie zum Beispiel ausgediente Hormone, Pestizide und gespeichertes Körperfett. Wenn diese Entsorgung nicht richtig funktioniert und sich die Substanzen im Körper anhäufen (wie im vorherigen Abschnitt beschrieben), hat das unter Umständen große Auswirkungen auf das Energieniveau.

Wie die Leber arbeitet, und wie man erkennt, dass sie nicht gut funktioniert

Die Leber liegt unter dem rechten Rippenbogen. Ihre Hauptaufgabe ist die Entgiftung (englisch »detoxification«). Vereinfacht können Sie sich diese Entgiftungsmaschine wie ein auf der Seite liegendes Dreieck vorstellen, das mit Milliarden von kleinen Kringeln gefüllt ist. Jeder dieser Kringel symbolisiert eine Leberzelle. Und nun stellen Sie sich vor, dass sich in jedem Kringel (jeder Zelle) ein Zahnrädchen dreht, immer weiter und immer weiter. Mit jeder Umdrehung dieser unglaublich vielen Zahnrädchen wird unsere Stoffwechselmaschinerie in Gang gehalten. Wenn wir unsere Leber schlecht behandeln, kann so eine Zelle zugrundegehen. Eine Zeit lang vermag die Leber tote Zellen zu ersetzen, doch irgendwann ist das nicht mehr möglich, dann nimmt ein Fetttropfen den Platz ein, an dem sich vorher ein Zahnräd-chen gedreht hat. Je mehr Zellen absterben, desto schlechter wird die Leberfunktion, aber was kann sie tun, wenn die zu entgiftende Fracht nicht weniger wird? Die Antwort lautet: »Nichts«, der Körper kann sie nur in die Fettspeicher verschieben.

Wenn sich mehr und mehr solcher Fetttropfen in der Leber einlagern (man spricht dann von »Fettleber«), wirkt sich das spürbar auf unsere Gesundheit und unser Energieniveau aus. Mangelhafte Entgiftungs-prozesse führen zu schlechter Schilddrüsenfunktion, Störungen des Hormongleichgewichts, Hautunreinheiten, erhöhten Cholesterinwer-ten und Störungen des Blutzucker-Stoffwechsels, der sich oft als Süß-hunger äußert. Außerdem verändern sich die Stellen, an denen unser Körper Fett ablagert. Das Erste, was einem auffällt, ist eine Speckrolle am Oberkörper: Bei Frauen befindet sie sich direkt unterhalb des BH-Abschlusses, bei Männern in der Nähe der Brustmuskeln. Sie kann auf-tauchen und wieder verschwinden, manchmal ist auch in der Mitte des Oberbauchs ein schmerzhafter Punkt zu ertasten. Falls Sie an der beschriebenen Stelle eine Speckrolle haben, sollten Sie etwas für Ihre Leber tun. Der schmerzhafte Punkt weist darauf hin, dass Ihre Gallen-blase Unterstützung braucht. Manchmal brauchen auch beide Organe Unterstützung.

Früher kam eine Fettleber eigentlich nur bei Menschen vor, die regel-mäßig zu viel Alkohol tranken, aber mittlerweile findet man sie auch bei Jugendlichen, deren Ernährung viel industriell verarbeitete Le-bensmittel und Getränke enthält. Das Phänomen ist so weit verbreitet, dass das Krankheitsbild einen Namen bekommen musste: Man spricht von »nichtalkoholischer Fettleber«. Äußerlich unterscheidet sich die nichtalkoholische Fettleber nicht von der, die durch Alkoholkonsum entstanden ist.

Wie Entgiftung im Körper abläuft

Es ist wichtig, die Vorgänge zu kennen und zu verstehen, die im Körper bei der Entgiftung und Ausscheidung ablaufen, denn wenn sie beeinträchtigt sind, wirkt sich das auch auf das Energieniveau aus. Mit der Entgiftung sind eine ganze Reihe von Organen befasst, nämlich Leber, Dickdarm, Nieren, Lunge und die Haut.

- Die Leber wandelt Stoffe, die potenziell schädlich werden könnten, wenn sie sich im Körper anreichern, in harmlose Substanzen um, die sich ausscheiden lassen.
- Der Dickdarm enthält Bakterien, die sowohl gesunde als auch ungesunde Substanzen produzieren. Deshalb sollten Sie für einen regelmäßigen Stuhlgang sorgen, da auf diese Weise nicht weiter Verwertbares und problematische Stoffe ausgeschieden werden und diese sich nicht im Körper anhäufen können.
- Die Nieren filtern das Blut und entfernen alles, was der Körper nicht mehr braucht – Schadstoffe eingeschlossen – mit dem Urin.
- Die Haut schützt und umhüllt nicht nur Ihren Körper und seine Organe, sie macht es auch möglich, dass problematische Stoffe mit dem Schweiß ausgeschieden werden.
- Lunge und Atemwege spielen eine überaus wichtige Rolle in der Entgifter-Truppe. Die Härchen in Ihrer Nase beispielsweise filtern die Luft, die Sie einatmen. Die Lungen dagegen sind für das Herausfiltern von Rauch, Allergenen, Schimmelpilzen und Luftschadstoffen zuständig. Wenn wir gestresst sind, gehen wir oft von der langsamen Bauchatmung zur kurzen, flachen Brustatmung über, was unter Umständen dazu führt, dass die Lungen weniger Sauerstoff aufnehmen, der ja in allen Körpergeweben benötigt wird. (Wer schon andere meiner Bücher gelesen hat, kennt damit einen weiteren Grund – neben den positiven Auswirkungen auf das Nervensystem und auf die Ausschüttung der Stresshormone – dafür, dass die Bauchatmung mein Gesundheitstipp Nummer 1 ist.)

Die Entgiftungsvorgänge laufen in unserem Körper rund um die Uhr ab, und das jeden Tag. Mit unseren (Lebensstil-)Entscheidungen nehmen wir Einfluss darauf, wie effizient die Leber arbeiten kann, und das trägt maßgeblich dazu bei, wie wir uns fühlen. Die Entgiftung ist im Wesentlichen ein Umwandlungsprozess. Jeder Stoff, der gefährlich werden könnte, wenn er sich im Körper anreichert, muss in eine Form umgewandelt werden, die unproblematisch ist und in der er dann sicher ausgeschieden werden kann. Je besser die Entgiftung funktioniert, desto besser und fitter fühlt man sich.

Der Entgiftungsprozess läuft in zwei Schritten ab, die wir als Phase 1 und Phase 2 bezeichnen wollen. Um reibungslos zu funktionieren, sind für beide Phasen bestimmte Nährstoffe erforderlich. Über die Nahrungsmittel, die wir zu uns nehmen, beeinflussen wir die Effizienz dieser Abläufe. Die nachfolgende Grafik illustriert diese Phasen und nennt einige der erforderlichen Nährstoffe.

Entgiftungswege in der Leber

Toxine (fettlöslich)	Phase 1 erforderliche Nährstoffe	Phase 2 erforderliche Nährstoffe	Abfallprodukte (wasserlöslich)
Stoffwechselendprodukte Alkohol Nahrungsmittelzusätze Pestizide Medikamente Mikroorganismen Schadstoffe Verunreinigungen	B-Vitamine Glutathion Mariendistel Antioxidantien wie: • Vitamin C • Vitamin E • Carotinoide	Schwefel Selen Aminosäuren wie: • Glycin • Cystein • Glutamin	Ausscheidung über: Gallenblase, Galle (Stuhl) Nieren (Urin) Haut (Schweiß)

Entgiftung, Phase 1

Für die erste Phase der Entgiftung brauchen wir viele verschiedene Nährstoffe, darunter auch B-Vitamine. Wie bereits erwähnt, gelten Getreide als ausgezeichnete Lieferanten von B-Vitaminen, doch viele Menschen fühlen sich wesentlich wohler, wenn sie diese Lebensmittelgruppe von ihrem Speiseplan streichen. Die Gründe dafür sind unterschiedlich. Einige berichten, dass sie sehr schnell Gewicht verloren haben, als sie zu einer proteinreichen, kohlenhydratarmen Ernährung übergingen. Die wurde Ende der neunziger Jahre als das Nonplusultra für alle Abnehmwilligen gehypt, war aber doch nur der Abklatsch einer populären Diät aus den siebziger Jahren (Atkins) und eine natürliche Folge der zuvor propagierten kohlenhydratreichen Low-Fat-Empfehlungen. Andere stellten schlicht fest, dass sie auf Getreideprodukte mit Reflux oder starken Blähungen reagierten, und veränderten ihre Ernährung so, wie es ihnen guttat. Wenn Sie Getreide und Vollkornprodukte vertragen und Sie sich gut damit fühlen, dann genießen Sie sie. Ist das nicht der Fall, dann lassen Sie sie weg. Ihr Körper weiß am besten, was ihm guttut. Aber achten Sie darauf, genügend B-Vitamine aufzunehmen, da sonst die erste Entgiftungsphase in der Leber nicht optimal funktioniert. Für Menschen, die sich kohlenhydratarm ernähren oder die nur wenige oder gar keine Getreideprodukte essen, kann es sinnvoll sein, ein entsprechendes Nahrungsergänzungsmittel einzunehmen.

Entgiftung, Phase 2

Es gibt nur eine Straße in die Leber hinein, aber mehrere aus ihr heraus. Wie für Phase 1 werden auch für Phase 2 bestimmte Nährstoffe benötigt, damit die Entgiftung funktioniert. Dabei handelt es sich vor allem um spezielle Aminosäuren und Schwefel.

Nehmen Sie sich den nächsten Satz zu Herzen: »Du bist, was du isst.« Die eiweißhaltigen Nahrungsmittel, die wir verzehren, werden zu Aminosäuren abgebaut. Aus diesen Aminosäuren macht unser Körper dann beispielsweise Antikörper für das Immunsystem, um Infektionen abzuwehren. Oder er macht daraus Neurotransmitter, also Botenstoffe, die im Gehirn die Stimmung und die Denkfähigkeit beeinflussen. Außerdem sind Aminosäuren Grundbausteine der Muskelfasern. Es kommt tatsächlich darauf an, was wir essen. Denn das Essen wird ein Teil von uns.

Den Schwefel, der in Phase 2 der Entgiftung gebraucht wird, können Sie zum Beispiel aus Eiern, Zwiebeln und Knoblauch aufnehmen. Er ist aber auch in vielen Vertretern der Kohl-Familie – Brokkoli, Weißkohl, Grünkohl, Rosenkohl, Blumenkohl – enthalten. Die Leber stellt Enzyme her, die die Transformation jeder einzelnen Substanz bewerkstelligen, und je nachdem wie hoch die Produktionsrate dieser Enzyme ist, werden die entsprechenden Substanzen verarbeitet. Das, was wir unserer Leber aufbürden, entscheidet also, wie schnell der Entgiftungsprozess abläuft.

Belastungen für die Leber

Zu den Faktoren, die die Leber belasten, gehören unter anderem:

- Alkohol
- Trans-Fette
- raffinierte Zucker
- synthetische Substanzen, wie Pflanzenschutzmittel, Medikamente, Waschmittel und Hautpflegeprodukte
- Infektionen, zum Beispiel durch Viren (wie das Hepatitis-B- und -C-Virus oder das Epstein-Barr-Virus)
- Koffein (sein Einfluss auf die Entgiftungsarbeit der Leber funktioniert anders als bei den zuvor genannten Faktoren, wir kommen später darauf zurück)

Wenn wir über die Belastung mit synthetischen Substanzen sprechen, dürfen wir Pflegeprodukte für die Haut nicht außer Acht lassen. Wir sollten nicht vergessen, dass über die Haut vieles in unseren Körper eindringt. Denken Sie beispielsweise an Nikotinpflaster zur Raucherentwöhnung: Der Wirkstoff gelangt durch die Haut ins Blut, und das Blut wird zum »Reinigen« zur Leber transportiert. Mittlerweile gibt es eine ganze Reihe von Kosmetikfirmen, die keine synthetischen Inhaltsstoffe für ihre Produkte verwenden. Suchen Sie nach solchen Firmen oder stellen Sie Ihre Kosmetika selbst her. Ich sage immer gerne: Es wäre gut, wenn man seine Hautcreme essen könnte. Sie wollen verstehen, was da im Kleingedruckten auf den Etiketten Ihrer Pflegeprodukte steht, genau wie bei Nahrungsmitteln. Doch dasselbe gilt auch für die Inhaltsstoffe von Wasch- und Reinigungsmitteln, die ebenfalls über die Haut oder über die Atemwege in den Körper gelangen können.

Wir sollten alles in unserer Macht Stehende tun, um die Belastung durch Pestizide und Herbizide so gering wie möglich zu halten. Zum einen weil sich einige dieser synthetischen Stoffe im Körper wie Östrogene verhalten und an die entsprechenden Rezeptoren binden – mit Folgen für Frauen und Männer jeden Alters. Forschungsarbeiten aus den USA zeigen, dass eine erhebliche und wachsende Zahl von amerikanischen Mädchen bereits im Alter von acht Jahren ihre Monatsblutung bekommen. Das ist schwer zu erklären, ohne die Rolle der Östrogene aus der Umwelt zu berücksichtigen.

Ein anderes Problem mit der Aufnahme von Herbiziden und Pestiziden über die Nahrung ist die mögliche Speicherung dieser Stoffe im Fettgewebe unseres Körpers (darüber haben wir weiter vorne gesprochen). Noch wissen wir nicht, wie sich das langfristig auswirkt. Ebenso wenig wissen wir, was es heißt, ein Leben lang solchen Stoffen ausgesetzt zu sein, schließlich sind wir genau genommen die erste Generation, die diese Belastung so lange erlebt. Was wissen wir darüber, wie sich die Wirkungen solcher Substanzen auf unseren Stoffwechsel und unser Energieniveau aufsummieren und welche anderen gesundheitlichen Folgen das hat?

Koffein

Ich weiß, wie gerne die meisten Menschen Kaffee trinken. Deshalb würde ich manchmal, wenn ich über Koffein referiere, beinahe sagen: »Haltet euch die Ohren zu!« Manche Menschen sind definitiv gesünder und energievoller, wenn sie gar kein Koffein zu sich nehmen. Und auch für die, die ihre Adrenalinproduktion herunterfahren sollten, ist eine Veränderung des Kaffeekonsums dringend erforderlich. Und ja, in einigen Fällen bedeutet das: gar keinen Kaffee. In anderen heißt es: weniger Kaffee. Oder es heißt: an drei Tagen pro Woche eine Tasse Kaffee statt dreimal am Tag zwei Tassen, was nach meinen Beobachtungen eines der häufigsten Kaffeekonsum-Muster ist. Für die Nerven einiger Menschen wäre es – abhängig von den Symptomen, wie zum Beispiel Unruhe (über die wir bereits gesprochen haben) oder Nebennierenschwäche (die in einem späteren Kapitel behandelt wird) – zweifellos besser, sie verzichteten ganz darauf.

Aber auch die Leber spielt beim Koffein eine Rolle, und der Wunsch, die Leberbelastung zu verringern, kann ein weiterer Grund sein, den Kaffeekonsum zurückzufahren oder ganz aufzugeben. Ich werde Ihnen nun erklären, was Koffein mit der Leber macht und auch warum manche Menschen Koffein besser vertragen als andere – des einen Freund, des anderen Feind ... Danach können Sie selbst entscheiden.

Wie die anderen Substanzen, die die Leber belasten, wird auch das Koffein zur Entgiftung, einer chemischen Umwandlung, dorthin gebracht. Es führt nicht zur Überlastung von Phase 2, das weiß man. Aber es erhöht die Geschwindigkeit der Reaktionen, die in Phase 1 stattfinden. Prima, könnte man meinen, das ist doch genau das, was wir brauchen, eine Beschleunigung der Entgiftungsreaktionen. Wo liegt das Problem? Das Problem ist, dass bei sehr vielen Menschen die Phase 2 ineffizient oder völlig überlastet ist, wie eine Autobahn, auf der sich die Autos nur noch im Schritttempo voranbewegen. Wenn man jetzt Phase 1 mit Koffein beschleunigt, führt das offenbar dazu, dass Substanzen wie Cholesterin und Östrogen in Phase 1 schneller verarbeitet werden, aber dann können sie nicht weiter, weil Phase 2 wegen des Rückstaus blockiert ist. Dadurch entstehen mehr und mehr teilweise veränderte Substanzen, die nicht schnurstracks in Phase 2 geschleust, dort vollständig entgiftet und schließlich ausgeschieden werden, es kommt dort vielmehr zur Anhäufung von immer mehr problematischen Stoffen. Und das hat schwerwiegende Folgen für die Gesundheit, das Immunsystem und auch für das Energieniveau. Wenn Phase 2 wirklich rund läuft, dann ist eine Beschleunigung der Vorgänge von Phase 1 kein Problem. Doch wenn Phase 2 stockt, dann verstärkt die Beschleunigung von Phase 1 das Problem. Sie werden das noch besser verstehen, wenn wir – weiter hinten in diesem Kapitel – über »recycelte Stoffe« gesprochen haben.

Bei all den hier beschriebenen Entgiftungsprozessen spielen auch Gene eine Rolle, wie immer wieder betont wird. Ich werde nie vergessen, wie ein Medizinprofessor bei einer Ärzte-Konferenz zum Rednerpult stürmte und – im gesegneten Alter von 76 Jahren – vor Energie sprühend als Erstes verkündete: »Wir kommen alle mit schlechten Genen zur Welt. Entscheidend ist, was wir mit ihnen machen.« Natürlich gibt es Krankheitsbilder, die zu 100 Prozent genetisch bedingt sind. Doch bei vielen handelt es sich um ein Zusammenspiel von genetischer Veranlagung und dem von uns gewählten Lebensstil. Der einzige Mitspieler, auf den wir tatsächlich Einfluss haben, ist unsere Lebensweise und die damit zusammenhängenden Entscheidungen, die wir jeden Tag hundertfach treffen: »Will ich einfach mal für ein paar Sekunden runterfahren?«, »Will ich wirklich zum vierten Mal diese Woche einen Burger essen?«, »Will ich jetzt einen Spaziergang machen?« Wir wissen inzwischen, dass Umweltreize das Ablesen (die Expression) von Genen beeinflussen. Dieses Phänomen heißt »Epigenetik« – wir werden im nächsten Kapitel darauf eingehen.

Innere Stressfaktoren

Unsere Leber wird nicht nur von Infekten oder Dingen belastet, die wir essen, trinken oder auf die Haut auftragen, sondern es gibt auch Stoffe, die unser Körper selbst herstellt und die irgendwann umgewandelt und ausgeschieden werden müssen. Dazu gehören beispielsweise

- Cholesterin,
- Sexualhormone wie Östrogen,
- Substanzen, die aufgrund einer Verdauungsschwäche entstehen oder eine solche hervorrufen, weil die Verdauungsprozesse gestört sind,
- Substanzen, die durch unbehandelte Nahrungsmittelunverträglichkeiten entstehen, und
- Stoffwechselprodukte, die im Körper von Menschen entstehen, die glutenhaltige Nahrung gegessen und eine nicht erkannte Zöliakie haben.

Anzeichen für Leberprobleme

Mir sind schon sehr viele Menschen begegnet, die eigentlich keine der »klassischen« leberbelastenden Stoffe konsumieren, aber trotzdem unter schrecklichen Menstruationsbeschwerden litten oder ständig Probleme mit einem gereizten Darm oder mit Verstopfung hatten. Dabei wiesen sie oft deutliche Symptome auf, die als Zeichen dafür angesehen werden können, dass die Leber Unterstützung braucht. Eine klumpige Monatsblutung ist ebenso wie verschiedene Hautprobleme ein Zeichen für eine Leberstauung. Auch die folgenden Symptome können darauf hindeuten, dass die Leber Unterstützung braucht:

- »Leberrolle«: Speckrolle unterhalb der Brust
- schmerzempfindlicher Punkt am Oberbauch (kann ein Hinweis auf Gallenblase, Herzeleid oder eine schwere Enttäuschung sein). Wenn Ihnen die Gallenblase entfernt wurde, muss die Leber Galle immer nach Bedarf herstellen, weil diese nicht mehr in der Gallenblase gespeichert werden kann; das macht oft eine zusätzliche Unterstützung der Leber nötig.
- Jähzorn, Reizbarkeit
- Wutanfälle
- ungeduldiges, grobes Verhalten
- prämenstruelles Syndrom (PMS)
- Cellulite
- Hautunreinheiten im Zusammenhang mit dem Menstruationszyklus
- Ausschläge, Ekzem, Rosazea
- Neigung zum Schwitzen
- »Fliegende Mücken« (Mouches volantes) treiben durch das Gesichtsfeld (kann auch ein Zeichen für Eisenmangel sein)
- Aufwachen um 2 Uhr morgens
- schlechter Schlaf, wenn abends Alkohol getrunken wurde
- nächtliches Schwitzen
- kein Appetit beim Frühstück
- Verlangen nach Kaffee am Morgen
- erhöhte Cholesterinwerte
- Symptome von Östrogendominanz

- häufige Blähungen
- täglicher Alkoholkonsum
- über längere Zeit anhaltender täglicher Koffeinkonsum
  (wobei schwarzer und grüner Tee aber besser sind als Kaffee
  oder Energydrinks)

Der Einfluss recycelter Substanzen auf das Energieniveau

Wir kommen nun zu einem weiteren wichtigen Aspekt der Rolle, die die Leber für die Regelung der Substanzmengen spielt, die nach vollständiger Entgiftung den Körper auf einem der Ausscheidungswege verlassen. Er betrifft sowohl Substanzen, die der Körper selbst herstellt, als auch solche, die er mit Speisen und Getränken aufnimmt. Beispiele für den erstgenannten Fall sind Cholesterin und Östrogen. Es gibt noch einen weiteren Mechanismus, der zu großer Müdigkeit führt; um ihn zu verstehen, ist es sinnvoll, sich den Östrogenstoffwechsel anzusehen. Dieser Prozess ist für Frauen, Männer, Jungen und Mädchen gleichermaßen wichtig, besonders große Bedeutung hat er jedoch für Frauen mit Östrogendominanz. (Mehr zu diesem Thema finden Sie in meinem Buch »Das Rushing-Woman-Syndrom«.)

Eine von außen zugeführte (exogene) oder eine im Körper erzeugte (endogene) Substanz, die eine Leberbelastung darstellt, wird zur Leber transportiert, damit sie dort umgewandelt wird. Im Fall von Östrogen kann es sich um körpereigene Hormone handeln oder um Stoffe aus der Umwelt – Plastikbestandteile, Pestizide, Nahrungsmittel –, die an die Östrogenrezeptoren binden (und so hormonähnliche Wirkungen hervorrufen). Bei Frauen im gebärfähigen Alter wird Östrogen in den Eierstöcken gebildet. Bei allen anderen – Männern, Jungen, Mädchen vor der Pubertät und Frauen nach den Wechseljahren – sind die Nebennieren und die Fettzellen die Östrogenproduzenten. Das heißt, je mehr Fettzellen eine Person (egal, ob Frau oder Mann) hat und je größer diese sind, desto mehr Östrogen wird gebildet. Dies stellt für viele gesundheitliche Aspekte ein größeres Problem dar, auch für das Energieniveau.

Bei den Sexualhormonen spielen die Mengenverhältnisse eine enorm wichtige Rolle. Durch einen (relativen) Überschuss an Östrogen erhöht sich – unabhängig davon, woher es kommt oder ob es sich um die ursprüngliche oder die recycelte Form handelt – nicht nur das Erkrankungsrisiko, es besteht auch die Gefahr, dass das Energieniveau absinkt. Östrogendominanz kann zu abgrundtiefer Müdigkeit führen.

Östrogen

Die folgenden Erklärungen konzentrieren sich auf Östrogen als Belastung für die Leber. Immer wenn solche belastenden Stoffe in der Leber ankommen, werden sie umgeformt, sie durchlaufen die erste Phase der Entgiftung. Danach ist Östrogen zwar immer noch Östrogen, jedoch in der chemischen Struktur ein wenig verändert. Dieses leicht veränderte Östrogen durchläuft nun die Entgiftungsprozesse der Phase 2 und ist dann noch ein bisschen mehr verändert. Es liegt nun in der Form vor, die ausgeschieden werden kann. Damit kann es den Körper für immer verlassen.

Gesundheitliche Probleme treten auf, wenn die Phase 2 ins Stocken geraten ist, ähnlich wie ein Stau auf der Autobahn. Nach vielen Jahren regelmäßigen Konsums von Substanzen, die die Leber belasten, und/oder Hormon- oder Verdauungsproblemen können die Wege aus der Leber heraus »verstopft« sein. Normalerweise dauert es Jahre, bis sich die Leberstauung mit den üblichen Blutuntersuchungen nachweisen lässt, weil der Spiegel bestimmter Enzyme erhöht ist. Wenn eine solche Stauung in der Leber vorliegt, dann kann Östrogen zwar die erste Phase der Entgiftung durchlaufen, kommt danach aber nicht weiter und kann auch nicht ausgeschieden werden, weil es dafür ja zunächst durch Phase 2 gehen müsste. Es kann aber auch nicht in der Leber bleiben und auf ein Auflösen des Staus warten, da ja ständig neue Substanzen zur Entgiftung angeliefert werden. In dieser Situation entlässt die Leber das Östrogen zurück in die Blutbahn, und es wird wiederverwertet (recycelt). Das Gefährliche für unsere Gesundheit, unsere Energie und auch unseren Bauchumfang sind nicht die Substanzen selbst, sondern dass sie recycelt werden – wegen der metabolischen Effekte, die die erhöhten Östrogenmengen verursachen. Außerdem gibt es offenbar einen Zusammenhang zwischen der recycelten Östrogenversion und einer Reihe von Krebsarten, insbesondere dem sogenannten östrogenempfindlichen Brustkrebs.

Wenn wir diesen Recycling-Kreislauf stoppen wollen, müssen wir besser auf unsere Leber achten. Dieses wunderbare Organ braucht mehr Unterstützung und weniger Belastung – und wir können uns dann auf jede Menge Energie, Lebensfreude, Gesundheit und auf ein langes Leben freuen.

Alkohol

Alkohol wirkt leider dämpfend auf das Nervensystem. Nach einer durchzechten Nacht ist den meisten Leuten schon klar, woher ihre Müdigkeit kommt. Doch wenn jemand jeden Morgen müde aufwacht und mir sagt, er oder sie trinke jeden Tag Alkohol – selbst wenn es nur zwei Gläser sind –, dann erkläre ich ihm oder ihr: Genau diese Angewohnheit könnte der Grund dafür sein, dass Sie morgens nicht in die Gänge kommen. Was ich jetzt sage, sage ich nicht leichtfertig, es ist einfach ein Fakt: Alkohol ist Gift für den menschlichen Körper. Er ist ein Gift, weil wir ihn nicht ausscheiden können. Der Alkohol, den wir zu uns nehmen, muss von der Leber entgiftet werden; sie wandelt ihn um in eine Substanz namens Acetaldehyd, die ausgeschieden werden kann. Dieser Prozess verbraucht Energie. Für den Körper ist es wichtiger, die Entgiftung durchzuführen, als Sie mit Energie für einen fröhlichen Tag zu versorgen. Das muss so sein. Könnte sich Alkohol nämlich im Blutkreislauf bis zu einer hohen Konzentration anreichern, dann würde man ins Koma fallen. Das sind die biologischen Fakten, und gegen unsere Biologie kommen wir nicht an.

Aus diesem Grund darf Alkohol in einem Kapitel über Leberentgiftung nicht fehlen, und er steht nicht umsonst ganz oben in der Liste der

»Belastungen für die Leber«: Alkohol ist heute quasi allgegenwärtig und entsprechend groß sind seine Auswirkungen auf zahllose Lebern. Ich kenne Menschen, die sich so gesund und bio wie möglich ernähren, aber trotzdem jeden Abend Alkohol trinken. Alkohol ist eine Substanz, die nicht nur uns selbst Energie und Lebensfreude nimmt, sondern auch unseren nächsten Angehörigen – insbesondere wenn er regelmäßig im Übermaß genossen wird. Wir sollten uns viel mehr bewusst machen, wie gefährlich regelmäßiger, übermäßiger Alkoholgenuss ist. Hartnäckige Gewichtsprobleme können ebenfalls eine Folge sein, vor allem wenn man schon länger regelmäßig Alkohol trinkt, und das nicht nur mit dem Kaloriengehalt zu tun. Weil es notwendig ist, den Alkohol in Acetaldehyd umzuwandeln, damit er ausgeschieden werden kann, kann es zu Störungen im Hormongleichgewicht kommen, da dann wegen der Überlastung der Leber mehr Östrogen-Recycling stattfinden muss … mit den bekannten Folgen: Müdigkeit, innere Unruhe, Fettspeicherung. Die meisten alkoholischen Getränke enthalten zudem sehr viel Zucker und rufen eine entsprechend starke Insulinausschüttung hervor. Ebenfalls mit den Konsequenzen Müdigkeit und Fettanhäufung. Darüber hinaus führt Alkohol zu einer verstärkten Cortisolausschüttung und – Sie ahnen es schon – zu mehr Müdigkeit und Signalen an den Körper, doch bitte mehr Fett einzulagern. Alkohol mindert also die Leistungsfähigkeit einiger Körpersysteme, die damit zu tun haben, wie leistungsfähig und schwungvoll man sich fühlt.

Der regelmäßige, übermäßige Konsum von Alkohol hat weitreichende Folgen. Er kann sich in Form von mehr Fettpölsterchen oder Cellulite bemerkbar machen, in Form von Energie- und Antriebslosigkeit, Stimmungsschwankungen und auch heftigeren Symptomen des prämenstruellen Syndroms. Ist es das wert? Soviel Spaß und/oder Genuss er uns in einer bestimmten Situation auch beschert, Alkohol beeinträchtigt das Denk- und Urteilsvermögen.

Nicht selten verkünden wir im Januar laut, was wir im neuen Jahr für unsere Gesundheit alles tun werden, zum Beispiel weniger oder gar keinen Alkohol mehr zu trinken. Es gibt Menschen, die suchen sich für ihre Alkoholpause den Februar aus, weil das der kürzeste Monat ist.

Andere verlegen ihre vorübergehende Abstinenz in die Fastenzeit, weil es alte Tradition oder weil es wieder »chic« geworden ist. Andere beschließen, nur noch zu besonderen Gelegenheiten Alkohol zu trinken und nicht mehr jeden Tag.

Wir trinken aus vielen und sehr unterschiedlichen Gründen. Für manche gehört es zur Geselligkeit einfach dazu, für andere beginnt damit der Feierabend. Wieder andere lenken sich mit Alkohol von unliebsamen Gedanken und Gefühlen ab; sie betäuben sich, damit sie nicht merken, dass es Dinge in ihrem Leben gibt, die sie eigentlich lieber ändern würden. Für sie ist es eine Strategie, um mit Problemen umzugehen. Egal wie, viele von uns trinken zu viel, ohne dass es uns bewusst ist. Doch wenn jemand sein Verhalten ändern möchte, ganz gleich warum, fällt der Übergang zu einem verringerten Alkoholkonsum sehr viel leichter, wenn man sich bewusst wird, was der Grund für das eigene Trinkverhalten ist.

Ein »Standarddrink« enthält 10 Gramm reinen Alkohol, egal um welches alkoholische Getränk es sich handelt. In Australien und Neuseeland entspricht das einer kleinen Flasche Bier (330 Milliliter mit 4 % Alkohol), 170 Milliliter Sekt, 30 Milliliter Schnaps, oder 100 Milliliter Wein – das sind gerade einmal vier Schlucke. Das nächste Mal, wenn Sie sich Wein einschenken, messen Sie die Menge ab, damit Sie eine Vorstellung bekommen, wie viel Sie tatsächlich trinken. Bei den meisten Menschen ist die Menge beträchtlich größer als 100 Milliliter – das heißt, viele trinken zu viel, ohne dass es ihnen bewusst ist.

Die aktuellen Empfehlungen der verschiedenen kardiologischen Gesellschaften lauten: Männer wie Frauen sollten pro Tag nicht mehr als zwei Standarddrinks zu sich nehmen und an zwei Tagen pro Woche gar keinen Alkohol trinken. Aber schauen Sie sich bitte auch einmal das Positionspapier an, das verschiedene Krebsgesellschaften rund um den Globus zum Thema Alkohol herausgegeben haben. Darin steht, dass Personen, in deren Familien es Krebserkrankungen gegeben hat, ganz auf Alkohol verzichten sollten. Zwischen dauerhaft hohem Alkoholkonsum und Brustkrebs gibt es einen unbestreitbaren Zusammenhang. Seit vielen Jahren weisen Forschungsergebnisse immer und immer wieder in diese Richtung, nur hören wir selten davon.

Ich sage nicht, dass Sie keinen Alkohol trinken sollen. Zweifellos kann Alkohol für die Menschen, die ihn wahrhaft genießen, ein Stück Lebensqualität bedeuten. Ich möchte eigentlich nur, dass Sie ehrlich zu sich selbst sind und zur Kenntnis nehmen, was Alkohol mit Ihnen macht. Sie wissen in Ihrem Innersten schon ganz genau, wann Sie zu viel trinken und wann sich das negativ auf Ihre Gesundheit auswirkt. Alkohol kann sich negativ auf Ihre Energie auswirken, er kann die Beziehungen zu den Menschen, die Ihnen am nächsten stehen, nachhaltig beeinträchtigen, und natürlich hat er auch Einfluss auf Ihr Selbstwertgefühl. Wenn Sie Alkohol trinken, dann tun Sie es bitte, weil Sie ihn genießen möchten oder weil es etwas zu feiern gibt, und nicht um Ihrem Alltag zu entfliehen.

Wenn Sie für eine Weile ganz oder teilweise auf Alkohol verzichten oder auch nur Ihre Trinkgewohnheiten ein wenig ändern möchten, dann schenken Sie sich in Situationen, in denen Sie normalerweise ein Gläschen Wein zu sich nehmen würden, ein anderes Getränk ein und tun Sie ansonsten das, was Sie in dieser Situation immer tun. Mit dem Partner über den Tag sprechen, das Essen vorbereiten oder mit der Freundin telefonieren. Sehr oft ist das Glas Wein in unserem Kopf mit einer angenehmen Tätigkeit verknüpft und in Wahrheit ist es diese Tätigkeit, die wir auf keinen Fall missen möchten – und nicht der Alkohol! Füllen Sie Ihr Weinglas mit Mineralwasser, geben Sie einen Spritzer Zitronen- oder Limettensaft dazu, wenn Sie mögen, und erhöhen Sie die Zahl Ihrer alkoholfreien Lebenstage.

Unterstützung für die Leber

Im meinen Wochenendseminaren versuche ich meinen Klienten zu vermitteln, wie der Teufelskreis aus zu viel Alkohol am Abend, Kaffee zum Wachwerden am nächsten Morgen und Süßhunger am Nachmittag sie in Erschöpfung und Schuldgefühle treibt. Schuldgefühle erhalten den Teufelskreis oft aufrecht; wenn Sie den »alkoholischen Abend«

dagegen als Ausrutscher betrachten und danach wieder zu Ihren besseren Gewohnheiten zurückkehren, dann sind die negativen Folgen wesentlich geringer. Denken Sie daran: Sie schaden Ihrer Gesundheit mit dem, was Sie jeden Tag tun, nicht mit dem, was Sie gelegentlich tun.

Machen Sie sich klar, womit Sie Ihre Leber belasten. Achten Sie besser auf sich und auf das, was Sie essen. Aber bitte: Es kommt nicht darauf an, weniger zu essen, denn das Gefühl, auch das noch tun zu müssen, kann seinerseits stressig sein und viel Energie kosten. Wie Sie gesehen haben, spielt die Leber eine große Rolle sowohl für die Energie, die wir in uns spüren, als auch für den Stoffwechsel zahlreicher Substanzen, die mit den Signalen zur Fettspeicherung oder zur Fettverbrennung in Zusammenhang stehen, nicht zu vergessen die Immunabwehr. Wir haben nur eine Leber. Seien Sie nett zu ihr.

Epigenetik – eine neue Forschungsrichtung, die Mut macht

Für mich ist die Epigenetik eine ausgesprochen ermutigende neue Forschungsrichtung. Es klingt zwar alles ein bisschen futuristisch und kompliziert, doch die Grundidee ist eigentlich relativ einfach. Es geht darum, dass wir selbst die Möglichkeit haben, die Expression unserer Gene zu beeinflussen. Das wiederum bedeutet, dass wir bis zu einem gewissen Grad beeinflussen können, ob aus einem ererbten Krankheitsrisiko eine Krankheit entsteht oder nicht. Bis vor Kurzem lautete die wissenschaftliche Botschaft: Die Gene, die man von seinen Eltern erbt – insbesondere die, die Krankheiten codieren –, sind in der Regel der Grund dafür, dass man ein Krankheitsrisiko für Krebs oder Herzprobleme hat. Doch wie sich gezeigt hat, kann es noch auf andere Weise zu Veränderungen an den Genen kommen – ein Thema, mit dem sich die Forschung gerade intensiv beschäftigt. Mir gefällt die Idee, weil sie uns das Steuerruder für unsere Gesundheit wieder zurückgibt. Seien wir ehrlich: Wenn uns jemand sagt: »Das ist genetisch«, haben wir dann das Gefühl, selbst noch etwas tun zu können? Nein. Und so kommt es, dass wir unser ganzes Leben in dem Irrglauben verbringen, dass man sich mit seinen vorgegebenen gesundheitlichen Rahmenbedingungen abfinden muss, obwohl es in Wirklichkeit eine Menge Möglichkeiten gäbe, ein bestimmtes Krankheitsrisiko zu mindern.

Die meisten von uns kommen in der Schule zum ersten Mal mit Wissenschaft und Biologie in Berührung. Dort lernen wir, dass die Gene als Bestandteil der DNA unseren Bauplan bilden, der uns am Ende zu dem macht, wer wir sind. Unser DNA-Code stellt eine einmalige Kombination von Informationen dar, die von unseren Müttern und Vätern stammt. Welche Gene wir von der Mutter bekommen und welche vom Vater, ist ein rein zufälliger Prozess. Und diese genetische Lotterie teilt uns quasi die Krankheiten zu, für die wir im Laufe unseres Lebens anfällig sein werden. Nun ja, das war der Stand zu unserer Schulzeit.

Inzwischen haben Wissenschaftler herausgefunden, dass die DNA keineswegs alleine für unser gesundheitliches Schicksal verantwortlich ist, sondern dass es bei der Vererbung noch eine weitere genetische Instanz gibt. Das Phänomen erhielt den Namen Epigenetik. Die Epigenetik spielt eine wichtige Rolle dabei, was aus unserem DNA-Bauplan wird. Epigenetische Veränderungen haben dabei die Funktion von Schaltern, die das Ablesen von Genen ermöglichen oder verhindern. Hervorgerufen werden epigenetische Veränderungen beispielsweise von Inhaltsstoffen des Zigarettenrauchs, von Umweltgiften, Nahrungsbestandteilen oder Verhaltensweisen. Dass gerade Umweltfaktoren Gene an- und abschalten können, hat natürlich weitreichende Folgen, wenn es sich um Krankheitsgene handelt.

Außerdem konnten Forscher nachweisen, wie manche dieser epigenetischen Veränderungen sogar auf die Kinder übergehen. Das heißt, was wir essen, trinken, wahrnehmen, glauben, denken und wie wir atmen und uns bewegen, das alles kann unsere Genetik und die unserer Nachkommen beeinflussen. Das ist wirklich sensationell.

Besonders interessant sind diese Erkenntnisse angesichts der Tatsache, dass Menschen mit ererbten Risikofaktoren für Krankheiten wegen dieses »Lospechs« oft völlig resignieren. Und nun können wir das Gefühl, den eigenen Genen ausgeliefert zu sein, eintauschen gegen die Möglichkeit, über Lebensstilentscheidungen die Expression von Genen selbst zu steuern. Es liegt im wahrsten Sinne des Wortes in unserer Hand, oder besser: auf unserer Gabel. Die Nahrungsmittel, die wir zu uns nehmen, und die Nährstoffe, die sie enthalten, haben die Macht, unsere Genschalter umzulegen.

Biologie und Überzeugungen

Dank dieser neuen Forschungsrichtung kommen wir nicht nur weg von der Vorstellung, unseren Genen ausgeliefert zu sein und von ihnen beherrscht zu werden, sondern wir fangen an, immer besser zu verstehen, wie bedeutsam Gedanken, Überzeugungen und Verhaltensweisen für unser Leben sind.

Viele Menschen sind sich nicht darüber im Klaren, was ihre Entscheidungen und ihre Reaktionen auslöst. Es sind vor allem unsere Überzeugungen. Das Problem ist, dass wir die Mehrzahl der Überzeugungen, die unser Verhalten steuern, in uns aufgenommen haben, bevor wir sprechen konnten. Und wenn Sie sich nicht als Erwachsener irgendwann damit auseinandergesetzt haben, dann werden sie Ihr Leben weiterhin bestimmen. Manche Überzeugungen nützen uns, andere schränken uns ein, aus vielen wachsen wir irgendwann heraus. Erschwerend kommt hinzu, dass viele Überzeugungen im Unterbewusstsein liegen. Wenn wir verstehen wollen, wie wichtig unsere Überzeugungen für unsere Biologie sind, müssen wir neben dem Bewusstsein auch das Unterbewusstsein erforschen.

Das Bewusstsein kann frei denken und neue Ideen schöpfen, und wir sind uns dessen bewusst. Das Unterbewusstsein dagegen ist mächtiger und vor allem für vorprogrammierte Verhaltensweisen zuständig, die wir zumeist vor dem siebten Lebensjahr erwerben. Schätzungen zufolge hängen die meisten unserer Entscheidungen, Handlungen, Gefühle und Verhaltensweisen von den 95 Prozent unserer Hirnaktivität ab, deren wir uns nicht bewusst sind. Das heißt, dass wir zwischen 95 und 99 Prozent unseres Lebens den Programmierungen im Unterbewusstsein verdanken.

Das Unterbewusstsein setzt alles daran, seine »fixen« Ideen nach draußen zu bringen, es reagiert automatisch, mit vorher gesammelten Verhaltensweisen auf Situationen. Deswegen sind wir uns oft nicht im Klaren darüber, warum wir wie reagieren; genau genommen bekommen wir es in den allermeisten Fällen nicht einmal mit, dass wir aus unserem Unterbewusstsein heraus handeln. Es gibt Studien, die zeigen, dass unser Gehirn bereits eine Drittelsekunde, bevor wir uns bewusst für eine Handlung entscheiden, eben diese Handlung einleitet. Das heißt, sogar wenn wir »denken«, dass wir bewusst handeln, trifft unser Unterbewusstsein für uns die Entscheidung.

Wenn wir unsere Interaktionen positiv interpretieren, erhöhen wir unsere Lebensqualität, unabhängig davon, wie unsere genetische Grundausstattung aussieht. Das heißt, unsere Einstellungen, Überzeugungen und Wahrnehmungen – seien sie positiv oder negativ – sind tatsächlich in der Lage, auf Gesundheit, Verhalten und Körperzellen Einfluss zu nehmen.

Sich seiner Überzeugungen bewusst zu werden, bedeutet, sich Zugang zu den Verhaltensprogrammen im Unterbewusstsein zu verschaffen; damit wird es auch möglich, die diesen Programmen zugrundeliegenden beschränkenden oder selbstzerstörerischen Gedanken zu ändern, die uns nicht nutzen. Wenn Sie Probleme haben, diese (verborgenen) Überzeugungen bei sich zu erkennen, fragen Sie einen guten, lebensklugen Freund. Solche Freunde sehen oft Dinge, die wir selbst nicht erkennen. Alternativ können Sie auch einen erfahrenen Psychologen aufsuchen, der Sie dabei unterstützt, Ihre Verhaltensmuster zu analysieren.

Vielleicht erkennen Sie aber auch die zugrundeliegenden negativen Gedankenmuster. Ich höre zum Beispiel oft die folgenden Aussagen: »Ich bin nicht gut genug«, »Ich bin nutzlos«, »Ich würde mich mehr mögen, wenn ich weniger fett wäre«, »Ich bin ein Versager« … Die Liste ließe sich fortsetzen. Fast jeder hat von Zeit zu Zeit solche Gedanken, das ist ziemlich normal, doch wenn das im Unterbewusstsein einprogrammiert ist, dann entfaltet es unter Umständen eine zerstörerische Wirkung. Ersetzen Sie Ihre negative Erwartungshaltung durch eine positive Vorwegnahme, und Ihre Welt sieht mit einem Schlag ganz anders aus. (Falls Sie sich noch tiefer mit diesem Thema befassen wollen, sehen Sie sich einmal die Veröffentlichungen von Dr. Bruce Lipton an, er ist Zellbiologe und Pionier der Epigenetik.)

Was bedeutet das nun genau für uns alle?

Woher wissen wir, ob einer der Faktoren, die über unser Energieniveau bestimmen, mit der Expression eines bestimmten Gens zu tun hat oder nicht? Die Antwort ist kurz und bündig: Wir wissen es nicht!

Die Umwelt vermag die Genexpression zu beeinflussen, und wir können unsere Umwelt bis zu einem gewissen Grad kontrollieren – angefangen von den Nahrungsmitteln, die wir essen, bis zu den Gedanken die in unserem Kopf herumschwirren. Wir wissen heute, dass bestimmte Stoffe in unserer Umwelt die DNA schädigen, also greifen Sie, wann immer möglich, zu den ungiftigen Alternativen. Schauen Sie sich an, welche Produkte Sie zum Putzen verwenden oder was Sie sich auf die Haut schmieren. Unterstützen Sie Firmen, die auf Umwelt und Gesundheit besonders achten und Produkte aus ungiftigen Zutaten entwickeln. Bewegen Sie sich regelmäßig, greifen Sie, wann immer möglich, zu vollwertigen, biologisch erzeugten Lebensmitteln. Arbeiten Sie an Überzeugungen und Verhaltensweisen, die Sie einschränken und die Ihnen nicht länger nützen.

Machen Sie das Zitat aus dem vorigen Kapitel (»Wir kommen alle mit schlechten Genen zur Welt. Entscheidend ist, was wir mit ihnen machen«) zu Ihrem Motto, damit haben Sie die Möglichkeit, Ihre gesundheitliche Zukunft zu ändern. Sie sind nicht das hilflose Opfer irgendeiner genetischen Veranlagung, Sie können das Leben, das Sie leben möchten, aktiv mitgestalten.

Für alles, was man tut,
tauscht man ein Stück Lebenszeit ein.

Henry David Thoreau

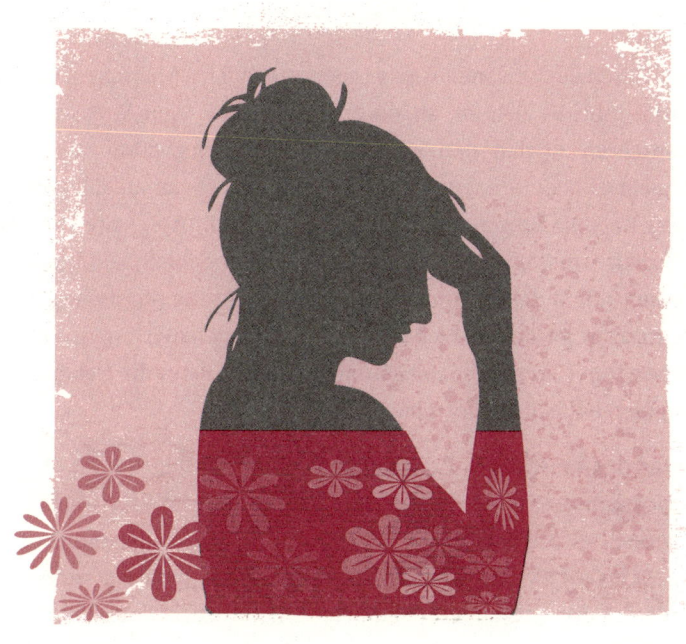

Kapitel 7
Stress raubt Energie und macht müde

Stress und die Nebennieren

Stress durchzieht zweifellos das Leben sehr vieler Menschen, und für manche fühlt es sich an, als ob er nie aufhöre. Weil Stress und die Nebennieren zu den drei wichtigsten Faktoren gehören, die unser Energielevel beeinflussen, schauen wir sie uns genau an. Ein weiteres großes Kapitel! Epigenetisch, also beim An- und Abschalten von Genen, spielt Stress ebenfalls eine Rolle. Nach der Schlafqualität und der Verdauung sind die Nebennieren der nächste große physische (im Gegensatz zum psychischen) Bereich, den man genauer unter die Lupe nehmen muss, wenn jemand ständig müde ist, denn die Nebennieren produzieren die Stresshormone.

Die Nebennieren sitzen (wie Kappen) oben auf den Nieren. Als Teil des Hormonsystems stellen sie eine ganze Reihe von Hormonen her, zu denen beispielsweise die Stresshormone Adrenalin und Cortisol, aber auch Geschlechtshormone wie Progesteron gehören; andere Nebennierenhormone tragen dazu bei, den Blutdruck, den Flüssigkeits- und den Salzhaushalt im Körper zu regeln. Wenn es um die Schaffung von Lebensenergie geht, ist ihr Anteil daran kaum zu überschätzen.

Um ihre Rolle im Energiehaushalt zu verstehen, müssen wir erst einen Blick auf den Aufbau der Nebennieren werfen. Die Müdigkeit kann nämlich manchmal auch auf Fehlbildungen der Organe zurückgehen oder mit den Hormonen zusammenhängen, die sie ausschütten. Wenn der Cortisolspiegel zum Beispiel sehr niedrig ist, fühlt man sich unsagbar müde.

Der Aufbau der Nebennieren

Die Nebennieren haben etwa die Größe einer Walnuss. So klein sie auch sind, so mächtig sind sie aber. Die Nebennieren bestehen aus verschiedenen Schichten (Zonen) und Bereichen (nämlich Kapsel, Rinde und Mark), die jeweils unterschiedliche Hormonkategorien ausschütten.

Das Nebennierenmark (Medulla) produziert die Katecholamine, wie zum Beispiel Adrenalin, während die Nebennierenrinde (Cortex) Cortisol herstellt. Die Symptome eines Menschen – ein erhöhter Adrenalin- oder Cortisolspiegel oder zu wenig Cortisol – geben also bereits Hinweise, wie man bei der Wiederherstellung eines guten Energieniveaus vorgehen sollte. Wie bereits erwähnt, sollte man sich bei der Behandlung auf die Folgen der Hormonwirkungen konzentrieren. Adrenalin beispielsweise führt zu Süßhunger, Fehlregulierungen des Blutzuckerspiegels, Entzündungen, Bluthochdruck und ängstlicher Unruhe – diese Folgen müssen behandelt werden. Wenn jemand einen niedrigen Cortisolspiegel hat, leidet er häufig an einer ganzen Reihe von schwächenden Symptomen, wie etwa Schmerzen im ganzen Körper, meistens braucht auch die Nebennierenrinde Unterstützung, damit sie besser funktioniert.

Wir werden gleich die verschiedenen Stressstadien und ihre Beziehung zum Energieniveau unter die Lupe nehmen, außerdem gebe ich Ihnen Tipps zu Ernährung und Heilpflanzen, die für eine Verbesserung der Energiesituation sorgen können. Aber vorher müssen wir uns ansehen, welche Funktionen die einzelnen Stresshormone ausüben und wie sie die anderen Körpersysteme beeinflussen. Das ist wichtig, denn manchmal stellen die Folgen der Stresshormonwirkungen die Betroffenen vor die größten Herausforderungen.

Ein paar Grundlagen

Stresshormone üben auf viele Körpersysteme, die mit Gesundheit und Energie zu tun haben, einen großen Einfluss aus: zum Beispiel auf das Immunsystem, auf das Nervensystem, auf das Verhältnis der Geschlechtshormone, auf die Verdauung und auf die Signale, die dem Körper mitteilen, ob er Fett speichern oder verbrennen soll, um nur einige zu nennen. Adrenalin und Cortisol sind die beiden wichtigsten Stresshormone. Sie verhalten sich sehr unterschiedlich und übermitteln auch unterschiedliche Botschaften, aber beide haben das Zeug dazu, Sie morgens energiegeladen aus dem Bett springen zu lassen oder Ihnen das Gefühl zu geben, die Nacht habe noch gar nicht angefangen.

Die American Psychological Association veröffentlichte im Jahr 2011 eine Studie, die mit 1226 Personen über 18 Jahren durchgeführt worden war. Sie ergab, dass die fünf Bereiche, die den meisten Stress verursachen, und zwar in dieser Reihenfolge, Geld, Arbeit, Beziehung (zu Ehegatten, Kindern, Freund oder Freundin) und die familiären Verpflichtungen sind.

Für eine andere Studie, die im Jahr 2013 von der Australian Psychological Society durchgeführt wurde, hatte man 21 000 Berufstätige über 18 Jahre befragt. Die Teilnehmer berichteten über signifikant niedrigere Wohlfühllevel und signifikant höhere Stressniveaus als in den Jahren 2012 und 2011. Fast drei Viertel (73 Prozent) der befragten Australier sagten, der Stress habe zumindest einen gewissen Einfluss auf ihre Gesundheit, und fast jeder Fünfte (17 Prozent) erklärte, dass dieser Einfluss stark bis sehr stark sei. Geld war bei den Australiern der Hauptstressfaktor, gefolgt von Familien- und Gesundheitsproblemen. Ich präsentiere Ihnen diese Daten, weil ich zeigen möchte, wie sehr der Stress unser Leben in der westlichen Welt durchdrungen hat. Und wenn er tatsächlich so weit reichende Folgen für Stoffwechsel und Gesundheit hat, dann müssen die Mechanismen erklärt werden, damit man die Menschen bei ihrer Suche nach der Lösung ihrer gesundheitlichen Probleme besser unterstützen kann. An der Stresshormonproduktion anzusetzen, kann für die Verbesserung des Energieniveaus ebenso entscheidend sein wie für die Gewichtsabnahme. Natürlich kann man argumentieren, dass es schon immer Stress und stressige Situationen gegeben hat, aber er kam noch nie ständig in einem solchen Ausmaß und in so breiter Front über uns, wie es inzwischen für die meisten Menschen der westlichen Welt zur Norm geworden ist.

Stresshormone greifen die Energiesysteme nicht nur direkt an. Sie können auch andere Körperprozesse beeinträchtigen, die für Stoffwechsel und Energie unverzichtbar sind, zum Beispiel die Schilddrüsenfunktion, die Verdauung und das Verhältnis der Geschlechtshormone zueinander. Diese Körpersysteme haben Einfluss darauf, ob wir uns ruhig oder ängstlich, glücklich oder traurig fühlen, und diese Gefühlszustände wiederum wirken sich auf die Auswahl der Nahrungsmittel oder das Selbstbewusstsein aus. Es gibt Schneeballeffekte in alle Richtungen. Im Körper geschieht generell nichts ohne Wirkung auf andere Systeme.

Die drei Teile des Gehirns

Die sogenannte Kampf-oder-Flucht-Reaktion ist – wie wir bereits gehört haben – eine der zentralen Stressreaktionen: Wenn wir uns bedroht fühlen, machen wir uns entweder bereit zur Verteidigung oder wir versuchen, uns in Sicherheit zu bringen. Die Antwort unseres Körpers – und vor allem unserer Hormone – auf eine als stressig empfundene Situation wird von drei ineinandergreifenden Teilen des Gehirns gesteuert. Die drei Gehirnteile schauen wir uns noch kurz an, bevor wir zu den Stresshormonen kommen.

Der erste und älteste Hirnteil ist das Stammhirn, das auch als Reptiliengehirn bezeichnet wird. Es ist das »Überlebenshirn«, denn es kontrolliert alle Körperfunktionen, die für das Überleben gebraucht werden – und zwar sowohl für das des einzelnen Individuums als auch für das der jeweiligen Art: Dazu gehören Hunger, Durst, Herzschlag, Atmung, Verdauung, Körperabwehr und Geschlechtstrieb. Diese Funktionen sorgen dafür, dass die Grundbedürfnisse, die alle Lebewesen haben, erfüllt werden können: Wo finde ich Nahrung? Wo finde ich Schutz? Wie kann ich mich fortpflanzen? Dieser Teil des Gehirns ist dafür verantwortlich, die Kampf-oder-Flucht-Reaktion auf Stress in Gang zu setzen.

Der zweite Hirnteil ist das limbische System. Da es bei allen Säugetieren vorkommt, könnte man es auch das »Säugetiergehirn« bezeichnen. Es besteht aus Amygdala, Hippocampus und Thalamus. Es ist das »Gefühlshirn« und kontrolliert alle Funktionen, die mit den emotionalen Aspekten des Überlebens zu tun haben, zum Beispiel das Gedächtnis, das Verhalten, Reaktionen auf Angenehmes und Unangenehmes (wie Schmerz) und das Erleben aller Emotionen. Dieser Teil des Gehirns ist dafür verantwortlich, die Kampf-oder-Flucht-Reaktion auf Stress aufrechtzuerhalten.

Der dritte Hirnteil ist die Großhirnrinde, das »Menschengehirn«. Diese Art von Gehirn findet man nur beim Menschen und einigen anderen Säugetieren, wie Menschenaffen, Walen und Delfinen. Es ist das »Denkhirn« und kontrolliert Prozesse wie das Treffen von Entscheidungen, Aufmerksamkeit, Bewusstsein, Sprache, Urteilsvermögen, Lesen und Schreiben. Es ist das Zentrum des höheren Denkens. Dieser Teil des Gehirns wird von der Kampf-oder-Flucht-Reaktion beeinträchtigt.

All dies umfasst die mentalen Prozesse, die unsere körperlichen Reaktionen auf das Leben einleiten.

 Stress und Energie

Stresshormone üben auf viele Körpersysteme, die mit Gesundheit und Energielevel zu tun haben, einen großen Einfluss aus: auf das Immunsystem zum Beispiel, auf das Nervensystem, auf das Gleichgewicht der Geschlechtshormone, auf die Verdauung und auf die Signale, die dem Körper mitteilen, ob er Fett speichern oder verbrennen soll, um nur einige zu nennen.

Die Nebennieren und ihre Hormone

Was verlangen wir unserem Körper – aus der Sicht von Nebennieren und Stresshormonen – eigentlich ab, wenn wir einen schnellen, stressigen Lebensstil pflegen oder in einem ständigen Gefühlschaos leben? Falls Sie meine Bücher »Stoffwechselgeheimnis« und »Das Rushing-Woman-Syndrom« sowie »Beauty from Inside Out« oder »The Calorie Fallacy« gelesen haben, kennen Sie bereits einiges, was ich jetzt sagen will. Aber das Kapitel wurde noch erweitert, und es ist wichtig, es jetzt zu lesen, um ein besseres Verständnis dafür zu bekommen, wie sich Stresshormone auf Energie und Lebensfreude auswirken.

Adrenalin, Blutzucker und Süßhunger

Adrenalin ist das Hormon für den »akuten« Stress, sprich Stress, der plötzlich einsetzt und nicht lange andauert – zum Beispiel, wenn jemand unerwartet ins Zimmer stürmt und die Tür zuschlägt, so dass Sie erschreckt von Ihrem Stuhl aufspringen. Das Gefühl, das Sie dann verspüren, wird von Adrenalin verursacht. Adrenalin hat die Aufgabe, Sie aus der Gefahrenzone zu bringen – und zwar schnell. Evolutionär betrachtet wurde das Hormon immer dann produziert, wenn unser Leben in Gefahr war, und die von Adrenalin in Gang gesetzte Reaktion war rein körperlich. Vielleicht sprang ein Tiger brüllend aus dem Gebüsch oder ein speerschwingender Feind – in diesem Augenblick lief die Adrenalinproduktion an, um der Gefahr zu entrinnen. Adrenalin leitet die sogenannte Kampf-oder-Flucht-Reaktion ein.

Sobald diese Reaktion einsetzt, wird das Blut vom normalerweise gut versorgten Verdauungssystem in die Peripherie, das heißt in Arme und Beine, umgelenkt. Die brauchen jetzt eine ordentliche Blutversorgung, um die Gefahrensituation bewältigen zu können. Umgekehrt wird die Verdauung heruntergefahren. Das führt nicht notwendigerweise zu Symptomen, aber es zieht der betroffenen Person Energie ab (siehe Kapitel »Verdauung«).

Um der Gefahr zu entkommen, braucht man Energie. Der am leichtesten verfügbare Brennstoff ist Glukose (Traubenzucker). Als Zucker gehört er zu den Kohlenhydraten. Leber und Muskeln speichern Glukose in Form von Glykogen. Adrenalin gibt Leber und Muskeln zu verstehen, dass Energie gebraucht wird. Die verwandeln dann das gespeicherte Glykogen in Glukose und schütten die Glukose – den eigentlichen Brennstoff für die Körperzellen – in die Blutbahn aus. Dadurch schießt der Blutzuckerspiegel in die Höhe, der Körper ist bereit für Flucht oder Selbstverteidigung. Sie sind völlig aufgedreht, auch wenn Sie es (wie die meisten Menschen heutzutage) nicht merken, weil Sie sich so sehr daran gewöhnt haben, dass Sie diesen Zustand für normal halten.

Diese Kaskade von Ereignissen – und die biochemischen Veränderungen, die sie bewirken – erlaubt es uns, gefährlichen Situationen durch erhöhte Aktivität zu entkommen. Unabhängig davon, ob Sie diese

Herausforderung bewältigen oder nicht (Sie können ihr entfliehen, durch sie umkommen oder im Kampf siegreich sein), dauern der damit einhergehende Stress, die lebensbedrohliche Situation und der Adrenalinbedarf nur kurze Zeit an. Das Problem in der Welt von heute: Es ist oft psychischer Stress, der unseren Körper zur Adrenalinproduktion veranlasst, aber bei vielen Leuten hört der Stress nicht auf. Und obwohl unser Leben nicht im wörtlichen Sinn bedroht ist, signalisiert das Hormon genau das – und zwar jeder einzelnen Körperzelle. Adrenalin lässt unser Herz rasen, die Gedanken überschlagen sich, es macht uns so »hibbelig«, dass wir selbst dann nicht zur Ruhe kommen können, wenn wir uns nach Kräften bemühen.

Psychischer Stress kann ganz unterschiedlich aussehen: Manchmal sind es Hunderte neue E-Mails im Postfach, wenn man nach zwei Wochen Urlaub ins Büro zurückkommt und man sich fragt, wie um alles in der Welt man diese To-do-Liste abarbeiten soll, oder wenn während eines Telefonats auch das andere Telefon klingelt und man das Gefühl hat, kaum ein Gespräch zu Ende bringen zu können, und in der gleichen Zeit flattern schon wieder mehrere E-Mails herein. Während man versucht, allen Anforderungen gerecht zu werden, steigt der Adrenalinspiegel höher und höher. Oder vielleicht kennen Sie auch das folgende Szenario nur zu gut!? Morgens klingelt der Wecker und Sie drücken die Schlummertaste, einmal, zweimal … und plötzlich sitzen Sie senkrecht im Bett, weil Sie merken, dass Sie viel zu spät dran sind. Vielleicht müssen Sie noch eine Bluse bügeln, Pausenbrote schmieren, die Kinder zur Schule bringen – und dann stehen Sie im Stau, weil Sie später losgefahren sind als gewöhnlich. Nun klingelt das Handy – es sind Kollegen, die sich fragen, wo Sie bleiben, denn eigentlich hätten Sie schon in einem Meeting sein sollen. Stattdessen stecken Sie im Berufsverkehr fest, und Ihr Hirn läuft beinahe Amok nach der ganzen morgendlichen Hektik. Und das alles in der ersten Stunde nach dem Aufstehen! Nachdem Sie endlich durch die Bürotür gestürmt sind, wünschen Sie sich nichts sehnlicher als einen Kaffee. Das heißt, Sie haben den ganzen Morgen nichts anderes getan, als Adrenalin zu produzieren, und jetzt fügen Sie noch mehr Adrenalin hinzu, denn Koffein sorgt für die Ausschüttung dieses Stresshormons. Dabei wollen Sie mit der Tasse Kaffee eigentlich nur eine kleine Verschnaufpause für sich erreichen. Für die Lust auf ein Heißgetränk gibt es unterschiedliche Gründe, doch oft steckt der Wunsch nach einer kleinen Auszeit dahinter. In diesen Kaffeepausen sitzen wir gleichsam unter einer Käseglocke und geben den anderen zu verstehen: »Wage es nicht, mich in den nächsten drei Minuten anzusprechen!« Mir haben schon so viele Leute erzählt, dass der Kaffee ihnen die einzigen Auszeiten während der Arbeit beschert, was in Wirklichkeit überhaupt nicht stimmt, denn Kaffee erhöht auf physischer Ebene den Druck auf die Nebennieren, er treibt sie dazu an, Adrenalin auszuschütten, um einer Gefahr zu entkommen, die es gar nicht gibt.

In der fernen Vergangenheit dienten die biochemischen Veränderungen, die das Adrenalin hervorruft – zum Beispiel das Ausschütten von Glukose in die Blutbahn –, einem sinnvollen Zweck: durch Kampf oder Flucht einer lebensbedrohlichen Situation zu entkommen. Und heute? Heute sitzen Sie auf Ihren vier Buchstaben am Schreibtisch vor dem Computer. Wenn dann Glukose ins Blut ausgeschüttet wird, fängt Ihre Bauchspeicheldrüse an, Insulin zu produzieren, um den Blutzuckerspiegel zu senken. Und Insulin ist eines der wichtigsten Fettspeicherhormone; es wird auch als »Masthormon« bezeichnet. Es befiehlt: »Fett speichern, nicht verbrauchen!« Aber nicht nur das, es lässt Ihren Blutzuckerspiegel später so in den Keller rutschen, dass Sie müde werden und das Gefühl haben, noch mehr Koffein und Süßes zu brauchen, um wieder in die Gänge zu kommen. Auf diese Weise sorgt Adrenalin dafür, dass Sie Verlangen nach Nahrungsmitteln und Getränken verspüren, von denen Sie wissen, dass Sie Ihnen nicht guttun. Bitte merken Sie sich: Glukose aus dem Blut, die nicht gleich verbraucht wird, wandert zunächst in den Glykogenspeicher und was dann noch übrig ist, lagert sich als Fettdepot an Bauch und Hüften ab.

Koffein

Mehr als 90 Prozent aller Erwachsenen in der westlichen Welt konsumieren täglich Koffein. Studien zufolge hat sich der Koffeinkonsum in Australien und Neuseeland seit den 1960er Jahren verdreifacht. Und selbst wenn sich die Zahlen nicht mit denen aus den USA vergleichen lassen, so steigen sie doch stark an, nicht nur weil der Kaffeekonsum zugenommen hat, sondern auch weil Koffein zu einer beliebten Zutat, zum Beispiel für Energydrinks, geworden ist. In den USA enthalten 70 Prozent aller Softdrinks Koffein. Eine 2011 in den USA durchgeführte Studie besagt, dass 28 Prozent aller Kaffeetrinker bereits 15 Minuten nach dem Aufwachen ihre erste Tasse trinken, in der ersten Stunde nach dem Aufwachen sind es 68 Prozent; 57 Prozent geben Zucker oder Süßstoff hinein. Der Koffeinkonsum vieler Menschen ist so hoch, dass man nach Medizinlehrbuchstandards bereits von Sucht sprechen muss. Das sage ich nicht leichtfertig.

Wie Koffein wirkt

Was passiert eigentlich im Körper, wenn man Koffein zu sich nimmt? Koffein schickt eine Nachricht an die Hypophyse im Gehirn, sie möge doch bitte die Nebennieren auffordern, Stresshormone – Adrenalin oder Cortisol – zu produzieren. Wenn Adrenalin ausgeschüttet wird, steigt der Blutzuckerspiegel, um dem Körper Energie zur Verfügung zu stellen; auch Blutdruck und Puls steigen, damit die Muskeln mit mehr Sauerstoff versorgt werden, und die geraten in Anspannung, weil sie sich auf verstärkte Aktivität vorbereiten. Das Blut wird aus dem Verdauungstrakt abgezogen, und auch die Funktionen des Fortpflanzungssystems werden herunterreguliert, da sie eine Menge Energie verbrauchen und für das akute Überleben nicht notwendig sind. Das kann so weit gehen, dass Ihr Körper es für sinnvoller hält, kein Baby in eine Welt zu setzen, die ihm höchst unsicher vorkommt: entweder weil die Stresshormone ihm vermitteln, dass Ihr Leben in Gefahr ist oder dass es nichts mehr zu essen gibt.

Dabei ist es gleichgültig, ob Ihre Adrenalinproduktion auf Stress (echten oder nur als solchen wahrgenommenen) zurückgeht oder ob sie schlicht die Folge von zu viel Koffein ist. Koffein putscht auf – über die Stresshormone und in Kombination mit dem Signal, die Kampf-oder-Flucht-Reaktion in Gang zu setzen. In dieser Situation haben Sie kaum eine Chance, ruhig und konzentriert zu werden, stattdessen kommt es zu einem heftigen Auf und Ab Ihres Energieniveaus.

In diesem biochemischen Zustand verwendet der Körper all seine Ressourcen darauf, Ihr Leben zu retten. Alles andere ist erst einmal nebensächlich, zum Beispiel die optimale Funktion der Fortpflanzungsorgane oder die Versorgung von Haut, Haaren und Nägeln mit Nährstoffen. Mit der Zeit hat der Mangel an Ressourcen für die nicht überlebenswichtigen Körperprozesse aber ebenfalls Folgen, innerlich und äußerlich. So bekommen Haut, Haare und Nägel beispielsweise nicht die Substanzen, die sie brauchen, um zu wachsen und richtig gut auszusehen. Und weil Glukose der Brennstoff für die Kampf-oder-Flucht-Reaktion ist, haben Sie ständig Hunger auf Süßes, damit der Tank für den schnell verfügbaren Brennstoff nicht leer wird, und die Fettdepots werden nicht oder nur selten angegriffen. Aber die zusätzliche Glukose im Blut führt zur Insulinausschüttung … und der Rest kommt ins Fettdepot. Ganz schön mächtig, dieses Koffein, nicht wahr!?

Was bewirkt Kaffee bei Ihnen? Denken Sie einmal über Ihre Kaffeegewohnheiten nach und darüber, welche Wirkungen Koffein bei Ihnen hervorruft. Dämpft er Ihren Appetit, so dass Sie lieber zu einem Becher Kaffee als nach etwas Essbarem greifen? Das trifft auf viele Frauen in der Mittagspause zu. Beschleunigt Koffein Ihren Herzschlag, macht es Sie fahrig oder löst es bei Ihnen Stuhldrang aus? Erhöht Koffein Ihren Blutdruck? Haben Sie das Gefühl, dass Sie eher einen Kaffee brauchen, wenn Sie gestresst sind, und wenn ja, was verbinden Sie mit dem Kaffee in einer solchen Situation? Schlafen Sie schlecht, weil Sie zu viel Koffein zu sich genommen haben? Oder hebt es Ihre Stimmung, verbessert es Ihre Konzentration und streichelt Ihre Seele ohne irgendeine Nebenwirkung? Wenn ich es für sinnvoll halte, empfehle ich meinen Klienten, ihren Kaffeekonsum probeweise für vier Wochen zu verringern oder komplett auf Koffein zu verzichten. Oft sind die Menschen regelrecht schockiert, wenn sie feststellen, wie viel mehr Energie sie danach haben, ganz zu schweigen von der verschwundenen inneren Unruhe. Niemand kennt Sie so gut wie Sie selbst. Handeln Sie entsprechend, je nachdem was auf Sie zutrifft.

Und was ist mit Tee? Es ist noch gar nicht so lange her, da war die wichtigste Koffeinquelle für Australier und Neuseeländer der Tee. Die Kaffeekultur schwappte erst relativ spät dorthin. Auch Tee enthält Koffein, aber die Menge hängt davon ab, wie lange man ihn ziehen lässt. Eine durchschnittliche Tasse schwarzer Tee enthält 50 Milligramm Koffein, grüner Tee ca. 30 Milligramm pro Tasse. Aber Tee enthält außerdem noch eine Substanz namens Theanin – ein Antioxidans, das auch hilft, die Koffeinwirkung abzupuffern. Tee macht wach, aber nicht »hibbelig«. Es gibt Menschen, die empfindlich auf Koffein reagieren, und das gilt bei ihnen sogar für grünen Tee. Die meisten jedoch vertragen Tee und fühlen sich mit Tee besser als mit Kaffee, auch wenn man das manchmal erst nach einer Weile verspürt. Probieren Sie es doch mal aus. Machen Sie das, was für Ihre Energie und Ihre Gesundheit am besten ist.

Ein Leben auf Hochtouren

Führen Sie sich noch einmal die Mechanismen vor Augen. So viele von uns stehen unter Adrenalin, ständig, Tag für Tag. Man kann es mit einem angeschalteten Licht vergleichen, das schon lange niemand mehr ausgeknipst oder heruntergedimmt hat. Und es müssen keineswegs traumatischer Stress oder schockierende Erlebnisse sein, die diese Vorgänge in uns antreiben. Manchmal ist es einfach nur die Hektik des Alltags, die Erreichbarkeit rund um die Uhr, die ständige Präsenz in den sozialen Medien (es sei denn wir hätten uns bewusst anders entschieden), das andauernde Bemühen, mehrere Dinge unter einen Hut zu bringen, was dazu führt, dass sich die Menschen mehr »Balance«, mehr Ausgleich in ihrem Leben wünschen, weil sie so nicht mehr weiterleben können. (Das Buch »Rushing-Woman-Syndrom« habe ich für Frauen geschrieben, denen es genauso geht.)

Der menschliche Körper ist unglaublich widerstandsfähig, und obwohl er nicht für Dauerstress ausgelegt ist (so wie wir gebaut sind, leben wir gesünder, wenn der Stress nicht zu lange dauert), scheint es doch eine Menge Exemplare zu geben, die zumindest jahrelang hohe Adrenalinpegel aushalten können. Ich konnte bei vielen Menschen aus nächster Nähe beobachten, was die andauernde Ausschüttung dieser Hormone für die Gesundheit bedeutet – angefangen von den Auswirkungen auf die Fruchtbarkeit, über die Häufigkeit und Intensität des prämenstruellen Syndroms, die Wirkungen auf Verdauungsorgane, Haut, die Effekte auf die Beziehungen, auf Glück, auf Körperform und Gewicht bis hin zuletzt den Wirkungen auf die Energie, mit der man morgens aufsteht und die einen durch den Tag bringen soll. Ein weiteres Problem stellt sich ein, wenn der Körper den Stress als Dauerstress wahrnimmt, denn dann kann es zu einer Änderung beim dominierenden Stresshormon kommen – von Adrenalin zum Cortisol –, und das hat schwerwiegende Folgen für Stoffwechsel und Energieniveau.

Cortisol – das Dauerstresshormon

Cortisol ist das Hormon für lang anhaltenden (chronischen) Stress. In der frühen Menschheitsgeschichte war Nahrungsknappheit die einzige Form von Dauerstress: Dafür verantwortlich waren zumeist Überschwemmungen, Dürren, Kriege und die auf sie folgenden Hungersnöte. In solchen Zeiten wusste niemand, wann es das nächste Mal etwas zu essen geben würde. In unserer heutigen Welt hat der Dauerstress eher etwas mit der finanziellen Situation zu tun, mit Beziehungsproblemen oder, vor allem bei jungen Mädchen, mit Freundschafts-»Dramen« und nicht zuletzt mit Unsicherheiten oder Ängsten, was den eigenen Körper oder die Gesundheit angeht. Ich weiß nicht, wie oft ich schon gehört habe – und zwar meistens von Frauen –, man würde »alles dafür geben«, wenn der eigene Körper anders wäre: schmalere Hüften, weniger Körperbehaarung, keine Cellulite. Bei nicht wenigen Frauen wird der ungeliebte Körperbereich regelrecht zur fixen Idee. Viele von ihnen wachen morgens auf und denken als Erstes: »Was werde ich heute essen und was nicht?«, oder »Wie lange kann ich heute trainieren?«

So viele Menschen hasten durch den Tag, mit einer dröhnenden Endlosschleife der folgenden Klassiker: »Ich muss das schaffen« oder »Die Zeit läuft mir davon«. Wenn das jeden Tag geschieht, kann es schnell zu einer chronischen Stressreaktion kommen, die mit erhöhter Cortisolausschüttung einhergeht. Das wiederum zieht Veränderungen im Stoffwechsel nach sich, die sich auf das Energieniveau auswirken und darauf, wo im Körper Fett gespeichert wird.

Wie Cortisol wirkt

Es ist wichtig zu verstehen, wie Cortisol wirkt, denn es kann sowohl Ihr Freund als auch Ihr Feind sein! Wenn es in den richtigen Mengen produziert wird, tut Cortisol Ihrer Gesundheit viel Gutes. Beispielsweise ist es einer der wichtigsten Mediatoren bei Entzündungen: Sobald irgendwo im Körper eine Entzündung auftritt, was im Zusammenhang mit vielen Erkrankungen der Fall ist, wird Cortisol in Kortison umgewandelt und mildert die Entzündungserscheinungen, wie etwa Schmerzen und Steifigkeit. Viele Menschen sagen von sich, sie fühlten sich um Jahre gealtert, nachdem sie eine schwere Zeit überwunden haben; häufig liegt das daran, dass ihr Cortisolspiegel in dieser Zeit nicht optimal war. In der richtigen Menge wirkt Cortisol nicht nur entzündungshemmend, sondern es puffert auch die Insulinwirkung ab, das heißt, es hilft einerseits Körperfett zur Energiegewinnung abzubauen und hält andererseits gleichzeitig den Blutzuckerspiegel stabil, der ansonsten stark schwanken würde.

Der Cortisolspiegel verändert sich im Laufe des Tages und unterstützt viele verschiedene Körperfunktionen, vorausgesetzt, er hat dafür jeweils die richtige Höhe. Am Morgen sollte der Cortisolspiegel hoch sein – sagen wir 25 fiktive Einheiten um 6 Uhr morgens wären ideal. Cortisol gehört zu den Dingen, die Sie morgens aufwachen und voller Energie und Lebensfreude aus dem Bett springen lassen. Um die Mittagszeit liegt der Idealwert bei 15 Einheiten, um 18 Uhr abends bei 4 Einheiten. Bis 22 Uhr ist der Cortisolspiegel idealerweise auf 2 Einheiten abgesunken, auf diesem Niveau bleibt er bis etwa 2 Uhr morgens; dann beginnt er wieder, langsam und gleichmäßig zu steigen.

❋ **Weise Worte**

»Eine Stunde Schlaf vor Mitternacht ist so viel wert wie zwei Stunden Schlaf nach Mitternacht.« An dieser guten alten Volksweisheit ist viel Wahres. Es ist das Beste, vor Mitternacht ins Bett zu gehen, denn bereits um 2 Uhr nachts beginnt der Cortisolspiegel wieder zu steigen und damit setzt auch langsam der Aufwachvorgang ein.

Wenn eine Stressantwort länger anhält, verändert sich ihre Wirkung auf den Körper. Eines der ersten Probleme, das zu Beginn der Stressphase auftritt, ist ein Anstieg des Cortisols am Abend, wenn sein Spiegel eigentlich weiter sinken sollte. In diesem Stadium werden morgens noch die idealen Cortisolmengen gebildet, so dass man gut aus dem Bett kommt und in den Tag starten kann, doch abends steigt der Spiegel langsam an. Das ist einer der Gründe, weshalb Menschen in Stresszeiten häufig schlechter schlafen. Chronischer Schlafmangel beeinträchtigt die Konzentrationsfähigkeit ebenso wie ein zu hoher Blutalkoholspiegel, das haben wissenschaftliche Studien bewiesen.

Sobald der Cortisolspiegel zu hoch wird, machen sich noch andere Veränderungen in der Körperchemie bemerkbar. Man vermutet, dass der erhöhte Cortisolspiegel ein wesentlicher Faktor für das Metabolische Syndrom ist. Dabei handelt es sich um das gemeinsame Auftreten von massivem Übergewicht, Bluthochdruck, gestörtem Fettstoffwechsel und Insulinresistenz. Eine bestehende Insulinresistenz gilt als Warnsignal, sie ist die Vorstufe zur Entstehung von Typ-2-Diabetes.

Da unser Körper, wie bereits erwähnt, aufs Überleben optimiert ist und Cortisol den Körperzellen normalerweise mitteilt, dass Nahrung knapp ist, spielt das Hormon auch eine Rolle bei der Regulation der Geschwindigkeit, mit der Stoffwechselvorgänge ablaufen: Es verlangsamt den Stoffwechsel, damit die Speicher nicht zu schnell leerlaufen und nicht gleich der Hungertod eintritt. Gleichzeitig erfolgt die Anweisung, mit der Nahrung aufgenommenes Fett zu speichern und nicht zu verbrennen; das soll dafür sorgen, dass man etwas mehr

Masse ansetzt, um die Hungersnot besser zu überstehen, von der der Körper aufgrund des Cortisolsignals ausgeht. Damit kann auch eine gewisse Trägheit einhergehen, eine Verminderung der Muskelmasse und damit eine Verschlechterung der Mitochondrienfunktion.

Ein Weg, die Stoffwechselgeschwindigkeit zu drosseln, ist der Abbau von Muskelmasse. Cortisol ist ein sogenanntes kataboles Hormon; es leitet abbauende Körpervorgänge ein, zum Beispiel den Abbau von Proteinen, die dann in ihre Bausteine, die Aminosäuren, zerlegt werden. Unsere Muskeln bestehen aus Proteinen, und das Cortisolsignal führt dazu, dass Muskelmasse abgebaut wird, weil der Körper glaubt, Brennstoff zu brauchen. Außerdem werden zusätzliche Aminosäuren im Blut benötigt, um Gewebe reparieren zu können, selbst wenn man eigentlich nur auf der Couch vor dem Fernseher sitzt und über die Geldprobleme oder die kriselnde Beziehung nachgrübelt. Die Aminosäuren, die aufgrund des katabolen Cortisolsignals freigesetzt werden, können durch einen Prozess namens Glukoneogenese in Glukose verwandelt werden, da der Körper davon ausgeht, dass es hilft, die stressige Zeit zu überstehen. Doch wenn man nicht körperlich aktiv ist, wird diese zusätzliche Glukose nicht verbraucht, und dann muss Insulin ausgeschüttet werden, um den Blutzuckerspiegel zu senken. Dies geschieht, indem die Glukose gespeichert wird – in Form von Glykogen in der Leber und in den Muskeln.

Nach einiger Zeit hat sich die Muskelmasse aufgrund des anhaltenden Cortisolsignals möglicherweise deutlich verringert und kann damit weniger Glukose speichern. Dann wird nur ein Teil der Blutglukose dort gespeichert, der Rest wird in Körperfett umgewandelt. Dem Körper ist es wesentlich wichtiger, den Blutzuckerspiegel im Normalbereich zu halten, als die Rettungsringe um die Taille zu verhindern! Auf diese Weise kann auch Cellulite entstehen, denn dort, wo vorher Muskeln waren, wird nun Fett eingelagert. Nicht zuletzt kann so durch lang anhaltenden Stress auch Diabetes Typ 2 entstehen.

Weil Cortisol bei längeren Stressphasen gebildet wird, glaubt Ihr Körper (der es ja nicht besser weiß), dass es in der Welt, in der Sie leben, nichts mehr zu essen gibt. Der Körper geht davon aus, dass die Überlebenschancen besser sind, wenn er ein paar Fettvorräte zusätzlich anlegt. Heute wollen die Menschen – sei es aus Eitelkeit oder aus gesundheitlichen Gründen – möglichst wenig Körperfett mit sich herumtragen. Doch für diejenigen, die glauben, weniger zu essen sei die einzige Möglichkeit, Körperfett abzubauen, kann Cortisol zum Problem werden. Denn wenn Sie weniger essen, während der Cortisolüberschuss Ihrem Körper bereits Nahrungsmangel signalisiert, dann bestätigen Sie ihm ja, dass es tatsächlich nichts zu essen gibt – und er wird die Stoffwechselgeschwindigkeit noch weiter senken.

Der ewige Kampf gegen die Pfunde kann enorm viel Stress verursachen, weil er auf den sowieso schon stressigen Alltag noch eine Ladung obenaufpackt. Er kann Menschen auch das Gefühl geben, ihr Körper trickse sie aus, weil sie während dieser Stoffwechselumstellung doch so viel (oder auch nichts) an ihren Ernährungs- und Bewegungsgewohnheiten geändert haben. Oder andersherum: Sie haben alles darangesetzt, ihre Kalorienbilanz in Richtung Gewichtsverlust zu korrigieren, aber der tritt einfach nicht ein. Ihre Kleider sitzen noch genauso wie vorher oder sie spannen sogar noch mehr, trotz aller Bemühungen. Eine Diät ist nie die richtige Lösung.

Cortisolbedingte Fettdepots liegen typischerweise am Bauch, in der Körpermitte. Grund dafür ist wieder einmal der Kampf ums Überleben. Sollte Nahrung plötzlich knapp werden, haben die wichtigsten Organe sehr leicht Zugang zum lebensrettenden Fett. Aber auch auf der Rückseite der Oberarme oder am Po wird Fett »angebaut«. Um diesen wichtigen Punkt nochmals hervorzuheben: Was tun die Menschen, wenn sie merken, dass Hosen oder Röcke spannen? Sie beginnen eine Diät, das heißt, sie essen weniger. Mit diesem Verhalten bestätigen sie ihrem Körper, dass er mit der Hungersnot recht hatte, und was tut der? Er fährt den Stoffwechsel noch weiter herunter. Dabei ist die Nahrung aber gar nicht knapp, sondern wir sind ständig – 24 Stunden am Tag – von ihr umgeben.

Schuldgefühle und Cortisol

Wer mit seinem Leben eigentlich ganz zufrieden ist, entwickelt leicht Schuldgefühle, wenn er sich über etwas beklagt. Solche Menschen sagen oft zu sich selbst: »Es gibt so viele Menschen, denen es schlechter geht als mir.« Aber diese Gedanken lösen sofort Schuldgefühle aus und verhindern, dass sie über Ihre Stressursachen nachdenken. Natürlich gibt es Menschen irgendwo auf der Welt, denen es schlechter geht als Ihnen. Aber das Problem ist, dass Sie Ihre Aufmerksamkeit in dem Moment, in dem Sie sich schuldig fühlen, auf etwas anderes richten. Dadurch haben Sie keine Chance herauszufinden, was Sie belastet – und vor allem warum. Das, was Sie belastet, kann Ihnen den Weg zu etwas Größerem weisen, wenn Sie ihm mit Neugierde nachgehen und nicht mit Selbstvorwürfen. Dauernde Schuldgefühle sind schon für sich alleine kräftezehrend.

Viele Leute haben mir schon erklärt, dass sie sich um des lieben Friedens willen zurücknehmen, um Stress zu vermeiden. Doch wenn Sie etwas um des lieben Friedens willen tun, dann gibt es keinen Frieden. An diesem Beispiel der »Friedensstifterin«, die Konflikte grundsätzlich vermeiden will, sehen Sie, wie unsere Einstufung normaler Alltagssituationen die Cortisolproduktion in Gang setzen kann. So können sich Emotionen, »stummer Stress«, negativ auf die Gesundheit auswirken.

Psychologen zufolge tun die Menschen mehr dafür, Schmerz zu vermeiden, als dafür, Wohlbefinden zu erlangen. Nicht wenige Frauen würden alles tun, um nur ja ihre Ruhe zu haben und Konflikte zu vermeiden. Dabei wächst ihre innere Anspannung, weil sie um andere – meist ihren Partner – einen ständigen Eiertanz aufführen, um mit allen Mitteln zu verhindern, dass sie ausrasten. Wenn der Herr des Hauses gerne mal aus heiterem Himmel aus der Haut fährt und herumbrüllt, dann läuft die Stresshormonproduktion auf Hochtouren! Manche übergehen den seelischen Schmerz, indem sie zu viel essen oder andere schlechte Gewohnheiten pflegen, etwa sich mit Alkohol zuschütten oder eine Zigarette nach der anderen anzünden. Andere schreiben vielleicht Tagebuch, gehen spazieren oder schwimmen, um den seelischen Schmerz zu verarbeiten, wieder andere beten, meditieren oder reden mit einer Freundin. Einige dieser Verarbeitungswege sind gut für unsere Gesundheit, andere schaden ihr womöglich. Aber alle diese Aktivitäten finden in der Regel statt, ohne dass den Betroffenen klar wird, warum sie das tun.

Ich möchte Ihnen helfen, das Warum zu erkennen, denn nur dann können Sie Ihre Reaktion verändern, wenn diese Ihrer Gesundheit schadet. Ganz besonders dann, wenn die Stresshormonproduktion, die von unbewussten emotionalen Reaktionen ausgelöst wird, verhindert, dass Sie sich als das wunderbare menschliche Wesen erleben, das Sie sind – und Ihnen mit der Zeit alle Energie nimmt. Von Marc Aurel soll der folgende Aphorismus stammen, den ich ganz besonders liebe. Vielleicht hilft er Ihnen, wenn Ihnen Schuldgefühle und Sorgen zu schaffen machen. »Wenn es die äußeren Umstände sind, die dir Sorge bereiten, dann sind es nicht die Umstände, die dir Sorgen bereiten, sondern deine Wahrnehmung von ihnen – und die zu verändern, liegt jederzeit in deiner Macht.« Machen Sie etwas Kreatives mit diesem Zitat, hängen Sie es sich an den Kühlschrank, wenn das hilft.

Nebennieren-Erschöpfung

In der nächsten biochemischen Stressphase kann der Cortisolspiegel unter Umständen sinken; das ist vor allem dann der Fall, wenn der Stress sehr lange anhält. Solche Fälle sehe ich in meiner Praxis immer öfter und bei immer jüngeren Menschen. Wenn die Cortisolproduktion viele Jahre auf Hochtouren gelaufen ist, sind die Nebennieren irgendwann erschöpft. Sie sind nicht für eine solche Leistung gebaut und brechen zusammen – man könnte auch sagen: Sie sind ausgebrannt. Ihre Energie ist im Keller. Sie fühlen sich die meiste Zeit, als seien Sie von einem Bus überfahren worden. Morgens ist es am schlimmsten. Im Englischen bezeichnet man diesen Zustand als »adrenal fatigue«, Nebennieren-Erschöpfung. Das Hauptsymptom ist eine tiefe und schier unüberwindbare Müdigkeit.

Die Müdigkeit ist das Hauptsymptom, aber trotzdem sind mir in den letzten Jahren immer wieder Menschen begegnet, die zwar übermüdet, gleichzeitig aber auch aufgedreht waren. Wenn jemand müde und aufgedreht zugleich ist, wünscht er sich nichts sehnlicher als tiefen erholsamen Schlaf, findet ihn aber nicht. Schuld daran ist normalerweise die Adrenalinproduktion. Die Hypophyse oder Hirnanhangsdrüse regelt die Nebennieren (und den Rest des Hormonsystems) und obwohl zur Behandlung der Nebennieren-Erschöpfung normalerweise eine Reihe von Maßnahmen gehören, die an den Nebennieren direkt ansetzen, kann es sehr wirkungsvoll für die Wiederherstellung von Gesundheit und Lebensenergie sein, einen Schritt weiterzugehen und die Hypophyse zu stärken. Eine bestimmte Yoga-Form, das »regenerative Yoga« (englisch »restorative yoga«, auch »Stillness Through Movement«, »Ruhe durch Bewegung«), ist meiner Meinung nach am besten geeignet, um sich von der Nebennieren-Erschöpfung zu erholen. Eine Änderung der Ernährungsweise und die Anwendung von Heilkräutern können die Erholung noch weiter fördern.

Der Cortisolspiegel sollte morgens hoch sein, so dass Sie frisch und munter aus dem Bett springen. In der richtigen Konzentration sorgt das Hormon dafür, dass Sie Energie haben; außerdem hilft es dem Körper, aufkommende Entzündungen zu bekämpfen. Steifheit in den Gelenken ist ebenfalls ein typisches Symptom für die Nebennieren-Erschöpfung. Bei Menschen, die unter chronischem Stress leiden, ist der Cortisolspiegel am Morgen niedrig: Wenn 25 fiktive Einheiten beispielsweise normal sind, haben sie vielleicht nur 10 Einheiten oder weniger. In diesem Fall fällt es unter Umständen sehr schwer, aus dem Bett zu kommen. Am Nachmittag hat der Cortisolspiegel dann seinen tiefsten Punkt erreicht. Die Betroffenen bekommen Lust auf etwas Süßes, eine Tasse Tee oder Kaffee oder ein Mittagsschläfchen. (Ähnliche Symptome treten bei niedrigem Blutzuckerspiegel oder Schilddrüsenunterfunktion auf, dazu später mehr.) Am Abend ist der Cortisolspiegel auch bei Menschen mit Nebennieren-Erschöpfung so hoch bzw. niedrig, wie er sein sollte. Doch wenn sie nicht vor 22 Uhr zu Bett gehen, bekommen sie typischerweise noch einmal ein Aktivitätshoch, und wenn sie um Mitternacht noch auf sind, haben sie anschließend

Probleme einzuschlafen. Ein Grund dafür ist der natürliche nächste Adrenalinschub des Körpers, der etwa zwischen 22.30 und 23.30 Uhr stattfindet.

Wenn der Cortisolspiegel stark abfällt, war er zuvor meistens (aber nicht immer) hoch, und in dieser Zeit hat der Körper vermutlich verstärkt Fett eingelagert. Doch dass der Spiegel jetzt niedrig ist, heißt noch lange nicht, dass es nun einfacher ist, das Fett abzubauen; schuld daran ist die Beziehung zwischen Cortisol und Insulin, über die wir weiter vorne gesprochen haben. Dazu kommt, dass sich, wenn das Cortisol zuvor hoch war, die Muskelmasse vermutlich verringert hat und der Stoffwechsel darum nun langsamer funktioniert als vorher, bevor die Stressphase begann.

Außerdem nimmt die Müdigkeit in dieser Situation solche Ausmaße an, dass Sport wahrlich das Letzte wäre, das Sie jetzt gerne machen würden. Tatsächlich fühlen sich viele Menschen mit Nebennieren-Erschöpfung nach einer Trainingseinheit schlechter als vorher; normalerweise geht es einem danach aber besser. Bei vorwiegend sitzender Lebensweise werden auch noch einige Enzyme heruntergeregelt, die sowohl für die Fettverbrennung als auch für die Energiegewinnung benötigt werden.

Der menschliche Organismus ist nicht für Dauerstress gebaut, und jeder Körper hat seine eigene Art, damit umzugehen. Für manche Menschen bleibt das Adrenalin lebenslang das Hauptstresshormon, während die Stressantwort bei anderen in die Cortisolvariante umschlägt. Falls die Stressantwort nicht irgendwann beendet wird, droht die Gefahr, dass den Nebennieren die Substanzen ausgehen, die sie brauchen, um die Hormone herzustellen, die sie sollen, und dann gibt es weder eine ideale noch eine erhöhte Cortisolproduktion, dann nämlich ist die ausgeschüttete Menge vernachlässigbar gering.

Im Extremfall kommt es zur Nebennieren-Insuffizienz, Mediziner sprechen auch von Morbus Addison (obwohl daran auch Antikörper beteiligt sein können). Manchmal jedoch ist der Cortisolspiegel zwar sehr niedrig, aber immer noch innerhalb dessen, was als Normalbereich gilt, dann hören die Betroffenen, es sei alles in Ordnung. Sie fühlen sich miserabel, aber die Tests sagen: »Alles im grünen Bereich.« Normalität ist für sie ein Fremdwort, und auch ihre Angehörigen und ihre Freunde sagen, sie seien nur noch ein Schatten ihrer selbst.

Cortisol hat ein paar unangenehme Seiten, so kann es beispielsweise den Stoffwechsel der Geschlechtshormone, das Schlafverhalten, die Stimmung, Insulin- und Blutzuckerregulation sowie die Schilddrüsenfunktion beeinflussen. All diese Faktoren haben mit Energie und Stoffwechsel zu tun und beeinflussen, wie man sich fühlt und funktioniert.

Ein typisches Stressmuster von Erwachsenen

Etwas Unerwartetes geschieht: Sie verlieren den Job, Ihre Beziehung geht in die Brüche, obwohl Sie das nicht wollten, ein geliebter Mensch stirbt. Die Adrenalinproduktion springt an, und Sie stehen quasi unter Schock. Sie haben das Gefühl, mehr erledigt zu bekommen – weil Sie müssen – und weniger zu schlafen. Aber Sie fühlen sich eigentlich nicht müde. Doch wenn Sie innehielten, dann wären Sie es; genau genommen befürchten Sie, dass Sie nie mehr aufstehen könnten, wenn Sie jetzt innehielten. Aber Sie können ja nicht aufhören, also machen Sie weiter. Vielleicht verlieren Sie auch an Gewicht, obwohl Sie nichts in dieser Richtung unternehmen. Wenn der Stress oder seine Nachwehen anhalten, kann Ihr Körper den Ausstoß von Adrenalin und all die damit zusammenhängenden biochemischen Folgen (Entzündungen zum Beispiel) nicht mehr länger aufrechterhalten. Doch weil der Stress anhält, bleibt Ihrem Körper nichts anderes übrig, als mehr Cortisol zu bilden als normal, um die Entzündungen einzudämmen, die das im Übermaß vorhandene Adrenalin hervorgerufen hat.

Sie fühlen sich schwer, vielleicht sogar lethargisch, oder einfach nicht so gut wie zu der Zeit, als der Stress noch frisch war. Sie nehmen möglicherweise zu, ein bisschen oder eine ganze Menge. Ganz gleich, wie wenig Sie essen und wie viel Sport Sie treiben, es bringt nichts in Bezug auf das Körpergewicht. Sie haben um die Taille herum zugenommen, und dieser Speckgürtel scheint nicht wieder weggehen zu wollen. Der Stress dauert immer noch an, Sie trinken jeden Abend

Alkohol, um den Schmerz nicht zu spüren, und Sie wachen jeden Morgen hundemüde auf und puschen sich dann mit Kaffee, um in die Gänge zu kommen. Eine Doppelbelastung für die Leber. Das erhöht den Stress im Körper, vermindert die effiziente Energiegewinnung und kann langfristig das Verhältnis der Geschlechtshormone stören, zu einer Fettleber führen, wobei das Energieniveau immer weiter sinkt und sich immer mehr Körperfett ansammelt.

Hier hilft keine Diät. Hier hilft nur, dem seelischen Schmerz auf den Grund zu gehen. Es hilft, herauszufinden, warum Sie aufgehört haben, sich als das wertvolle menschliche Wesen zu betrachten und zu behandeln, das Sie sind.

Wege, um die Energie zurückzugewinnen

Es gibt glücklicherweise ein paar Möglichkeiten, die Nebennieren zu stärken, um so die verloren gegangene Energie wieder herzustellen. Die Maßnahmen reichen von Ausruhen über Bauchatmung bis Lachen und sie sind einfach, günstig und effektiv.

Warum Ruhe so wichtig ist

Im Zentrum all meiner Strategien zur Stärkung der Nebennieren steht der Wunsch, dass Sie ausreichend Ruhe finden, damit Sie sich richtig erholen können und wieder neue Kraft schöpfen. Auf Anstrengung muss Erholung folgen, damit wir gesund bleiben, vor Energie sprühen, unsere Fettverbrennung optimal arbeitet und wir ruhig bleiben können, auch wegen all der nicht lebenswichtigen Vorgänge, von denen wir weiter vorne gesprochen haben, wie die Nährstoffversorgung von Haut, Haaren und Nägeln. Leider kommen die wenigsten von uns heutzutage richtig zur Ruhe oder befinden sich in einem Zustand von Gelassenheit, in dem sich Schaffenskraft, Kreativität, Geduld und Freundlichkeit leicht einstellen.

Warum Bauchatmung so wichtig ist

Die Atmung ist der einzige Weg, auf dem wir bewusst auf unser autonomes oder vegetatives Nervensystem einwirken können. Wir können es nicht mit Gedanken steuern oder ihm vorgeben, was es tun soll. Nur über die Atmung können wir es erreichen. Jedes Mal wenn ich das ausspreche oder niederschreibe, möchte ich daran erinnern, was für ein fantastisches Wunderwerk der menschliche Körper ist.

Dass die Bauchatmung das Nervensystem beeinflussen kann, ist einer der Hauptgründe dafür, dass ich sie als Grundpfeiler meiner Vorschläge zur Stärkung der Nebennieren betrachte. Selbst wenn es das Einzige sein sollte, das Sie aus diesem Buch für sich mitnehmen, ist das schon gut. Ich empfehle Ihnen, in Ihren Tagesablauf ein kleines Ritual, eine Routine einzubauen, bei dem Sie sich ganz bewusst auf die Bauchatmung konzentrieren. Sie ist der Schlüssel zu nachhaltiger Energie, denn sie ermöglicht es Ihnen, in erster Linie Fett statt Glukose als Brennstoff zu verwenden. Im Kapitel über das Nervensystem haben wir davon gesprochen, was es bedeutet, Holz (Fett) anstelle von Benzin (Glukose) zu verheizen. Zwar werden Ihre Klamotten davon nicht lockerer sitzen, aber wenigstens fahren Sie damit nicht vor die Energiewand.

Wie kann die Atmung so wirkungsvolle Veränderungen im Nervensystem und in der Biochemie des Körpers hervorrufen? Das vegetative Nervensystem hat die Aufgabe, die Vorgänge in unserem Inneren wahrzunehmen, und – nachdem es auch die Information aus dem zentralen Nervensystem ausgewertet hat – die Funktionen unseres inneren »Milieus« herauf- oder herunterzuregulieren. Die Bezeichnungen »autonom« und »vegetativ« drücken aus, dass dies geschieht, ohne dass unser Bewusstsein daran beteiligt ist. Denken Sie an eine Entenfamilie mit frisch geschlüpften Küken. Genau wie die Entlein immer der vorausmarschierenden Mama hinterherwatscheln, folgt das vegetative Nervensystem immer der Atmung. Die Atmung geht immer voran, und der Körper folgt. Die Atmung steuert das autonome Nervensystem, und da wir im Laufe eines Tages zwischen 5 000- und

30000-mal atmen, haben wir hiermit enorme Möglichkeiten, den Körper positiv (oder auch negativ) zu beeinflussen.

Nichts vermittelt jeder einzelnen Körperzelle besser, dass die Umwelt sicher ist, als die Bauchatmung. Wir haben zwar auch im Kapitel über das Nervensystem schon über die Bauchatmung gesprochen, wollen das Thema aber hier noch einmal aufgreifen, weil es in der Tat das Wichtigste in diesem Buch ist. Kurze, flache Atemzüge signalisieren dem Körper über das vegetative Nervensystem, dass Gefahr droht. Dann muss Adrenalin produziert werden. Auf einen solchen Alarm folgt eine Kettenreaktion von hormonellen Ereignissen, und die Hormone spielen unter anderem auch eine Rolle beim An- und Abschalten der Fettverbrennung und beim Energieverbrauch.

Über die Art zu atmen kann man auf Symptome wie innere Unruhe und manchmal sogar Panikattacken schnell und direkt einwirken. Das gilt völlig unabhängig davon, was die ursprüngliche Ursache für die flache Atmung war – sei es ein bestimmtes Ereignis, ein Abgabetermin, zu viel Koffein, das Gefühl, unter Druck zu stehen oder sich ständig abhetzen zu müssen oder vielleicht auch eine Angewohnheit Ihres Nervensystems … das Ergebnis ist dasselbe. Langsame, tiefe Atemzüge, die die Bauchdecke bewegen, teilen Ihrem Körper mit, dass alles in Ordnung ist und keine Gefahr droht. Es gibt keinen anderen Weg, die Produktion von Alarmsignalen im Körper so effektiv herunterzuregeln. Das sage ich wirklich nicht nur so dahin.

Üben Sie die Bauchatmung! Achten Sie darauf, dass sich Ihr Bauch, im Verhältnis zur Brust, nach vorne und wieder zurückbewegt. Beginnen Sie mit der Einatmung. Zunächst lassen Sie den Atem in den unteren Bauchbereich strömen, so dass dieser sich ausdehnt, bis er den Brustkorb erreicht hat. Atmen Sie weiter ein, bis es sich anfühlt, als würden die Rippen im oberen Brustbereich gedehnt. Dann kurz innehalten, aber nicht die Luft anhalten, und mit der Ausatmung beginnen. Die Ausatmung läuft genau umgekehrt: Erst den oberen und den seitlichen Brustbereich leeren, dann den mittleren und zuletzt den Bauch. Wenn Ihnen das zu kompliziert erscheint, dann atmen Sie erst einmal nur so, dass sich der Bauch bei jedem Atemzug hinein- und hinausbewegt. Beim Einatmen sollte er sich ausdehnen, beim Ausatmen sollte er sich zurückbewegen. Haben Sie Geduld mit sich, das ist Übungssache. Am Anfang gelingt es vielleicht nicht, den Bauch zum Mitmachen zu bewegen, aber nach einiger Zeit und mit etwas Übung werden die Körperteile, die den Kontakt zueinander verloren hatten, wieder begeistert zusammenarbeiten.

Gezielte Atem-Pausen im Alltag: Üben Sie diese Art zu atmen zunächst gezielt, bis sie Ihnen zur Gewohnheit geworden ist. Verabreden Sie sich mit sich selbst zum Atmen. Ein guter Zeitpunkt ist beispielsweise morgens, wenn Sie in der Küche stehen und darauf warten, dass das Teewasser kocht. Statt herumzurennen und noch tausend andere Dinge zu erledigen, stellen Sie sich neben den Wasserkocher und atmen. Binden Sie diese Art zu atmen zunächst in eine tägliche Routine ein, wie das Duschen zum Beispiel, oder machen Sie es immer zu einer bestimmten Uhrzeit, dann wird es schnell zur Gewohnheit. Nehmen Sie sich während des Tages immer wieder die Zeit für kleine »Atem-Pausen«, tragen Sie beispielsweise eine für nachmittags um 15 Uhr in den Kalender ein. Wenn Sie am Computer arbeiten, lassen Sie sich mit einem Pop-up-Fenster auf dem Bildschirm daran erinnern, dass Sie jetzt einen Termin mit sich selbst haben. Und dann nehmen Sie 20 lange, tiefe Atemzüge. Wenn wir Verabredungen mit anderen getroffen haben, halten wir uns normalerweise daran. Das sollten wir auch tun, wenn wir uns mit uns selbst verabreden.

Atembetonte Aktivitäten ausüben: Suchen Sie sich eine körperliche Aktivität, die den Atem entsprechend berücksichtigt, etwa Taichi, Qigong, Yoga (insbesondere regeneratives Yoga) oder machen Sie einen gemächlichen Spaziergang in der Natur. Auch Pilates kann hilfreich sein, aber ich habe die Erfahrung gemacht, dass es dabei sehr davon abhängt, mit welcher Einstellung jemand seine Übungen macht oder welche Einstellung die Trainerin bzw. der Trainer hat. Mit diesem Vorgehen wollen wir vor allem die in unserem Kopf kreisenden Gedanken beruhigen, die eine der alltäglichen Stressquellen darstellen.

Warum Lachen so wichtig ist

Eine weitere kostenlose und wirksame Methode ist das Lachen. Wenn wir der Überzeugung sind, dass das Leben rau, voller Mühsal, Schmerz und Plage ist, dann wird es genau so sein. Schon das laut auszusprechen, zieht einen runter. Wir Menschen sind in der Lage, die Welt nur aus einer einzigen Perspektive zu betrachten, unserer eigenen, statt sie zu sehen, wie sie wirklich ist. Wir betrachten die Welt oft durch Filter, ohne diese wahrzunehmen. Ich will gar nicht abstreiten, dass das Leben manchmal auch hart sein kann oder dass man auch ehrlich zu sich selbst sein muss, wenn es einem einmal nicht gut geht. Zu einem Problem wird das erst, wenn wir glauben, dass die Welt immer so ist und sich auch nicht ändern wird. Eine solche Überzeugung macht unglaublichen Stress.

Denken Sie darüber nach. Für sämtliche hormonelle Signale in Ihrem Körper stellt anhaltendes Katastrophendenken eine Gefahr dar. Arbeiten Sie daran, Ihr Denken zu verändern: Versuchen Sie, es als Abenteuer zu sehen, als Reise, Geschenk, Jahrmarkt der Gelegenheiten oder einen Prozess, zu dem wir etwas beitragen können. Einige der bewegendsten Geschichten, die ich kenne, handeln davon, wie jemand eine furchtbare Ausgangssituation zu einer großartigen Chance für sich gemacht hat. Denken Sie daran. Und denken Sie auch daran, dass man sich selbst mitten im größten Chaos fürs Lachen entscheiden kann. Das habe ich erlebt, als meine beste Freundin ihr drittes Kind bekam: Der neue Erdenbürger war gerade einen Tag alt, das relativ kleine Zimmer voll mit durcheinanderschwatzenden Gratulanten, die Krankenschwester wollte das Essenstablett wegräumen, die entzückende zweijährige Tochter war davon alles andere als begeistert, weil sie den restlichen Apfelsaft haben wollte, und meine liebe Freundin und ihr Mann zuckten nur die Achseln, lächelten sich an und lachten laut. Sie nahmen nur die Liebe in dem Raum wahr, sonst nichts. Man fühlt, worauf man sich fokussiert.

Die verschiedenen Stressphasen

Um das Kapitel über die Nebennieren abzuschließen, fasse ich noch einmal die verschiedenen Stressphasen zusammen, damit Sie leichter feststellen können, wo Sie sich gerade befinden. Aber Sie erhalten auch einige Tipps, wie Sie mit der Heilung Ihres Energiesystems und auch anderer Systeme beginnen können.

Phase 1

- die Kampf-oder-Flucht-Reaktion
- anhaltender erhöhter Adrenalinausstoß
- verstärkte Cortisolproduktion, um die von Adrenalin geförderten Entzündungsreaktionen zu dämpfen
- verminderter Progesteronspiegel (weil bestimmte Vorläufermoleküle nun in die Cortisol- statt in die Progesteronproduktion gehen) und Beschwerden nach der Menstruation
- innere Unruhe
- Panikattacken
- Schlaflosigkeit
- Reizbarkeit

In dieser Phase stehen die Verringerung der Adrenalin- und Cortisolspiegel im Mittelpunkt der Behandlung. Bitte beachten: Die empfohlenen Heilkräuter sollen und können die erforderlichen Änderungen im Lebensstil nicht ersetzen. Zum Beispiel hat es keinen Sinn, weiterhin große Mengen Koffein zu konsumieren, das die Adrenalinproduktion anheizt – und dann zu hoffen, dass sich die Probleme mit pflanzlicher Medizin beheben lassen. Ohne Lebensstiländerungen, inklusive Ernährung, Atmung, Bewegung, Schlaf und Unterstützung durch Angehörige, ist kaum etwas zu machen. Zwei Heilpflanzen, die dennoch in dieser Phase ausgesprochen hilfreich sein können, sind Withania somnifera (Schlafbeere, »indischer Ginseng«) und Eleutherococcus senticosus (Sibirischer Ginseng).

Phase 2

- jetzt niedriger Cortisolspiegel
- abgrundtiefe Müdigkeit
- Entzündungen
- Schmerzen im ganzen Körper
- Verletzungen
- Krankheiten
- Muskelschmerzen
- depressive Niedergeschlagenheit
- Symptome ähnlich denen einer Fibromyalgie
- schmerzhafte, klumpige Monatsblutung
- Erschöpfung, aber dennoch aufgrund des erhöhten Adrenalinspiegels zusätzliche Unruhe

In dieser Phase kommt es darauf an, die Funktion der Nebennierenzellen wiederherzustellen, insbesondere die der in der Nebennierenrinde liegenden Zellen der Zona glomerulosa, wo das Cortisol gebildet wird. Ziel ist es, den Körper wieder in die Lage zu versetzen, ausreichende Mengen Cortisol herzustellen, um die Entzündungen zu dämpfen und mehr Energie bereitzustellen. Aber auch in dieser Phase muss – sogar noch mehr als in Phase 1 – am Lebensstil gearbeitet werden. Heilpflanzen, die helfen können, die Funktion der Nebennierenrinde wiederherzustellen, sind zum Beispiel Rehmannia glutinosa (Braunwurz) und Glycyrrhiza glabra (Süßholz, Lakritz). Sie können den Schmerz lindern und anfangen, das Energieniveau zu heben. Rhodiola rosacea (Rosenwurz) ist in dieser Phase ebenfalls sehr hilfreich, besonders wenn depressive Verstimmungen zum Krankheitsbild gehören, denn sie vermag die Dopamin-Produktion zu steigern.

Phase 3

Diese letzte Phase ist die Genesungsphase. Inzwischen kommen Sie schon wieder gut aus dem Bett. Erkältungen sind rascher überwunden. Meistens läuft es jetzt auch wieder besser in der Beziehung. Das Energieniveau hebt sich. Auch die Menstruationsbeschwerden werden weniger.

An den Lebensstilveränderungen müssen Sie festhalten. Auch für diese Phase gibt es nützliche und wirkungsvolle Kräuter. Aber die sollte ein erfahrener Phytotherapeut individuell auswählen, denn es kommt ganz darauf an, wie der Körper sich erholt. Für unterschiedliche Menschen sind in dieser Phase unterschiedliche Kräuter optimal. Eines, das man aber trotzdem generell empfehlen kann, ist Scutellaria lateriflora (Helmkraut), denn es hilft die Balance zwischen sympathischem und parasympathischem Nervensystem wiederherzustellen, sobald die Betroffenen wieder mehr Energie verspüren.

Orientieren Sie sich an den Symptomen, um herauszufinden, in welcher Phase Sie sich gerade befinden. Die meisten meiner Klienten befinden sich in einer der beschriebenen Phasen und leiden an verschiedenen gesundheitlichen Problemen sowie Energiemangel. Einen Therapeuten zur Seite zu haben, der über Erfahrung in der Behandlung und Begleitung von Menschen mit nebennierenbedingten Müdigkeitszuständen verfügt, kann für die Betroffenen einen Wendepunkt in ihrem Krankheitsprozess darstellen und ihre Lebensqualität wiederherstellen.

 Das Leben anders betrachten

Arbeiten Sie daran, Ihr Denken zu verändern. Versuchen Sie, die stressige Phase oder Ihr stressiges Leben als Abenteuer zu sehen, als Reise, als Geschenk, als Jahrmarkt der Möglichkeiten. Und betrachten Sie es als einen Prozess, zu dem Sie etwas beitragen können.

Die alltäglichen Entscheidungen

Wie sowohl wissenschaftliche Forschungsergebnisse als auch meine persönlichen Erfahrungen in der Praxis zeigen, ist selbst die Drohkulisse einer deutlich verkürzten Lebenserwartung für die meisten Menschen kein echter Grund, ihr Verhalten im Alltag zu ändern. Selbst wenn sie wissen, dass sie damit Krebserkrankungen um Jahre hinausschieben können, fühlen sich die meisten nicht zu mehr Sport animiert. Kaum jemand hält inne, bevor er ein Schnellrestaurant betritt, um darüber nachzudenken, dass er sein Risiko für eine Herz-Kreislauf-Erkrankung erhöht, wenn er das regelmäßig tut. Nur die wenigsten gehen zu einer Zeit schlafen, wenn sie die ersten Anflüge von Müdigkeit verspüren (oft gegen 21 Uhr und dann noch einmal gegen 22 Uhr), weil sie hoffen, mehr erledigen zu können. Sie bedenken dabei nicht, welche Folgen der Mangel an Ruhe und Erholung für die anderen Stunden des Tages hat, wie zum Beispiel Gereiztheit den Kindern gegenüber, steigender Blutdruck und ein zunehmendes Risiko für Herzerkrankungen und Schlaganfall. Das, was wir jeden Tag tun, beeinflusst unsere Gesundheit, nicht das, was wir gelegentlich tun. Wenn wir mal länger aufbleiben und bis spät in die Nacht arbeiten, mit Betonung auf »mal«, und nicht ständig, ist das kein Problem. Für die Besuche von Schnellrestaurants gilt dasselbe. Der Unterschied von »gelegentlich« und »ständig« macht auch einen Unterschied in puncto Gesundheit, Energie und Lebensfreude.

All das Wissen um einen gesunden Lebensstil nützt wenig, wenn es nicht zu einer Veränderung im Alltagsverhalten führt, eine Veränderung in dem, was man ständig tut. Meine Erfahrung und die wissenschaftliche Forschung zeigen, dass Menschen eher bereit sind, ihre Gewohnheiten zu ändern, wenn sie feststellen, dass die getroffenen Entscheidungen bei ihnen zu mehr Energie führen. Diese Erkenntnis bringt den Menschen mehr als jede Lektion über die negativen Folgen einer ungesunden Lebensweise für bestimmte Krankheitsrisiken. Das ist einer der wichtigsten Gründe, weshalb ich all meine Gesundheitsinformationen in einen positiven Zusammenhang stelle: Zu merken, wie das Leben sein kann, wenn man etwas verändert, bringt mehr als die Drohung, was passieren kann, wenn man nichts verändert.

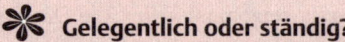 **Gelegentlich oder ständig?**

All das Wissen um einen gesunden Lebensstil nützt wenig, wenn es nicht zu einer Veränderung im Alltagsverhalten führt, eine Veränderung in dem, was man ständig tut. Das, was wir jeden Tag tun, beeinflusst unsere Energie und unseren Gesundheitszustand, nicht das, was wir gelegentlich tun.

Ein Beispiel: Alice war eine Rechtsanwältin, mit der ich einige Jahre gearbeitet habe. Immer wenn sie wusste, dass ein besonders wichtiger Tag vor ihr lag, achtete sie darauf, dass sie am Morgen ausreichend Bewegung hatte, denn dann war ihre Laune besser und der Verstand den ganzen Tag über wacher. Was es zum Mittagessen geben sollte, entschied sie danach, ob die Mahlzeit ihr Energieniveau den ganzen Tag bis in den Abend hinein stabil hoch halten würde. Sie wusste, dass sie nachts besser schlafen konnte und dann auch am folgenden Tag fitter war, wenn sie sich vernünftig ernährte und sich ausreichend bewegte. Später sagte sie einmal zu mir, es habe sie ziemlich erstaunt, wie deutlich sich diese kleinen Entscheidungen in der Summe darauf ausgewirkt hätten, ob sie einen guten oder einen schlechten Tag hatte. Zum Beispiel hatte sie herausgefunden, dass sie den ganzen Tag nicht richtig in die Spur kam – sowohl was die Energie als auch was ihre weiteren Entscheidungen anging –, wenn sie Süßes oder Gebackenes zum Frühstück gegessen hatte. Sie sagte, sie fühle sich dann wie ein Hund, der seinem Schwanz hinterherjagt: Was immer sie auch tue, was sie esse oder trinke, um sich besser zu fühlen, es führe nicht zum Erfolg. Wenn sie fliegen oder stundenlang in einer Sitzung ausharren musste, ohne sich bewegen zu können, fühlte sie sich wie gerädert, und sie führte das auf den Mangel an Bewegung zurück. Sie sagte auch, dass bei ihr bereits eine einzige Nacht mit schlechtem Schlaf dazu führe, dass sie am Folgetag unleidlich und ungeduldig sei und nicht so effektiv wie sonst arbeiten könne. Ihr war sehr bewusst, dass, wenn sie sich nicht an das hielt, wovon sie wusste, dass es ihrer Gesundheit in den Bereichen Schlaf, Bewegung und Essen guttut, auch alles andere aus dem Ruder lief. Es ging ihr immer erst dann wieder besser, wenn sie den Teufelskreis durchbrach, in der Regel mit gutem Schlaf.

Die gute Nachricht: Es genügt bereits, in einem der drei Bereiche ständig gesundheitsbewusst zu handeln, um eine Aufwärtsspirale auch in den beiden anderen Bereichen in Gang zu setzen. Denken Sie noch einmal darüber nach, wie Sie sich in puncto Ernährung, Schlaf und Bewegung verhalten und wie sich das auf Ihren Alltag auswirkt. Gesundheitsbewusstes Verhalten in allen drei Bereichen ist der Schlüssel zu mehr Energie an jedem Tag, denn diese stellen ja die Basis für eine gute Energieversorgung des Körpers dar. Leider gibt es Menschen, die sich selbst vernachlässigen und glauben, sie seien es nicht wert, gut zu sich zu sein, beispielsweise in Gestalt von gesundem Essen. In all den Jahren, in denen ich mit Klienten arbeite, habe ich das immer wieder erlebt.

Bitte gehen Sie in sich und denken Sie über diese Dinge nach. Was hält Sie davon ab, damit anzufangen, sich in einer Weise zu ernähren, zu bewegen, zu schlafen, die Ihr Energieniveau anheben würde? Es handelt sich um das A und O unseres Wohlbefindens, und wir können unsere biologischen Bedürfnisse nicht ignorieren. Wir brauchen sieben bis neun Stunden Schlaf pro Nacht (wenn Sie kleine Kinder haben, die nachts nach Ihnen rufen, lesen Sie nochmal das Kapitel »Schlaf«). Wir brauchen so viele Nährstoffe und so wenige Problemstoffe wie möglich aus unserer Nahrung. Wir brauchen Bewegung und sollten nicht zu lange am Stück sitzen (darauf gehen wir im nächsten Kapitel ein). Wenn es Ihnen schwerfällt, um Ihrer selbst willen gut zu sich zu sein, dann denken Sie daran, dass Sie auch eine Menge Energie für Ihre Familie, Ihre Freunde und Ihren Job brauchen. Können Sie es sich wirklich leisten, nicht genug Energie zu haben?

Ständiges Sitzen schadet

Viele Erwachsene verbringen den überwiegenden Teil ihrer wachen Zeit im Sitzen. Studien zufolge hocken manche Menschen geschlagene 11 Stunden pro Tag auf ihren vier Buchstaben. Diese Stunden verteilen sich in der Regel auf Büroarbeit, Pendeln, Fernsehen oder Internet-shopping vom Sofa aus. Wissenschaftliche Untersuchungen zeigen, dass zu viel Sitzen – egal aus welchem Grund – weder für die Gesundheit noch für das Energieniveau gut ist.

Selbst wenn Sie zu der Minderheit gehören, die die empfohlenen 150 Minuten pro Woche mit Sport verbringt (vorzugsweise eine Kombination aus Kraft- und Ausdauertraining, Stretching und regenerativen Übungen, die die Atmung miteinbeziehen), sollten Sie sich tagsüber noch mehr bewegen. Oder andersherum: Das Sitzen selbst – nicht allein der Mangel an sportlicher Betätigung – trägt zu den unerwünschten Wirkungen auf das Energieniveau und bestimmte Gesundheitsparameter bei. Die im Sitzen verbrachte Zeit muss verringert werden.

Auf physiologischer Ebene lassen sich die Effekte von zu langem Sitzen und zu wenig körperlicher Bewegung klar unterscheiden. Professor Marc Hamilton und Kollegen haben auf diesem Gebiet Grundlagenarbeit geleistet und eine ganze Reihe von Beweisen dafür gesammelt, dass mit längerem Sitzen einhergehende längere Phasen von »unterbeschäftigter« Muskulatur verheerende biologische Folgen nach sich ziehen. Physiologisch soll das Fehlen von Reizen zum Zusammenziehen der Muskelfasern dazu führen, dass die Aktivität der in den Skelettmuskeln aktiven Lipoproteinlipase unterdrückt wird. Dieses Enzym ist, vereinfacht ausgedrückt, für die Aufnahme von Triglyzeriden (Fettbestandteilen), die Produktion von HDL-Cholesterin und die Verringerung der Glukoseaufnahme zuständig.

Die Forschungsergebnisse von Marc Hamilton legen nahe, dass Stehen – das die isometrische Kontraktion von der Schwerkraft entgegenwirkenden Muskeln erfordert und nur wenig Energie verbraucht – an

Skelettmuskeln sowohl elektrische Veränderungen als auch Änderungen der Lipoproteinlipase-Aktivität hervorruft. In anderen Worten: Wenn wir zu lange sitzen, dann wird die Fähigkeit des Körpers beeinträchtigt, Energie zu verbrennen, Energie zu gewinnen und Energie zu spüren. Das muss man sich mal klarmachen! Wenn Sie fünf Stunden am Stück sitzen, wie fühlen Sie sich dann? Sprühen Sie vor Energie oder hängen Sie schlaff, lahm und müde über Ihrem Schreibtisch? Wahrscheinlich Letzteres.

Bewegen Sie sich!

All die Risiken, die aus zu langem Sitzen für Gesundheit und Energie entstehen, lassen sich durch regelmäßige »Sitzpausen« verringern. Häufige, kleine Bewegungseinheiten können bestimmte Marker für Herz-Kreislauf-Erkrankungen und Typ-2-Diabetes im Blut verbessern. Außerdem sorgen sie auch dafür, dass einige der Entzündungsprodukte aus dem Körper verschwinden, und sie verringern das Risiko einer Gewichtszunahme, die oft infolge von Entzündungsprozessen eintritt.

Die Forschung hat auch gezeigt, dass regelmäßige aktive Pausen am Tag Rücken-, Nacken- und Schulterschmerzen verringern und zudem die Stimmung verbessern. All das führt dazu, dass wir mehr Energie spüren – sowohl physisch als auch psychisch.

Für diese positiven Wirkungen auf Gesundheit und Energieniveau muss man nichts weiter tun, als jede Stunde einmal für drei bis fünf Minuten vom Schreibtisch aufzustehen. Wenn es Ihnen hilft, stellen Sie sich einen Wecker oder laden Sie sich eine entsprechende App aufs Smartphone. Wählen Sie einen freundlichen oder aufmunternden Weckton; das Geräusch sollte Sie weder nervös noch wütend machen oder zu einer Kampf-oder-Flucht-Reaktion veranlassen. Oder Sie nehmen sich vor, einfach immer pünktlich zur vollen Stunde aufzustehen. Sie könnten zum Beispiel die Treppe einmal rauf- und runtergehen oder ein paar Mal quer durchs Büro spazieren. Oder Sie holen sich ein Glas Wasser. Wenn Sie die Möglichkeit dazu haben, können Sie sich ein Stehpult anschaffen oder sich so etwas Ähnliches aus vorhandenen Möbelstücken bauen. Sorgen Sie jedenfalls dafür, dass Sie das Sitzen einmal pro Stunde unterbrechen, um sich ein bisschen zu bewegen, und achten Sie darauf, ob Sie sich dadurch energiegeladen statt dauermüde fühlen.

Fünf Wege zu mehr Bewegung

- Nehmen Sie die Treppe anstelle des Fahrstuhls.
- Wandeln Sie Sitzkonferenzen in Geh- oder Stehkonferenzen um und benutzen Sie ein Diktiergerät, um den Verlauf aufzuzeichnen. Nehmen Sie sich zum Schluss fünf Minuten, um sich zu setzen und alles zusammenzutragen.
- Stehen Sie während der Werbepausen im Fernsehen auf und wandern Sie in der Wohnung herum.
- Gestalten Sie den Weg zu Ihrem Arbeitsplatz (ob Schule, Uni oder Büro) aktiver: Nehmen Sie das Fahrrad, gehen Sie zu Fuß, stehen Sie im Bus, statt zu sitzen, und steigen Sie eine Haltestelle früher aus bzw. später ein, so dass der verbleibende Fußweg länger wird.
- Verwandeln Sie die gemeinsame Zeit mit der Familie von einer sitzenden in eine aktive Zeit. Gehen Sie zum Versteckspielen nach draußen oder radeln Sie durch den Park, statt auf der Couch zu hocken.

Denken Sie immer daran: Was Sie jeden Tag tun, wirkt sich auf die Gesundheit aus, nicht das, was Sie ab und an tun. Machen Sie sich klar, wie viel Zeit Sie sitzend verbringen. Bauen Sie jede Stunde eine drei bis vier Minuten dauernde Bewegungseinheit in Ihren Alltag ein. Dadurch verbessern sich Gesundheit, Energieniveau und Konzentrationsfähigkeit.

Das lange Sitzen ist nicht die einzige Folge eines vom Büro geprägten Lebensstils. Ein anderer wichtiger Faktor, der unzählige Menschen unendlich müde macht – mit oder ohne Büro –, ist das, was ich als »offene Schleifen im Kopf« bezeichne. Davon handelt das nächste Kapitel.

Ewige Baustellen

Was zehrt noch an unserer Energie? Etwas, das ich als »ewige Baustellen« oder »offene Schleifen« bezeichne. Vielleicht ist es klarer für Sie, wenn Sie stattdessen »offene Fenster« oder »Ordner« sagen. Vermutlich hat jeder von uns schon erlebt, dass der Computer oder das Smartphone umso langsamer wird und der Akku sich immer schneller erschöpft, je mehr Programme wir geöffnet haben und je mehr Aufgaben das Gerät parallel erledigen soll. Zig geöffnete Fenster – Internetseiten, Kalkulationstabellen, Dokumente, Präsentationen, das Bildbearbeitungsprogramm, der Video- oder Audioplayer, Software-Updates – in unserem Kopf geht es manchmal ganz ähnlich zu. Je mehr »Fenster« oder »Ordner« Sie geöffnet haben, weil darin noch etwas zu erledigen ist, desto mehr Gedankenkraft und Energie geht wegen all dieser unfertigen Baustellen verloren.

Wie viele neue Aufgaben oder Situationen ergeben sich jeden Tag, jede Woche, jeden Monat, jedes Jahr, jedes Jahrzehnt und wie viele sind immer noch nicht gelöst, beendet oder abgeschlossen? Wie viele E-Mails lesen Sie, ohne sie gleich zu beantworten, und dann hängen sie in Ihrem Kopf und erhöhen den Stapel der noch nicht erledigten Aufgaben? So gesehen laufen viele Menschen Tag für Tag mit einem Kopf voll geöffneter Fenster durch die Gegend und wissen nicht, wie sie damit je fertig werden sollen. Sie haben das Gefühl, nie zur Ruhe zu kommen. Und dann geschieht genau das, selbst wenn man sich größte Mühe gibt. Zusätzlich machen sie sich dann oft Vorwürfe deswegen. Sie schimpfen sich einen Versager, einen Faulpelz, eine Niete, weil sie nicht mehr erledigen können. Haben Sie sich auch schon einmal dabei ertappt, sich selbst so herunterzumachen?

Glauben Sie, solche Selbstanklagen würden Sie beflügeln und in die Lage versetzen, Ihre Hausaufgaben zu machen? Wohl kaum. Selbstgespräche dieser Art tragen eher dazu bei, sich selbst den Wind aus den Segeln zu nehmen und sich zu beweisen, dass man recht hatte – Sie schaffen es nicht, alles zu erledigen, was Sie sich vorgenommen hatten, es kommt zu weiteren Verzögerungen, die Selbstvorwürfe beginnen von vorn (wenn sie denn je geendet hatten) und dadurch sinkt der Energiezustand noch weiter ab – und zwar deutlich.

Natürlich könnte man all diese Offene-Fenster-Szenarien als großartige Gelegenheiten betrachten, doch die meisten Menschen sehen in ihnen nur einen Berg von unerfreulichem Zeug, das ihnen die Kraft raubt und das sie liebend gerne los wären.

Was also ist zu tun? Sich die Zeit einteilen. Genau das tun, was man sich vorgenommen hat. Aufgaben an andere delegieren, wenn man dazu die Möglichkeit hat. Die amerikanische Talkmasterin Oprah Winfrey hat es einmal (sinngemäß) so formuliert: »Man sollte akzeptieren, dass man erst das tun muss, was getan werden muss, ehe man das tun kann, was man gerne tun würde.« Wenn Sie mit dem hadern, was ist, wenn Sie sich nicht damit abfinden können, wie die Dinge sind, dann leiden Sie. Deshalb machen Sie sich einen Plan, was Sie an einem bestimmten Tag erledigen wollen, und fangen Sie an, ein paar der offenen Fenster bzw. Ordner zu schließen.

Möglicherweise hilft es Ihnen beim Abarbeiten der Baustellen, wenn Sie sich an der folgenden Vorgehensweise orientieren.

Bearbeitung in vier Schritten:

1. Überlegen Sie, welche Fenster in Ihrem Kopf noch offen sind und geschlossen werden sollten. Halten Sie das schriftlich fest.
2. Fassen Sie die gefundenen Punkte unter Überschriften zusammen, aus denen hervorgeht, wie wichtig und wie dringend die jeweiligen Aufgaben sind. Fassen Sie die Themen in Kategorien zusammen.
3. Machen Sie sich einen Zeitplan, wann Sie über eine Idee nachdenken, eine Entscheidung treffen und die Idee schließlich umsetzen wollen.
4. Wenn die Zeit für Punkt 3 einer Idee noch nicht reif ist, so ist sie doch wenigstens schon einmal festgehalten, und die Zeit für einen Plan zur Umsetzung wird auch noch irgendwann kommen.

Halten Sie die Augen offen nach offenen Schleifen, Fenstern, Ordnern. Sie ziehen oft unglaublich viel Energie ab, ohne dass man sich dessen bewusst ist.

Während ich dieses Buch schrieb, habe ich mich mit vielen Leuten getroffen und sie interviewt. Mit dem Offene-Fenster-Konzept im Hinterkopf wollte ich von einigen der meistbeschäftigten Menschen der Welt wissen, wie sie ihre Arbeit organisieren und so viel erledigt bekommen! Ich habe mit ihnen intensiv über Zeitmanagement gesprochen.

Zeitmanagement: weniger Stress dank besserer Organisation

Als ich anfing, dieses Buch zu schreiben, war eines der Ziele, meinen Lesern zu vermitteln, wie Experten ihres Fachgebiets es schaffen, mit ihrer Energie hauszuhalten und das Energieniveau hochzuhalten. Also habe ich Interviews geführt und viel gelesen. Eine Zeitmanagement-Strategie, die ich vor vielen Jahren gelernt habe, bestand vor allem darin, alles, was zu tun war, in ein Notizbuch (später in eine Computeranwendung oder eine App) zu schreiben und dann nach Dringlichkeit zu kennzeichnen (mit A1, A2, A3, B1, B2, C 1 usw.). Das war in gewisser Weise schon hilfreich. Aber glauben Sie wirklich, dass die Menschen, die von Berufs wegen höchst effizient mit ihrer Zeit umgehen müssen und die unvorstellbar viele Dinge zu jonglieren haben, ein solches System verwenden? Kevin Kruse schreibt über »Führung mit ganzem Herzen« (»whole-hearted leadership«) und betreibt Forschung in den Bereichen Zeitmanagement und Produktivität. In diesem Zusammenhang hat er mehr als 200 Milliardäre, Olympiateilnehmer, Unternehmer und Studenten mit Einser-Abschlüssen interviewt. Er bat sie, ihm ihre besten Zeitmanagement-Tipps und Methoden zur Steigerung der Produktivität zu verraten. Keiner der Teilnehmer nutzte eine To-do-Liste.

Reine To-do-Listen haben drei große Nachteile. Erstens, sie berücksichtigen die Zeit nicht. Wenn Sie vor einer langen Liste mit Aufgaben sitzen, neigen Sie dazu, sich mit denen zu befassen, die in wenigen Minuten zu erledigen sind, und die, die mehr Zeit brauchen, bleiben liegen. Klar, Sie wollen sie abhaken, damit Sie sich besser fühlen, weil Sie etwas geschafft haben. Das ist schon richtig, aber haben Sie damit getan, was wirklich getan werden muss? Untersuchungen der Firma »iDoneThis«, die eine »Produktivitäts-App« entwickelt hat, haben ergeben, dass 41 Prozent aller Punkte auf einer To-do-Liste nie abgearbeitet werden. Als ich mein Buch »Das Rushing-Woman-Syndrom« schrieb, habe ich festgestellt, dass dies die Mehrheit der Frauen beunruhigt (Männer habe ich nicht befragt). Und wenn eine To-do-Liste, auf der nicht alles abgehakt ist, einen Menschen beunruhigt, dann ist das eine todsichere Methode, die Produktion von Stresshormonen anzukurbeln. Und wie Sie wissen, sind wir dann auf dem direkten Weg in die Erschöpfung.

Zweitens, eine To-do-Liste unterscheidet nicht zwischen den dringendsten und den wichtigsten Aufgaben. Auch hier gibt es den Impuls, zuerst das Dringende zu machen und das Wichtige außen vor zu lassen. Wie viele Menschen schieben wichtige medizinische Untersuchungen immer wieder auf, obwohl sie eigentlich sehr, sehr wichtig sind; oder einen Spaziergang, wo doch jeder weiß, dass Bewegung für Gesundheit, Energie und ein langes Leben wichtig ist. Seien wir ehrlich: Wenn Bewegung eine Pille wäre, würden wir sie alle einnehmen. Eine Darmspiegelung und ein Spaziergang sind zwar sehr verschiedene Dinge, aber beide sind enorm wichtig und doch werden sie von den meisten Menschen immer wieder aufgeschoben.

Drittens erzeugen To-do-Listen noch mehr Stress. Laut dem in der Psychologie bekannten »Zeigarnik-Effekt« tragen unerledigte Aufgaben zu unkontrollierbaren, aufdringlichen Gedanken bei. Kein Wunder, dass so viele Menschen sich tagsüber überlastet und überfordert fühlen und nachts dann nicht schlafen können!

Wenn man sich mit der Forschung zum Zeitmanagement beschäftigt, taucht ein Thema immer wieder auf, so auch bei Kruse: Extrem produktive Menschen arbeiten nie mit einer To-do-Liste, sondern immer mit ihrem Kalender.

Wenn jemand jeden Tag unzählige Aufgaben erledigen muss oder mit Menschen zusammenarbeitet, die auf seinen Input warten, dann gibt es nur einen Weg, wie die Hochproduktiven das alles stemmen: Sie setzen Prioritäten und machen einen Zeitplan, der bei einigen schon fast nach Minuten getaktet ist.

Auch Leute aus der Zeitmanagement-Forschung verraten das Geheimnis ihrer Effizienz, wenn man sie darum bittet. Eine beispielhafte Aussage lautet: »Was nicht in meinem Kalender steht, wird nicht gemacht.

Wenn etwas in meinem Kalender steht, dann wird es auch gemacht. Ich plane jeden Tag in 15-Minuten-Einheiten, in denen ich Meetings leite, Material sichte, Schreiben anfertige oder sonstige Anliegen erledige. Ich verabrede mich mit jedem, der mich um ein Gespräch bittet, aber eine Stunde pro Woche bleibt für Bürokram reserviert.« Und noch ein andere Aussage: »Ich trage wirklich alles in meinen Terminkalender ein. Das ist es. Auch alles, was ich Tag für Tag tue, steht in meinem Terminkalender. 30 Minuten für soziale Medien – stehen im Terminkalender. 45 Minuten für die Bearbeitung von E-Mails – stehen im Terminkalender. Besprechung mit meinem Team – steht im Terminkalender.«

Auf einen einfachen Nenner gebracht, war die zentrale Aussage bei vielen: Wenn man es nicht einplant, dann wird es nicht gemacht. Für alle diejenigen, denen das Gefühl der Überforderung (wenn man meint, der Tag habe nie genug Stunden) und die Probleme mit dem Zeitmanagement die Energie rauben, habe ich ein paar Lösungsvorschläge aus meiner Lektüre zusammengetragen. Die Ideen werden vielleicht nicht jedem zusagen, ich weiß wohl, dass eine Terminplanung, die selbst den letzten »Pups« berücksichtigt, als langweilig und lähmend empfunden werden kann. Man kann natürlich den Mangel an Spontaneität beklagen, wenn man sich auf so viel Planung einlässt. Ich verstehe das gut. Nur, wenn Sie endlich wieder »Luft« haben wollen, dann fangen Sie vielleicht damit an, drei von sieben Tagen pro Woche durchzuplanen; schauen Sie, ob Ihnen das mehr geistigen Freiraum gibt, in dem sich kreative und innovative Gedanken entfalten können.

Doch für einige Leser wird das Ausarbeiten von Tagesplänen das Ende der To-do-Liste bedeuten, sie werden feststellen, dass sie mehr weggeschafft bekommen, und der Energie zehrende Stress wird weniger werden, weil sie merken, dass sie mit den anstehenden Aufgaben fertig werden.

Aus den Ergebnissen der Zeitmanagement-Forschung kann man ableiten, dass 15 Minuten eine gute Größenordnung für die Planung eines Ereignisses im Terminkalender sind. Die meisten elektronischen Systeme schlagen für einen neuen Termin 30 oder 60 Minuten vor. Die hocheffizienten Menschen verbringen nicht mehr Zeit als nötig mit einer Aufgabe. Wenn Sie sich selbst die 15-Minuten-Einheiten als Vorgabe nehmen, werden Sie feststellen, dass Sie wesentlich mehr Aufgaben pro Tag erledigt bekommen als vorher.

Blocken Sie Zeiten für Dinge, die Ihnen wichtig sind, in Ihrem Terminkalender. Lassen Sie ihn nicht nach dem Zufallsprinzip mit jedem Pipifax volllaufen, den man an Sie heranträgt. Überlegen Sie, was für Sie persönlich und für Ihre Arbeit am wichtigsten ist, und tragen Sie unantastbare Einheiten dafür in Ihren Terminkalender ein. Das können jeden Morgen zwei Stunden sein, in denen Sie an dem Strategiepapier arbeiten, das Ihr Chef von Ihnen verlangt hat, oder aber 20 Minuten Meditation. Blocken Sie bestimmte Zeiten, damit Sie Sport treiben oder sich mit Freunden treffen können oder für andere Dinge, die Ihnen am Herzen liegen.

Nach den Grundsätzen des Zeitmanagements muss einfach alles geplant werden. Statt alle paar Minuten die E-Mails abzurufen, sollte man dafür pro Tag drei Uhrzeiten im Terminkalender vorsehen. Und statt »Sarah anrufen« auf die To-do-Liste zu setzen, tragen Sie es in Ihren Terminkalender ein oder richten Sie sich einen fixen, wiederkehrenden Block »Telefonanrufe beantworten« am Nachmittag ein.

Was im Terminkalender steht, wird erledigt. Wären Sie weniger gestresst und produktiver, wenn Sie Ihre To-do-Liste zerreißen und nach dem Terminkalender arbeiten könnten? Probieren Sie es doch einfach mal aus, als eine Ressource, die Ihnen mehr Energie für Ihr Leben bringt.

Etwas aus Pflichtgefühl tun kostet Kraft.
Etwas aus Liebe tun beflügelt.

Dr. Libby

Das »Ja-sagen-aber-nein-meinen«-Problem

Sicher gibt es unzählige Dinge, von denen wir – zu Recht oder zu Unrecht – glauben, dass sie uns Energie rauben. Und Ja sagen, wenn man Nein meint, gehört auf jeden Fall dazu. Doch dieses Phänomen – oder besser Problem – kommt heute so häufig vor, dass es ein eigens Kapitel in diesem Buch verdient hat.

Das Kapitel hat eine kleine Vorgeschichte, die ich Ihnen nicht vorenthalten will, und die mir (und hoffentlich auch Ihnen) zeigt, wie viel Energie uns die falsche Jasagerei kostet. Ich saß in New York an meinem Schreibtisch und hatte die Überschriften der Themen, die ich an diesem Tag abarbeiten wollte, auf ein Blatt Papier geschrieben. Da stand:

Energiebuch heute

- Dopaminkapitel beenden
- Zusammenhang von Infekten und Energiestoffwechsel beenden
- Ewige Baustellen
- Offene Schleifen ziehen Energie ab.
- Ja sagen, wenn man nein meint, zieht Energie ab.

Kaum hatte ich »Ja sagen, wenn man nein meint, zieht Energie ab« hingeschrieben, wusste ich, dass ich darüber als Nächstes schreiben wollte, deshalb hörte ich mit der Liste auf. Wenn ich an meinen Büchern schreibe, öffne ich keine E-Mails, weil mich das ablenkt. Als ich mit dem Dopamin- und dem Infektionskapitel fertig war, machte ich mir etwas zu essen und sah dann in mein E-Mail-Postfach, bevor ich anfing, darüber zu schreiben, was mit der Energie passiert, wenn wir ja sagen, obwohl wir nein meinen.

Ganz oben in meinem Eingangsorder stand eine E-Mail mit einem neuen Blog-Beitrag von Kate Northrup, einer wunderbaren, witzigen und klugen Autorin, deren Arbeit ich sehr schätze. Die Überschrift ihres Blog-Beitrags lautete: »Haben Sie es satt, Ja zu sagen, wenn Sie Nein meinen?« Ich musste über diesen Zufall herzlich lachen. Dann las ich den Blog-Beitrag. Und was ich da las, hätte ich um nichts in der Welt besser sagen können. Also schrieb ich Kate an, ob ich ihren Text in mein Buch übernehmen darf – und sie war so großzügig, dem zuzustimmen. Hier ist er:

Haben Sie es satt, Ja zu sagen?

Seitdem ich schwanger bin, sind meine inneren Jas und Neins deutlich vernehmbarer geworden. Ich rede kaum noch drumrum. Ich achte darauf, mich nicht in etwas hineinzureden, das ich in Wirklichkeit nicht will. Die Grenzen sind klar und deutlich. Eigentlich hatte ich gedacht, ich sei schon vor der Schwangerschaft gut im Nein-Sagen gewesen. Aber es war mir noch nie so klar wie jetzt, was gut für mich, das Baby und die Familie ist; dagegen sehen die früheren Grenzen aus wie mit Kreide gezogene Linien auf dem Bürgersteig nach einem Platzregen.

Einer meiner Wünsche für die Zeit nach der Geburt des Babys ist, dass die Lautstärke der Jas und Neins so bleibt, wie sie gerade ist. Ich weiß sehr gerne, was ich tue und möchte nicht vom Schatten eines Zweifels belastet werden. Außerdem hatte ich noch nie so wenig Schuldgefühle deswegen wie heute, und das gefällt mir.

Ich weiß, dass wir diese Klarheit alle in uns haben. Vielleicht hat die Schwangerschaft sie bei mir deutlicher hervorgehoben, aber auch bewusstes Hinhören und entsprechendes Handeln können die innere Stimme vernehmbarer machen. Achten Sie besonders auf den Teil mit dem »entsprechenden Handeln«. Der Wahrheit lauschen, die im Inneren nach oben kocht, und sie dann ignorieren, ist für den Anfang schon ganz gut, aber es wird nicht die langfristigen, absichtsvollen, wohltuenden Folgen haben, auf die Sie spekulieren.

Jasagen war für mich nie ein Problem. Ich bin immer nur beim Nein-sagen ins Stolpern gekommen.

Wenn Sie auch ein chronischer Jasager auf Entzug sind, lesen Sie weiter.

Das sind meine Strategien für ein klares Nein, das sowohl für Sie als auch für Ihre Umgebung einen echten Segen darstellt. Denken Sie daran: Ja sagen, nur um nett zu jemandem zu sein, ist kein echtes Ja. Es ist weder für Ihr Gegenüber noch für Sie selbst gut.

Versprechen Sie nichts, was Sie nicht auch halten wollen

Eine Frau kam zu mir und bat mich, ein paar ihrer Arbeiten zu lesen und ihr ein Feedback dazu zu geben. Sie war wirklich reizend, und ich bin sicher, dass auch das, was ich anschauen sollte, absolut lesenswert gewesen wäre. Dennoch wusste ich genau, es würde in meinem Eingangskorb liegen und ich würde es immer vor mir herschieben. Und das würde mich nerven. Und es würde an mir nagen. Und wenn ich es mir nach langem Rumdrucksen und Aufschieben irgendwann doch ansehen würde, würde ich ihm nicht die nötige Aufmerksamkeit schenken.

Warum? Weil es für mich keine Priorität hat. Weil ich einige eigene Projekte zu Ende bringen will, ehe das Baby kommt. Weil es sich einfach wie nein anfühlte. (Übrigens ist »Es fühlt sich wie nein an« bereits Grund genug. Die anderen Rechtfertigungen sind zwar schön, wenn sie wahr sind, aber sie sind nicht notwendig.) Ein Nein ist ein Nein. Das braucht keine Begründung.

Früher hätte ich der Frau gesagt, sie solle mir die Texte schicken und ich würde sehen, ob ich etwas tun könne. Und dann hätte ich ihr per E-Mail abgesagt. Stattdessen sagte ich ihr die Wahrheit an Ort und Stelle. Ich sagte ihr, dass mir das gefiele, was sie vorhabe, dass ich ihr aber nicht vormachen wolle, ich würde etwas für sie tun, von dem ich tief im Inneren überzeugt war, dass es im Augenblick für mich keine Priorität habe. Es war mir unangenehm, das zu sagen, aber es hatte zugleich eine befreiende Wirkung. So wussten wir beide, woran wir waren. Ich wünschte ihr alles Gute und nannte ihr noch ein paar Quellen, die ihr vielleicht nützlich sein konnten.

Merke: Wenn jemand Sie darum bittet, etwas zu tun, und Sie wissen sofort, dass Sie es nicht tun werden, dann sagen Sie nicht, Sie würden es tun. Es hilft weder Ihnen noch Ihrem Gegenüber. Seien Sie einfach klar und deutlich – das ist das Beste.

Sie müssen sich nicht rechtfertigen

Sie müssen keine Gründe für Ihr Nein angeben. Hier ist ein toller Satz, den man verwenden kann, ich habe ihn von meiner Freundin Andrea Equihua: »Vielen Dank für Ihr Angebot/Ihre Anfrage/deine Einladung. Ich kann es/sie zurzeit nicht annehmen, aber ich melde mich, wenn es besser passt.«

Das ist freundlich, klar, einfach und nicht entschuldigend.

Sie müssen sich nicht dafür entschuldigen, dass Sie nicht in anderer Leute Terminkalender passen. Und Sie müssen keine 57 Gründe dafür angeben, warum es nicht klappt. Man kann auch ganz freundlich nein sagen.

Nehmen Sie sich die Zeit, die Sie brauchen

Es kommt immer wieder vor, dass Sie um etwas gebeten werden, und Sie noch nicht wissen, ob Sie das tun wollen oder nicht. Oder Sie werden überraschend von jemandem persönlich angesprochen, und ein direktes Nein wäre Ihnen zu unangenehm. (Das passiert vor allem dann, wenn Ihre Nein-Sager-Mechanismen noch nicht voll funktionieren.) In solchen Situationen, ist es am besten, um 48 Stunden Bedenkzeit zu bitten.

Ihr Gegenüber fühlt sich ernstgenommen, und Sie fühlen sich nicht in die Ecke gedrängt. Sie haben Zeit genug, sich die Sache zu überlegen, ohne dass die betreffende Person dabei ist, und erhalten dann hoffentlich eine klare Botschaft aus Ihrem Inneren.

Sie können die Zeit auch nutzen, um eine klare, freundliche Antwort zu formulieren, wenn Sie tatsächlich nein sagen wollen. Wenn Sie gerade erst angefangen haben, das Nein-Sagen zu üben, dann kann ein direktes Nein noch sehr schwierig sein. Sich ein oder zwei Tage Bedenkzeit zu erbitten, kann dabei helfen, sich innerlich zu »rüsten«.

Wenn es kein überzeugtes Ja ist ...

Den folgenden Satz haben Sie vielleicht schon mal gehört, aber man kann ihn nicht oft genug wiederholen. Er gehört zu denen, die ich mir selbst fast jeden Tag sage: »Wenn es kein überzeugtes Ja ist, dann ist es ein Nein.«

So ist es. Es funktioniert bei der Frage, wohin es zum Essen gehen soll, genauso wie bei der Frage, wen man heiraten will.

Warum Ihr Nein wertvoll ist

Ihr Nein ist deshalb so wertvoll, weil alle Menschen, die mit Ihnen zu tun haben, dann wissen, dass Ihr Ja auch tatsächlich ja bedeutet. Sie wissen, dass sie sich auf Sie verlassen können. Damit sind alle beruhigt. Indem Sie Ihre Jas und Neins respektieren, wächst auch Ihr Vertrauen in sich selbst jeden Tag ein bisschen mehr. Nachdem Sie der einzige Mensch sind, mit dem Sie Ihr gesamtes Leben verbringen werden, ist das eine ziemlich große Sache.

Mögen wir alle den Mumm haben, nein zu sagen, wenn wir nein meinen, und ja, wenn wir ja meinen. Und mögen wir alle den Mut haben, den Lautstärkeregler für unsere innere Stimme (die es immer weiß) weit genug aufzudrehen. Es nützt uns und es nützt sicher auch dem Rest der Welt

von Kate Northrup

www.katenorthrup.com

Bitte nehmen Sie sich diese Gedanken zu Herzen. Überlegen Sie, ob Sie Probleme haben, nein zu sagen. Merken Sie, dass es Ihrem Körper und Ihrem Geist Energie entzieht, wenn Sie bei etwas mitmachen, obwohl Sie lieber etwas anderes getan hätten oder mit anderen Leuten oder alleine, oder wenn Sie lieber einmal ganz Ihre Ruhe gehabt hätten? Denken Sie auch darüber nach, warum Sie sich so verhalten. Wollen Sie der betreffenden Person einen Gefallen tun? Oder hat es eher damit zu tun, dass Sie dieser Person helfen wollen, oder haben Sie nur Angst, dass Sie sich unbeliebt machen, wenn Sie nein sagen? Auf den

Grund kommt es an. Denn je mehr Ihre Entscheidungen mit Furcht zu tun haben, desto erschöpfter werden Sie sich vermutlich fühlen. Wenn Zuneigung der Grund für Ihre Entscheidungen ist, wird es Sie in der Regel beflügeln. Kate hat es sehr schön ausgedrückt und mich damit zum Lachen gebracht: Lassen Sie nicht zu, dass Ihre Grenzen aussehen »wie mit Kreide gezogene Linien auf dem Bürgersteig nach einem Platzregen«.

Beenden, Beibehalten, Beginnen

Ich möchte Ihnen noch eine andere Strategie vorstellen, die hilfreich ist, wenn Sie sich von Ihren vielen Aufgaben überfordert fühlen und Ihr Körper regelmäßig von Stresshormonen geflutet wird. Im Englischen hat die Strategie den Namen: »Stop. Keep. Start.« Das bedeutet: »Beenden. Beibehalten. Beginnen.« Nehmen Sie sich ein Notizbuch und ziehen Sie auf einer leeren Seite Linien für drei Spalten. Diesen Spalten geben Sie die Überschriften:

- Beenden
- Beibehalten
- Beginnen

In die Spalten tragen Sie nun die Antworten auf folgende Fragen ein:
- Was will ich in Zukunft nicht mehr tun? (Beenden)
- Was will ich auch weiterhin tun? (Beibehalten)
- Was möchte ich anfangen zu tun? (Beginnen)

Hier ein paar Beispiele:
- Beenden: Ich werde mich nicht mehr am Klatsch und Tratsch beteiligen, weil mich das zu viel Energie kostet.
- Beibehalten: Ich werde auch weiterhin jeden Morgen ein gesundes Frühstück zu mir nehmen.
- Beginnen: Ich werde in den nächsten zwei Wochen viermal pro Woche einen Spaziergang machen. Morgen früh um 6 Uhr fange ich an.

Mit dieser Strategie machen Veränderungen Spaß, denn sie lassen sich leicht der persönlichen Lebensweise anpassen, so dass sie auch praktikabel sind.

Während einer Reise las ich einen Blog-Beitrag der genialen Danielle La Porte, der mich dazu angeregt hat, die unterschiedlichsten Leute zu fragen, welche Dinge sie beendet, beibehalten oder begonnen hatten, die für ihr Leben und vor allem für ihre Energie wirklich wichtig waren. Ich liste einige der Antworten auf, die ich erhalten habe. Sie stammen von verschiedenen Menschen und sind in deren Worten wiedergegeben.

- Ich habe damit angefangen, morgens als Erstes warmes Wasser mit Zitrone zu trinken. Das hat meiner Verdauung und meiner Haut richtig gutgetan.
- Ich habe mir schwarze Vorhänge für mein Schlafzimmer besorgt und alles aus dem Raum entfernt, was blinkte oder blitzte. Seitdem bin ich mit meinem Tag-Nacht-Rhythmus wieder im Reinen.
- In meinem Terminkalender steht nun einmal pro Woche ein Waldspaziergang mit einer Freundin. Ich komme raus in die Natur, wir unterhalten uns oder wandern auch mal schweigend. Seitdem ich das jede Woche mache, geht es mir so viel besser, obwohl ich oft, wenn ich aufbreche, denke, ich hätte eigentlich keine Zeit dafür.
- Ich habe einen Kurs in »Ruhe durch Bewegung« (eine Form des regenerativen Yogas) angefangen, der zweimal pro Woche stattfindet. Das hat mein Leben verändert. Im wahrsten Sinne des Wortes. Und das sage ich nicht nur so dahin.
- Ich habe einen Computerkurs belegt. Ich bin 74 Jahre alt und war traurig, mit meiner Familie nicht auf Facebook in Kontakt zu stehen, weil ich keinen Computer bedienen konnte. Jetzt fühle ich mich ihnen näher, weil ich ihre Fotos sehen kann. Ich weiß jetzt auch, wie ich ihnen eine Nachricht schicken kann.
- Ich habe auf glutenfreie Ernährung umgestellt.
- Ich habe aus meinem »Home Office« ein echtes Arbeitszimmer gemacht. Es ist jetzt ein richtiger Raum mit schönen Dingen darin und nicht mehr nur »die ungenutzte Ecke, in der jetzt gearbeitet wird«. Durch die Ordnung, die jetzt herrscht, fühle ich mich weniger gestresst und freue mich richtig darauf hineinzugehen.
- Ich habe endlich den Mut aufgebracht, meiner Chefin zu sagen, dass Personalführung nicht mein Ding ist und dass ich deswegen auch nicht wirklich gut darin bin. Glücklicherweise hat sie mir eine andere Aufgabe in der Firma übertragen und ich fühle mich wie in einem anderen Leben!
- Ich habe mir angewöhnt, um 5 Uhr morgens aufzustehen und mir eine Stunde Zeit für mich zu nehmen.

- Ich habe angefangen, meine Kinder jeden Abend (etwa eine Stunde, nachdem sie eingeschlafen sind) 10 Minuten beim Schlafen zu beobachten. Zu sehen, wie friedlich sie daliegen, macht mich ganz ruhig. Danach kann ich viel besser arbeiten. Seitdem ich angefangen habe, ihnen beim Schlafen zuzusehen, gehe ich an meine nächtlichen Aufgaben mit einer ganz anderen Einstellung heran.

- Ich stehe weiterhin um 5 Uhr morgens auf und meditiere. Jeden Morgen danke ich für mein Leben, lese, lerne und betrachte den Sonnenaufgang. Dieses Ritual hat mein Leben verändert, und ich habe nicht vor, es wieder aufzugeben. Das Einzige, was ich bedauere, ist, dass ich erst mit 46 Jahren damit angefangen habe.

- Ich habe aufgehört, sofort auf Textnachrichten zu antworten. Die meisten sind sowieso nicht so wichtig, oder? Das hat mir ein Stück Freiheit zurückgegeben.

- Ich habe angefangen, Sprechunterricht zu nehmen. Dadurch hat sich meine Art zu atmen verändert. Nachdem ich meine Atmung geändert hatte, haben sich auch meine Körperhaltung, meine Aufmerksamkeit und dadurch meine Effizienz und meine Zufriedenheit ausgesprochen positiv entwickelt.

- Ich habe angefangen, jeden Tag zu meditieren. Egal, was auch geschieht.

- Ich habe damit angefangen und es auch beibehalten, schwerer erreichbar zu sein. Damit habe ich mehr Freiraum und mehr Ruhe in mein Leben gebracht. Ich beschloss, dass ich dann, wenn ich zuhause bin und meine Tochter aus der Schule kommt, nur Zeit und Energie für sie habe.

- Bei meinem Sohn wurde eine geistige Behinderung festgestellt. Er liebt Musik. Also kauften wir ihm eine Gitarre und klapperten ein paar Gitarrenlehrer ab, bis wir einen fanden, der sagte: »Pfeif auf die Tonleitern! Welches Lied möchtest du heute spielen lernen?« Ich kann gar nicht beschreiben, wie unglaublich positiv sich das auf unser Leben ausgewirkt hat.

- Ich gehe jetzt vor Mitternacht zu Bett. Die gefährliche Zeit liegt zwischen 23.30 und 0.00 Uhr, da kriege ich normalerweise noch mal ein Hoch, das ich dafür genutzt habe, weiter E-Mails abzuarbeiten oder noch etwas Neues anzufangen. Damit ist jetzt Schluss. Wenn ich vor Mitternacht zu Bett gehe, schlafe ich sofort ein. Wenn ich während der gefährlichen Zeit aufbleibe, komme ich noch einmal auf Touren und es dauert relativ lange, bis ich wieder so weit runter bin, dass ich einschlafen kann. Alles, was ich glaube nach 23.30 Uhr tun zu müssen, kann bis zum anderen Morgen warten. Nichts, was ich fürs Büro oder für den Haushalt tun müsste, ist wichtiger als mein Schlaf. Und es wird niemanden umbringen, wenn ich meine Mails nicht nach 23.30 Uhr beantworte.

So, und nun sind Sie dran. Wie lauten Ihre Antworten auf die folgenden Fragen?

- Was will ich in Zukunft nicht mehr tun?
- Was will ich auch weiterhin tun?
- Was möchte ich anfangen zu tun?

Die Folgen für Ihre Gesundheit und Ihre Energie dürften Sie überraschen.

Morgenrituale

Ein Morgenritual, das einen einstimmt auf den neuen Tag, ist etwas Großartiges. Sie könnten es in Ihre »Beginnen«-Spalte schreiben, wenn Sie nicht bereits eines pflegen. Während ich an diesem Buch arbeitete, verbrachte ich einige Zeit auf dem zu den Britischen Jungferninseln gehörenden Necker Island, das sich im Besitz von Sir Richard Branson und seiner Familie befindet. Ich war dort als Rednerin zu einem Führungskräfteseminar eingeladen, das von Virgin Unite und einer australischen Firma namens Business Chicks gemeinsam veranstaltet wurde. Ich fühlte mich sehr geehrt, hier sprechen zu dürfen. Im Laufe dieser Woche fragte ich einige der führenden Köpfe der Welt nach ihrem persönlichen Energielevel, wie sie ihre Energie erleben und was sie tun, um sich ihre Energie zu erhalten (wenn sie ein hohes Niveau haben). Die wichtigsten gemeinsamen Punkte bei Personen mit viel Energie waren:

- großartige Rituale
- einen Lebenssinn für sich sehen
- sich für andere engagieren

Bei den Ritualen wurden – unabhängig vom Geschlecht – von den meisten Morgenrituale genannt. Oft handelt es sich dabei um eine Zeit, die die betreffende Person ganz für sich selbst nutzt, zum Beten, zum Meditieren, zum Schreiben, für regeneratives Yoga oder zum Sporttreiben. Aber fast jeder Befragte hatte ein nicht verhandelbares Morgenritual, mit dem er sich körperlich und/oder geistig auf den Tag einstimmte, und oft dienten diese Rituale auch dem Lernen und Wachsen.

Viele dieser Personen, Männer wie Frauen, hatten Kinder im Alter von 12 Wochen bis 21 Jahren. Einige hatten vier Kinder unter 10 Jahren. Diejenigen, die ein Morgenritual pflegten, das Alleinsein verlangte, standen vor allen anderen auf – oder sie hatten ihre Kinder dazu erzogen, sich selbst zu beschäftigen, wenn Mami oder Papi »ihr Ding« machten. Ein weiterer wesentlicher Punkt war jedoch, dass sie trotzdem flexibel reagierten, so dass es nicht ihren Morgen »ruinierte«, wenn eines der Kinder sie brauchte. Dann war es eben so.

Ich möchte Sie dazu ermuntern, es ebenso zu machen. Wenn Sie sich auf Ihren Tag einstimmen und auf Ihre natürliche innere Intelligenz zurückgreifen, dann können Sie mehr erledigen. Auch Ihre Interaktionen mit anderen verlaufen besser, und das zählt, wenn wir mal davon ausgehen, dass schlechte Interaktionen zu den größten Energiefressern überhaupt gehören. Wenn Sie sich auf Ihren Tag einstimmen, ist Ihr Geist klar, Ihre Körperhaltung stark und Sie können effektiver arbeiten. Sie können mit allem, was Ihnen an diesem Tag begegnet, besser umgehen. Die Leute, mit denen ich gesprochen habe, waren auch der Meinung, sie seien bessere Kollegen, Eltern, Partner, Freunde, wenn sie sich auf den Tag eingestimmt haben. Das heißt, das Morgenritual hat so etwas wie einen positiven Schneeballeffekt. Nicht nur, dass Sie ein höheres und beständigeres Energieniveau erhalten, die Menschen in Ihrer Umgebung erleben Sie auch von Ihrer besten Seite.

Wenn Sie sich mit einem Ritual auf Ihren Tag einstimmen, ist Ihr Geist klar, Ihre Körperhaltung stark und Sie können effektiver arbeiten.

Dr. Libby

Körperhaltung, Sprache, Fokussierung

Zu den Bereichen, in denen Sie etwas beenden, beibehalten oder beginnen wollen, gehört möglicherweise auch die Art und Weise, wie Sie mit sich selbst sprechen oder worauf Sie sich konzentrieren wollen. In jedem Fall sind Körperhaltung, Konzentration und die Sprache, die wir verwenden, drei Bereiche, denen wir uns sofort zuwenden können, wenn wir an unserem Energieniveau etwas ändern wollen. Und sie sind allesamt kostenlos. Sie erfordern lediglich die Bereitschaft, sich regelmäßig mit ihnen zu beschäftigen und neue Gewohnheiten zu entwickeln.

Körperhaltung

In diesem Abschnitt will ich keinen anatomischen Vortrag halten. Ich will einfach nur darauf hinweisen, dass die Art der Körperhaltung Einfluss auf das Energieniveau hat. Probieren Sie es aus.

Lassen Sie die Schultern nach vorne sinken, lassen Sie den Kopf hängen und halten Sie den Blick gesenkt. Verharren Sie ein paar Minuten in dieser Position oder gehen Sie mit dieser Haltung auf und ab. Spüren Sie irgendwelche Energie? Dann nehmen Sie die Schultern zurück, richten sich auf, halten den Kopf aufrecht, dehnen den Brustkorb und schauen nach vorn. Bleiben Sie ein paar Minuten in dieser Position. Mit welcher Körperhaltung spüren Sie mehr Energie?

Eindeutig in der aufrechten Körperhaltung. Machen Sie sich bewusst, wie Sie stehen und gehen. Machen Sie eine gute Körperhaltung zum Teil des fürsorglichen Umgangs mit sich selbst. Der geniale Dr. Donny Epstein, der die »Network Spinal Analysis« (NSA) entwickelt hat, lehrt schon lange, dass wir bestimmte Abwehrhaltungen entwickeln, je nachdem wie unser Nervensystem Erfahrungen, die wir gemacht haben, interpretiert – eine laute Stimme, eine nicht bestandene Prüfung, ein Autounfall, der Tod eines geliebten Menschen. Für all unsere Körperhaltungen wird Hirnkapazität gebraucht, und je weniger Abwehrhaltungen wir haben, desto mehr (innere) Ressourcen, inklusive Energie, stehen uns zur Verfügung.

Deshalb ist es wichtig, sich bewusst zu werden, welche Körperhaltung man einnimmt. Stehen Sie aufrecht und werfen Sie die Last der Welt von Ihren Schultern. Ein Therapeut mit Erfahrung in Network Spinal Analysis kann Ihnen bei Bedarf weiterhelfen, wenn Sie das Gefühl haben, dass es das ist, was Sie brauchen. Die verschiedenen Gefühlszustände drücken sich in unterschiedlichen Körperhaltungen aus, selbst wenn Ihnen das zunächst nicht bewusst ist. Der Einfluss der Körperhaltung auf das Energieniveau ist beträchtlich.

Sprache

Auch die Sprache, die wir verwenden, sei es gewohnheitsmäßig oder auch nur gelegentlich, kann das Energieniveau enorm beeinflussen. Stellen Sie sich folgende Szene vor. Sie haben Ihren Wecker auf 6 Uhr gestellt, weil Sie früh aufstehen und dann ein bisschen Sport machen wollen. Als der Wecker frühmorgens klingelt, denken Sie: »Was? Kann doch gar nicht sein. Schon 6 Uhr?« Sie sind todmüde. Also drücken Sie die Schlummertaste. Das tun Sie noch ein paar Mal, bis um 7 Uhr ein anderes Familienmitglied an Ihrem Bett steht und Sie aus dem Schlaf reißt. So, und jetzt ist es 7 Uhr, keine Zeit mehr für Sport, die Pflicht ruft und Sie müssen zur Arbeit.

Welche Worte verwenden Sie für sich selbst, wenn Sie länger geschlafen haben als beabsichtigt und deshalb keinen Sport machen konnten? Beschimpfen Sie sich selbst als »Faule Socke«, »Versager« oder stellen Sie fest »Das war mal wieder typisch!«? Damit drücken Sie aus, dass Sie schon vorher der Meinung waren, Sie seien faul oder ein Versager, und dieses Ereignis habe das nur bestätigt. Welche Art von Energie erzeugen diese Sprache, diese Wortwahl und die Bedeutung, die sie Ihrem Nervensystem vermitteln? Eine ganz miese.

Aber Sie könnten in dieser Situation auch ganz anders reagieren. Sie könnten es nehmen, wie es ist, keine Katastrophe, kein Grund zum Jubeln – Sie sind eben nicht aufgestanden und haben keinen Sport gemacht. Punkt. Wenn Sie es so betrachten, ist das auf jeden Fall besser für Ihr Energieniveau als mit der ersten Reaktion. Das liegt zum Teil daran, dass die vernichtende Selbstkritik aus dem ersten Szenario Ihr Nervensystem zermürbt. Wir kommen gleich darauf zu sprechen. Das Urteil, das wir über uns selbst fällen, die Art, wie wir uns selbst beschimpfen und herabsetzen, sie führen häufig zu denselben Verhaltensmustern am nächsten Morgen. Wenn Sie sich sagen, Sie seien faul und zu nichts nutze, liegt darunter die Überzeugung, nichts wert zu sein. Warum, um Himmels willen, sollten Sie sich dann also besser um sich kümmern? Sie sprechen von »Aufschieberitis« und hacken weiter auf sich selbst herum. Dieses Verhaltensmuster wirkt absolut lähmend.

Viele Menschen setzen in ihren Sätzen Kommas, wo eigentlich Punkte hingehören. »Ich bin nicht um 6 Uhr aufgestanden, um Sport zu machen« liest sich dann vielleicht so: »Ich bin nicht um 6 Uhr aufgestanden, um Sport zu machen, weil ich faul bin, und das hat mir mein Vater schon immer gesagt, wenn ich ihm nicht im Garten helfen wollte, und weil ich faul bin und er harte Arbeit hochschätzt, mag er mich nicht oder verachtet mich.« Es mag sich vielleicht verrückt anhören, aber solche Dinge können in Ihrem Inneren ausgelöst werden, wenn Sie sich selbst herabsetzen – und das, ohne dass Sie es merken. So oder so ähnlich läuft es. Nicht immer, aber ziemlich oft. Diese Form der Selbstkritik ist erdrückend und kräftezehrend, da sie alte Wunden aufreißt. Nur dass Sie nicht wissen, was Sie sich selbst antun. All das läuft im vegetativen Nervensystem ab, also dem Teil, zu dem Sie über das Denken keinen Zugang haben.

Wenn Sie die Dinge annehmen, wie sie sind, und wenn Sie den Punkt dorthin setzen, wohin er gehört, den Satz also beenden, dann sorgt das für ein besseres Energieniveau, weil Sie nicht an der alten Wunde – nämlich nicht gut genug zu sein – herumkratzen. Die größte Angst eines jeden Menschen ist es, nicht gut genug zu sein und darum nicht geliebt zu werden.

Machen Sie sich bewusst, welche Sprache Sie für sich selbst verwenden. Das entscheidet darüber, ob Sie an einem Tag Energie haben oder nicht. Halten Sie die Augen offen, und achten Sie einmal darauf, wie oft Sie ein Urteil über sich selbst abgeben. Und sobald Sie das merken, machen Sie einen Punkt.

Fokussierung

Es ist ganz einfach. Das, woran man denkt und worauf man sich konzentriert, ist das, was man fühlt. In den Momenten, wenn Sie an das denken, was in Ihrem Leben fehlt oder was in Ihrem Leben falschläuft und was Sie in Ihrem Leben gerne anders hätten, sprühen Sie vermutlich nicht gerade vor Energie, oder? Sich mit solchen negativen Aspekten zu beschäftigen, zieht eher Energie ab als welche zu liefern. Und nur mithilfe von Energie können Sie die gewünschten Veränderungen herbeiführen. Doch sobald Sie das in den Mittelpunkt Ihres Denkens stellen, was Sie haben, was in Ihrem Leben bereits vorhanden ist – Nahrung, Kleidung, ein Dach über dem Kopf und sauberes Trinkwasser an erster Stelle, wohl wissend, dass diese Grundbedürfnisse bei sehr, sehr vielen Menschen nicht erfüllt sind – dann verändern sich Ihre Biochemie und Ihr Energieniveau, und es werden Dinge möglich. Das menschliche Gehirn kann sich nicht auf zwei Dinge gleichzeitig konzentrieren. Egal, was Sie glauben, wie gut Sie im Multitasking sind – Ihr Gehirn kann sich immer nur auf eine Sache konzentrieren. Wenn Sie das, was gut ist, in den Mittelpunkt Ihrer Betrachtung stellen, das, was Sie mögen, das, wofür Sie dankbar sind, und wenn Sie das ständig tun, dann wird Ihr Energieniveau deutlich ansteigen.

Die Betrachtungsweise zu ändern, bedeutet nicht, die rosarote Brille aufzusetzen oder den Kopf in den Sand zu stecken oder zu leugnen, dass Sie in Ihrem Leben etwas ändern möchten. Sie werden immer wissen, dass diese Gedanken da sind. Aber wenn Sie sich immer auf das konzentrieren, was falsch ist, dann fehlt Ihnen die Energie, es zu ändern. Wenn Sie sich auf das konzentrieren, was positiv ist, erhalten Sie die Energie, um die gewünschten Veränderungen einzuleiten.

Ich konnte das sehr eindrucksvoll an einer Dame beobachten, bei der eine Depression diagnostiziert worden war und die deswegen drei verschiedene Medikamente einnehmen musste. Sie hatte nur wenig Energie und litt unter Verstopfung (bis wir anfingen, daran zu arbeiten, hatte sie nur einmal pro Woche Stuhlgang); ich konnte ihre Traurigkeit spüren, wenn ich neben ihr saß. Aber einmal begegnete ich ihr außerhalb meiner Praxis, bei einer Veranstaltung, bei der ihr ein wichtiger Preis verliehen wurde. Und ich sah, wie sie aufsprang, freudig aufschrie und strahlte, wie ich sie noch nie zuvor hatte strahlen sehen. Es war ein wunderbarer Anblick, und ich freute mich sehr für sie. In diesem Moment konzentrierte sie sich auf etwas anderes und ihre Energie war weit höher als sonst.

»Woran man denkt, das fühlt man.« Als ich diesen Satz das erste Mal las, sprang er mir sofort ins Auge. Mir gefiel, wie einfach er war. Aber dann dachte ich länger darüber nach und stellte fest, dass das Leben mehr Schattierungen aufweist, als dieser Satz alleine aussagt. Ich bin eine große Verfechterin der Vorstellung, dass Gefühle dazu da sind, uns zu dienen, und dass das, was wir fühlen, uns die Möglichkeit gibt zu erkennen, was uns eventuell helfen könnte, zu wachsen und/oder zu lernen. Selbst wenn wir eine persönliche Tragödie durchleben, können wir so oder so reagieren: Wir können entweder die Hoffnung verlieren und in selbstzerstörerische Gewohnheiten verfallen oder wir können die Herausforderung annehmen und unsere inneren Stärken entdecken. Das kann auch bedeuten, körperlichen Schmerz, seelischen Schmerz, Verlust, ein gebrochenes Herz, Enttäuschung, missbrauchtes Vertrauen und Ängste zu durchleben und sich zu erlauben, all das zu fühlen. Denn das, was man fühlt, gibt einem die Gelegenheit, der Welt noch mehr zu dienen. Sehr häufig gilt: Je größer die Verletzung, desto größer das Geschenk.

Ja, ich bin wirklich ein Fan davon, unser Augenmerk darauf zu richten, wie wir uns an jedem einzelnen Tag fühlen. Es ist eine einfache und schnelle Methode, zu mehr Energie zu kommen. Dennoch kann es auch Situationen geben, in denen diese Methode, beim Empfinden unangenehmer Gefühle den Blickwinkel zu ändern, nicht angebracht ist. Manchmal müssen wir die Traurigkeit und die Erschöpfung, die mit ihr einhergehen, aushalten, und einsehen, dass auch Schmerz uns zu neuen Einsichten verhelfen kann. Wenn man den seelischen Schmerz bewusst aushält, ist er leichter zu ertragen und kann uns wachsen lassen. Viele Erwachsene verfügen allerdings nicht über die Mittel, den Schmerz für sich zu entschlüsseln. Ein Psychologe oder auch ein einfühlsamer Freund kann Ihnen dabei helfen. Man findet immer jemanden, der einem hilft oder einen an die Hand nimmt, also scheuen Sie sich nicht, um Hilfe zu bitten.

Denken Sie daran: Das, woran Sie denken, ist das, was Sie fühlen, und es liegt in Ihrer Macht zu ändern, worauf Sie Ihr Augenmerk richten. Vielleicht sind Sie der Meinung, dass diese Strategie nur schwer auf Dauer durchzuhalten ist, aber wenn Sie sich davon angesprochen fühlen, dann werden Sie mit sehr viel mehr Energie belohnt werden – und das an jedem Tag.

Achten Sie darauf, ob das, was Sie sagen, tun oder essen, die Energie, die Sie für sich und für andere haben, vermehrt oder vermindert.

Dr. Libby

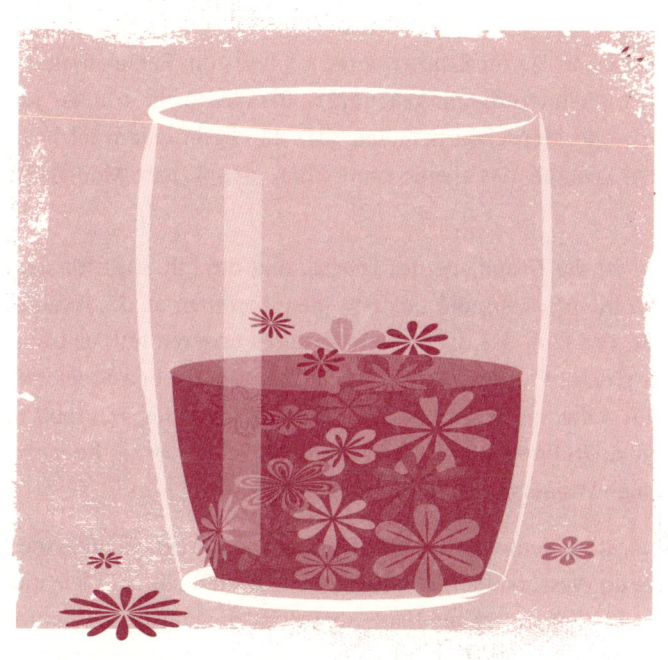

Kapitel 8
Gut mit Wasser versorgt?

Flüssigkeitszufuhr

Vielleicht sind Sie im Rahmen Ihrer Analyse zum Beenden, Beibehalten und Beginnen darauf gekommen, dass Sie mehr trinken sollten. Viel zu viele Menschen befinden sich ständig in einem leicht dehydrierten Zustand, das alleine kann schon für spürbare Müdigkeit sorgen.

Wasser ist die Grundlage des Lebens, und das gilt auch für unseren Körper. Die Muskeln, die uns bewegen, bestehen zu 75 Prozent aus Wasser. Das Blut, das die Nährstoffe durch unseren Körper transportiert, ist zu 82 Prozent aus Wasser. Die Lungen, die den Sauerstoff aus der Luft aufnehmen, sind zu 90 Prozent aus Wasser, während unser Gehirn zu 76 Prozent aus Wasser besteht. Selbst unsere Knochen haben einen Wassergehalt von 25 Prozent!

Den meisten Menschen ist sehr wohl bewusst, wie wichtig eine ausreichende Wasserversorgung für unsere Gesundheit ist. Viele denken dabei vor allem an schöne Haut. Aber es ist auch unverzichtbar für ein gutes Energieniveau. Und trotzdem befinden sich viele Menschen nur allzu oft in einem dehydrierten Zustand.

Wissenschaftler sagen, dass wir zu etwa 75 Prozent aus Wasser bestehen, wenn wir auf die Welt kommen, doch bis wir das Erwachsenenalter erreicht haben, sinkt der Wassergehalt des Körpers bei den meisten auf 57 bis 60 Prozent. Um die nachfolgenden Überlegungen nicht zu kompliziert zu machen, gehe ich von einem durchschnittlichen Wassergehalt von 70 Prozent aus. Stellen Sie sich das vor: Ihr Körper besteht zu 70 Prozent aus Wasser. Kein Wunder, dass sich Dehydratation buchstäblich auf alle Körpervorgänge auswirkt, und zwar spürbar.

Unsere Gesundheit hängt von der Qualität und der Menge des Wassers ab, das wir trinken. Eine unbeabsichtigte ständige Unterversorgung mit Wasser kann zu Müdigkeit, Schmerzen und Entzündungen beitragen und sogar bei der Entwicklung degenerativer Erkrankungen eine Rolle spielen. Helfen Sie ihrem Körper, solche Erkrankungen zu vermeiden, indem Sie ihm immer Wasser in hervorragender Qualität anbieten. Damit schaffen Sie auch beste Voraussetzungen für ein gutes und konstantes Energieniveau in Ihrem Körper.

Wenn Sie sich wieder einmal müde, gereizt und unkonzentriert fühlen, probieren Sie es mal mit einem ganz simplen Trick: Wasser trinken. Sie werden überrascht sein, wie gut sich diese Probleme damit lindern lassen. Eine Studie, die im »Journal of Nutrition« veröffentlicht wurde, hatte an einer Gruppe von Frauen untersucht, wie sich Stimmung, Konzentrations- und Denkfähigkeit verändern, wenn man entweder genügend Flüssigkeit für einen optimalen Hydratationszustand erhält oder wenn man sich in einem leicht dehydrierten Zustand befindet. Die Forscher untersuchten Stimmung und kognitive Fähigkeiten der Teilnehmerinnen in Ruhe und bei körperlicher Betätigung und in verschiedenen (De-)Hydratationszuständen. Auf die Lösung der Denkaufgaben hatte der Hydratationszustand der Frauen fast keinen Einfluss. Aber im Zustand der Dehydrierung kam es zu Kopfschmerzen, Unkonzentriertheit, Müdigkeit und Niedergeschlagenheit – sowohl in Ruhe als auch während körperlicher Aktivität. Dabei war die in dieser Studie herbeigeführte Dehydratation keineswegs sehr ausgeprägt: Es war nur ein Prozent weniger als der Optimalzustand. Ein mageres Prozent!

Selbst wenn in der erwähnten Studie keine Männer untersucht wurden, kann man davon ausgehen, dass die Ergebnisse für sie gleichermaßen gelten. Wenn Sie sich also ein bisschen genervt oder schlapp fühlen, trinken Sie Wasser, ganz besonders wenn Sie intensiv Sport getrieben haben. Und denken Sie auch daran, dass reines Wasser oder andere nichtalkoholische und koffeinfreie Getränke für die Wasserversorgung am besten geeignet sind. Alkohol und Koffein wirken nämlich beide dehydrierend.

Wunderbares Wasser: der Schlüssel zu gesunden Zellen

Die meisten Menschen sind zwar der Meinung, sie müssten mehr trinken, aber ohne eine bewusste Anstrengung scheint das nie zu geschehen. Dabei sind die wunderbaren Wirkungen des Wassers gut belegt, von schöner Haut und glänzenden Augen bis hin zum Vermeiden von Nierensteinen. Aber wie es mit Ernährungsinformation leider meistens ist, so existieren auch hier widersprüchliche Empfehlungen, was es dem Einzelnen schwer macht herauszufinden, wie viel für ihn »genug« ist.

Wissenschaft und Wasserbedarf

Ohne Wasser kann ein Mensch kaum mehr als drei Tage überleben. Flüssigkeit ist für unser Überleben wesentlich wichtiger als feste Nahrung. Der aktuelle Wissensstand ist, dass wir 33 Milliliter Wasser pro Kilogramm Körpergewicht brauchen. Das heißt, ein Mensch mit 70 Kilogramm Körpergewicht sollte etwa 2,3 Liter Wasser pro Tag aufnehmen. Was wir oft nicht berücksichtigen: Viele pflanzliche Nahrungsmittel haben einen hohen Wassergehalt, und auch das trägt zu unserer Versorgung mit Wasser bei. Kräutertees und Suppen zählen ebenfalls. Getränke und Nahrungsmittel, die Koffein oder Alkohol enthalten, dagegen entziehen dem Körper Wasser. Das heißt, je mehr wir davon konsumieren, desto mehr Wasser brauchen wir.

Obst und Gemüse bestehen fast immer zu mehr als 70 Prozent aus Wasser; je mehr wir davon essen, desto weniger Wasser müssen wir trinken. Durch Schwitzen und verstärktes Atmen, etwa beim Sport, erhöht sich unser Wasserbedarf, aber hier sind die genauen Mengen schwer zu ermitteln und auch sehr individuell. Achten Sie auf Ihr Durstgefühl! Der Durst wurde uns von Mutter Natur mitgeben, damit wir immer wissen, wann wir etwas trinken sollten.

Durst und Wasserversorgung

Es gibt Menschen, die so gut wie nie Durst empfinden, und andere, deren Durst offenbar nie gestillt ist. Manche Leute weigern sich, mehr zu trinken, weil sie nicht dauernd zur Toilette rennen wollen. Andere fühlen sich aufgedunsen und unwohl, wenn sie mehr Flüssigkeit aufnehmen. Angesichts solcher Szenarien ist es kein Wunder, dass man auf so viel widersprüchliche Informationen zum Thema Trinken stößt. Doch was steckt dahinter, und was kann der Einzelne tun?

Dass Sie Wasser trinken – und selbst wenn die Menge für eine optimale Hydratation ausreichend sein sollte –, bedeutet noch nicht notwendigerweise, dass auch all die Zellen in Ihrem Körper optimal mit Wasser versorgt sind. Im Idealfall, bei optimaler Hydratation, sieht eine Zelle aus wie eine Traube, im dehydrierten Zustand ähnelt sie mehr einer Rosine. Grund für eine mangelhafte Hydratation der Zellen kann die zu geringe Wasserzufuhr über Essen und Trinken sein oder ein Mineralstoffmangel oder eine Unterfunktion der Nebennieren (oft aufgrund von chronischem Stress, körperlichem oder seelischem Trauma) oder zu viel Koffein und/oder Alkohol.

Damit die Zellen Wasser ins Innere aufnehmen können, werden die Mineralstoffe Calcium, Magnesium, Natrium, Kalium und Chlorid gebraucht. Von diesen Mineralen befinden sich einige innerhalb, andere außerhalb der Zelle. Diese Mineralstoffe müssen in einem bestimmten Mengenverhältnis zueinander stehen, damit Wasser in die Zellen aufgenommen werden kann. Wenn von einem Stoff zu viel vorhanden ist oder wenn einer fehlt, dann funktioniert die Wasseraufnahme nicht. Auf der körperlichen Ebene äußert sich die mangelhafte Wasseraufnahme in die Zellen zum Beispiel in geschwollenen Armen oder Beinen (»Wasser in den Beinen«). Das bessert sich, sobald die Mineralstoffe in der Ernährung ausbalanciert sind und man sich gut um die Leber kümmert.

Der beste Weg, um die Mineralstoffaufnahme zu verbessern und auszubalancieren, ist eine möglichst natürliche Ernährung, das heißt möglichst wenige industriell verarbeitete Nahrungsmittel. Die Mineralstoffe in pflanzlichen Nahrungsmitteln stammen aus dem Boden,

auf dem die Pflanzen gewachsen sind; Gemüse aus biologisch-dyna-
mischer, nachhaltiger Landwirtschaft sollten daher bessere Nährstoff-
profile aufweisen. Grüne Blattgemüse liefern viele Mineralstoffe, unter anderem Calcium, Magnesium und Kalium. Nüsse und Samen sind
regelrechte Mineralstoffpakete und bieten sich als Snacks oder zur
Garnierung von Mahlzeiten aller Art an.

Mineralstoffe

Personen mit niedrigem Blutdruck geht es oft besser, wenn sie nicht
so viel trinken, da eine hohe Flüssigkeitsaufnahme die Mineralstoff-
konzentration im Blut verdünnt. Für diese Menschen kann sich die Erhöhung der Mineralstoffaufnahme positiv auf ihren niedrigen Blutdruck auswirken.

Die Mineralstoffe spielen – neben vielen anderen Aufgaben – im Körper auch eine Rolle als Elektrolyte. Elektrolyte werden manchmal als
die »Funken des Lebens« bezeichnet, weil aus ihrer Verteilung innerhalb und außerhalb der Zellen die elektrischen Potenziale für die Signale entstehen, die entlang der Nervenbahnen durch den Körper laufen. Mineralstoffe sind auch für die Enzymherstellung von Bedeutung.
Enzyme beschleunigen viele der biochemischen Prozesse in unserem
Körper, sei es bei der Verdauung, bei der Nährstoffaufnahme aus dem
Darm, bei der Muskelarbeit oder bei der Hormonherstellung. Zu wenige oder nicht ausgewogene Mineralstoffe haben darum, genau wie
eine Unterversorgung mit Wasser, negative Auswirkungen auf alle
Körperfunktionen.

Verbessern Sie Ihre Mineralstoffaufnahme

Gesund und ausgewogen können Sie Ihre Mineralstoffaufnahme verbessern, indem Sie den Anteil pflanzlicher Nahrung in Ihrem Speiseplan erhöhen, vor allem den von grünen Gemüsen. Essen Sie grünen
Salat und grüne Gemüse, wann immer Sie können, am besten Sie machen sie zum Hauptbestandteil Ihres Abendessens statt zur Garnierung am Tellerrand. Sie können zum Würzen ein wenig Himalaya-

oder Meersalz verwenden. Diese Salze enthalten neben Natriumchlorid noch andere Mineralstoffe (wenn auch nur in sehr kleinen Mengen), die Ihrem Körper helfen, das Wasser besser in die Zellen aufzunehmen. Ein qualitativ hochwertiges Salz ist vor allem dann wichtig, wenn man kaum oder gar keine Fertigprodukte verzehrt und wenn man Probleme mit der Verdauung hat.

Eine weitere tolle Möglichkeit, die Flüssigkeits- und Mineralstoffaufnahme zu erhöhen und damit die Wasseraufnahme in die Zellen zu verbessern, sind Obst- und Gemüsesäfte und Smoothies. Sollten Sie weiter Probleme mit »Wasser in den Beinen« haben, dann probieren Sie einmal folgendes Saftrezept (eine Woche lang ein Glas pro Tag): Staudensellerie, Gurke, Minze und etwas Ananas. Auch reine Smoothies oder grüne Säfte aus grünen Gemüsen stellen hervorragende natürliche »Nahrungsergänzungsmittel« dar.

Bauen Sie kleine Rituale in Ihren Tagesablauf ein, um sich daran zu erinnern, dass Sie etwas trinken sollten. Starten Sie zum Beispiel mit einem Glas warmem Wasser mit Zitronensaft in den Tag. Gewöhnen Sie sich an, immer genügend Wasser zu trinken – das kann qualitativ hochwertiges Leitungswasser oder stilles Mineralwasser sein. Sie werden schon bald merken, wie gut das tut. Wasser ist eine einfache und höchst lohnende Investition in Ihr langfristiges Gesundheits- und Energiekonto.

Tun Sie Ihren Nieren etwas Gutes

Die Hauptaufgabe der Nieren besteht in der Beseitigung der Abfallprodukte des Eiweißstoffwechsels aus dem Blut; dazu zählen Stickstoff, Harnsäure und Harnstoff (Urea) und Ammoniak. Die Nieren entfernen auch noch eine Menge anderer Substanzen aus dem Blut, nämlich Substanzen, die problematisch werden könnten, wenn sie sich anreichern, unter anderem überschüssige Hormone, Zusatzstoffe aus der Nahrung, Vitamine, Mineralstoffe und Medikamente. Sie regeln außerdem die Mineralstoffbalance im Körper, insbesondere der Mineralstoffe, die für ein funktionierendes Nervensystem gebraucht werden:

Calcium, Magnesium, Phosphat, Natrium, Kalium und Chlorid. An der Regulierung des Blutdrucks sind die Nieren ebenfalls beteiligt.

Auch der Wassergehalt des Körpers wird von den Nieren reguliert. Der Urin ist das, was ausgeschieden wird, nachdem die Nieren das Blut gefiltert haben. Über eine ausreichend große Trinkmenge fördern Sie eine gesunde Ausscheidung, und die Wahrscheinlichkeit für eine Verstopfung wird verringert, schließlich gehört es zu den Hauptaufgaben des Dickdarms, den verdauten Nahrungsmittelüberresten das Wasser zu entziehen. Wenn Sie nur wenig trinken, ist der Stuhl oft trocken, hart und schwerer abzusetzen. Und je länger der Abfall im Körper verbleibt, desto mehr Abfallstoffe werden wieder in den Blutstrom aufgenommen. Wir kommen in diesem Buch immer wieder darauf zurück, wie wichtig Ausscheidung und Entgiftung für ein gutes Energieniveau sind.

Es besteht kein Zweifel: Wenn wir ein hohes Energieniveau anstreben oder auch nur ein besseres haben wollen als zurzeit, dann müssen wir etwas für unsere Nieren tun. Hier ein paar Tipps, wie man sie in ihrer Funktion unterstützen kann:

- Trinken Sie jeden Tag reines Wasser in ausreichender Menge. Stellen Sie sich ein großes Glas auf den Schreibtisch, um die Wasserversorgung tagsüber sicherzustellen. Freuen Sie sich, wenn Sie aufstehen müssen, um das Glas wieder zu füllen, denn das bedeutet nicht nur, dass Sie das Glas leergetrunken haben, sondern auch dass Sie eine kleine »Sitz-Pause« einlegen. Weiter vorne hatten wir davon gesprochen, dass auch das gut für die Energie ist.
- Lassen Sie sich von Ihrem Körper sagen, wie viel Wasser er braucht. Achten Sie auf seine Reaktion, wenn Sie etwas trinken. Wird der Durst dann erst richtig massiv, und es hat den Anschein, als sauge der Körper das Wasser förmlich ein? So zeigt Ihnen Ihr Körper, dass er noch mehr Wasser braucht. Manchmal fange ich an zu trinken und will sofort ein zweites Glas. Ein anderes Mal trinke ich ein Glas oder auch nur ein paar Schlucke und bin zufrieden. Geben Sie Ihrem Körper den Tag über so viel Wasser, wie er braucht, damit die Abfallbeseitigung via Urin gut funktioniert.

- Der Konsum von Softdrinks, Koffein und Alkohol sollte für eine gute Hydrierung möglichst gering sein. Aber wenn Sie diese Getränke trotzdem konsumieren möchten, dann trinken Sie zusätzlich die gleiche Menge Wasser.

- Schlafen Sie gut! Bitte arbeiten Sie wirklich daran, wenn Sie im Moment nicht gut schlafen. Nicht nur weil der Schlaf das Energieniveau direkt beeinflusst, sondern auch weil Ruhe und Schlaf die Nieren stärken. Sieben bis neun Stunden erholsamer Schlaf pro Nacht sind nötig, damit die Nieren das Blut richtig reinigen und die Abfallprodukte mit dem Morgenurin entsorgt werden können. Andernfalls müssten sie über die Haut ausgeschieden werden. Tun Sie alles, was in Ihrer Macht steht, damit Sie einen regelmäßigen Schlaf-Wach-Rhythmus haben, insbesondere wenn Sie sich mehr Lebensenergie wünschen. Bei Bedarf gönnen Sie sich an den Wochenenden ein kleines Schläfchen zwischendurch, vor allem wenn Sie zurzeit viel Stress haben, was mittlerweile auf fast jeden zutrifft! Sie sollten Ihrem Schlaf oberste Priorität einräumen, wenn die Schlafqualität derzeit zu wünschen übrig lässt.

- Suchen Sie sich ein erholsames körperliches Bewegungstraining, wie zum Beispiel Taichi, Qigong, Yoga und/oder regeneratives Yoga. In diesen Programmen gibt es nicht nur besondere Bewegungen oder Positionen für die Nieren, sondern sie fördern auch die Bauchatmung, mit der sich die Produktion von Stresshormonen herabsetzen lässt. Darüber haben wir weiter vorne schon gesprochen.

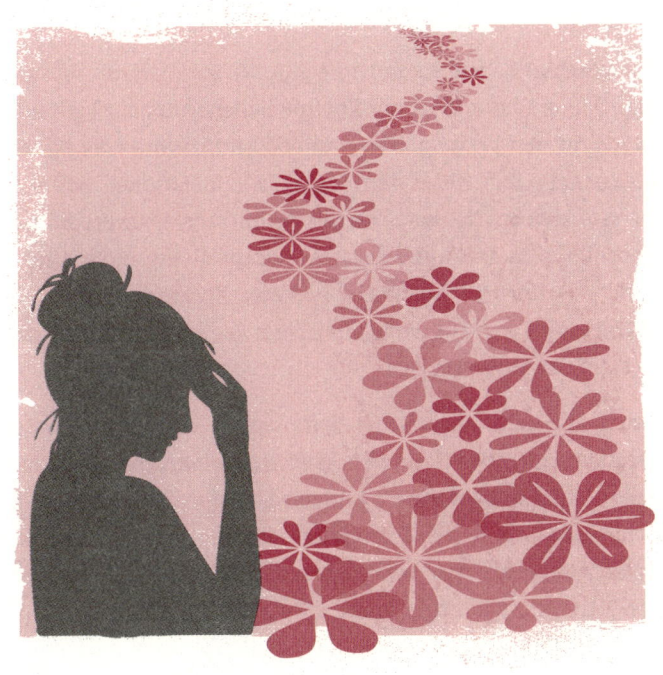

Kapitel 9
Müdigkeit und Erschöpfung –
Gründe und Wege

Allergien, Histamin und Müdigkeit

Wie Sie gesehen haben, sorgen eine gute Versorgung mit Wasser und gesunde Nieren dafür, dass wir Energie haben. Ähnliches gilt auf verschiedene Art und Weise für das Immunsystem. Wir haben das Thema bereits kurz gestreift, als es darum ging, wie Infektionen sich auf alles Mögliche auswirken können, von der Neurotransmitterproduktion bis zur Darmfunktion. Das Immunsystem nimmt direkt und indirekt Einfluss auf das Energieniveau. Ein weiterer Zusammenhang mit der Müdigkeit ergibt sich aus den allergischen Reaktionen, für die das Immunsystem verantwortlich ist.

Menschen, die unter allergischen Symptomen wie Niesen, verstopfter oder ständig laufender Nase, Nebenhöhlenproblemen, juckenden Augen oder Heuschnupfen leiden, fühlen sich nach einem besonders »allergischen« Tag oft ziemlich erschöpft. Oft liegt es an der Jahreszeit, wenn die Symptome sehr heftig auftreten, wie etwa das Frühjahr im Fall von Heuschnupfen. Eine zentrale Rolle für die allergische Reaktion spielt das Histamin, das aus einem speziellen Zelltyp, den sogenannten Mastzellen, freigesetzt wird. Das geschieht, wenn allergieauslösende Stoffe (Allergene) an Moleküle auf der Oberfläche der Mastzellen binden. Das Histamin löst dann im Körper eine Reihe von Reaktionen aus, die sich als allergische Symptome bemerkbar machen. Schon allein dadurch können sich betroffene Menschen sehr müde fühlen. Deshalb ist es wichtig, nach Allergien zu fragen, wenn jemand sein Energieniveau erhöhen will.

Für die Freisetzung von Histamin spielen verschiedene Faktoren eine Rolle. Beispielsweise benötigen die Zellmembranen der Mastzellen Vitamin C für ihre Stabilität. Wenn jemand unter einem Vitamin-C-Mangel leidet, kann das Histamin leichter aus den Zellen freigesetzt werden. Vielen Menschen mit Heuschnupfen-Symptomen geht es tatsächlich besser, wenn sie täglich zwei bis fünf Gramm Vitamin C als Nahrungsergänzungsmittel zu sich nehmen.

Eine Histaminreaktion und damit Müdigkeit können allerdings auch auf eine Unterfunktion der Nebennieren zurückgehen. Bei vielen allergischen Reaktionen kommt es nicht nur zur Ausschüttung von Histamin, sondern auch weiterer Stoffe, die ebenfalls Entzündungssymptome hervorrufen. Wenn Sie sich das Kapitel über die Nebennieren in Erinnerung rufen, wissen Sie, dass das dort produzierte Cortison ein hochwirksamer Entzündungshemmer ist. Genau genommen ist das sogar eine seiner Hauptaufgaben.

Entzündungen können die unterschiedlichsten Ursachen haben; eine davon ist lang anhaltender, von Adrenalin vermittelter Stress. Adrenalin ist das Hormon für akuten, kurzzeitigen Stress, es sollte nur für eine begrenzte Zeit und in echten Gefahrensituationen gebildet werden. Doch wie wir gesehen haben, kann die Adrenalinproduktion in unserer Zeit aus verschiedenen Gründen dauerhaft erhöht sein. Der Körper kann die Folgen, die diese dauerhaft erhöhte Adrenalinausschüttung hat, im Stoffwechsel nicht aufrechterhalten und lässt die Nebennieren darum mehr Cortisol produzieren, um die Entzündungsreaktionen zu dämpfen. Wie wir wissen, birgt ein erhöhter Cortisolspiegel ganz eigene Probleme, und überdies wird zu seiner Produktion ebenfalls mehr Vitamin C gebraucht. Wenn also jemand zu wenig Vitamin C mit der Nahrung aufnimmt oder das vorhandene durch Rauchen oder Umweltgifte zerstört wird, dann kommen die Nebennieren an einen Punkt, wo sie nicht mehr genug Cortisol ausschütten können, um die Entzündungen in Schach zu halten.

Bei den betroffenen Menschen kommt es zu einer Nebennieren-Erschöpfung, die eine abgrundtiefe, nicht enden wollende Müdigkeit mit sich bringt. Wenn der Cortisolspiegel gesunken ist, nimmt die Fähigkeit des Körpers ab, mit allergieähnlichen Entzündungen fertigzuwerden, die Histaminfreisetzung dagegen steigt und bringt die Allergiesymptome zum Aufblühen. Menschen mit Nebennieren-Erschöpfung berichten oft, dass sie empfindlicher werden oder dass sich ihre Allergien verschlimmern, wenn der Cortisonspiegel besonders weit abgesunken ist.

Und umgekehrt: Je mehr Histamin freigesetzt wird, desto mehr müssen die Nebennieren arbeiten, um genügend Cortisol herzustellen, um die Entzündungen zu dämpfen, und desto mehr werden offenbar die Nebennieren ausgelaugt. So kann ein Teufelskreis entstehen, in dem es der niedrige Cortisolspiegel ermöglicht, dass Histamin Entzündungen hervorruft, die die Nebennieren-Erschöpfung verstärkt und die allergischen Reaktionen verschlimmert. Die dabei auftretende Müdigkeit kann lähmend sein.

Dieser Teufelskreis lässt sich nur durchbrechen, indem man die Nebennieren und das Immunsystem aktiv stärkt: durch gezielte Gabe von Nährstoffen wie Vitamin C und Bioflavonoiden, durch geeignete pflanzliche Heilmittel, durch Meiden von Nahrungsmitteln und anderen Stoffen, die allergische oder allergieähnliche Symptome hervorrufen. Problematische Nahrungsmittel können die normalen Körperfunktionen eines betroffenen Menschen schwer beeinträchtigen und zu einem enormen Stressfaktor für die Nebennieren werden. Deshalb ist es sehr wichtig, in einem solchen Fall professionelle Hilfe zu suchen, um diese Nahrungsmittel ausfindig zu machen und nach Möglichkeit vom Speiseplan zu streichen. Nur so lässt sich die Belastung durch Nahrungsmittelallergien oder -überempfindlichkeitsreaktionen vermindern, und die Nebennieren können sich wieder erholen. Für die Änderungen in der Ernährung lassen Sie sich am besten von einem qualifizierten Ernährungsberater anleiten.

Übrigens: Mein erster Job, nachdem ich meinen Abschluss in Ernährung und Diätetik gemacht hatte, war eine Tätigkeit als Diätassistentin bei einem Allergologen, also einem Facharzt für Allergien. Diesem Arzt werde ich für immer dankbar sein, weil ich bei ihm so unendlich viel darüber gelernt habe, was Änderungen in der Ernährung im Alltag bewirken können. Ich habe nicht einen Fall von Ekzem gesehen, das er nicht vollständig in den Griff bekommen hätte.

Während meiner Tätigkeit in dieser Praxis lernte ich auch, dass die Prick-Hauttests nur bei eingeatmeten Allergenen wirklich zuverlässig sind, aber nicht bei Allergenen, die mit der Nahrung aufgenommen werden. Bei diesen kann es sowohl zu falsch positiven wie auch zu falsch negativen Ergebnissen kommen, wenn man sie mit dem Prick-Test zu identifizieren sucht. Grund dafür ist wahrscheinlich, dass Nahrungsmittel nie so, wie sie sind, im Blut ankommen. Es sind immer irgendwelche Bestandteile oder Abbauprodukte, weil Nahrungsmittel ja erst den Verdauungstrakt durchlaufen, und diese Fragmente können sich von Individuum zu Individuum unterscheiden, je nach Verdauungskraft und Durchlässigkeit der Darmwand. In der Zeit, in der ich mit diesem tollen Allergiespezialisten zusammenarbeitete, habe ich auch aus erster Hand erfahren, dass es im Augenblick keine andere Möglichkeit gibt herauszufinden, auf welches Nahrungsmittel jemand empfindlich reagiert, als mit einer Auslass- oder Eliminationsdiät. Einzige Ausnahme: Ein Test auf IgE-Antikörper im Blut, wenn es eine echte Nahrungsmittelallergie ist. Doch es gibt noch sehr viele andere Überempfindlichkeitsreaktionen auf Lebensmittel, von denen man oft noch gar nicht weiß, wie genau sie verlaufen. Die Veränderungen der Ernährungsweise können vorübergehend sein, in manchen Fällen sind sie dauerhaft vonnöten. Ein Allergologe, ein Ernährungswissenschaftler, ein Diätassistent oder ein Naturheilkundler mit Erfahrung im Bereich Allergie sollte Sie bei Ihrer Suche nach dem unverträglichen Nahrungsmittel unterstützen können.

Ich will hier nur noch so viel sagen: Vitamin C, Bioflavonoide (wie zum Beispiel Hesperidin), Traubenkernextrakt, Zink und Heilpflanzen wie Albizia, Helmkraut (Scutellaria) und Mutterkraut (Tanacetum parthenium) können das Immunsystem stärken. Einige von ihnen stabilisieren Mastzellen und lindern die Symptome von Heuschnupfen. Falls Sie darunter und unter Müdigkeit leiden, können Sie sich damit auf einen deutlichen Anstieg Ihres Energieniveaus freuen.

Müdigkeit nach Infekten

Die Mononukleose wird auch als »Kusskrankheit« oder Pfeiffer'sches Drüsenfieber bezeichnet und vom Epstein-Barr-Virus hervorgerufen. Manchmal geht diese Infektion mit einer abgrundtiefen Müdigkeit einher, die nur sehr, sehr langsam nachlässt, selbst wenn die eigentliche Infektion schon lange abgeklungen ist. Es gibt sogar Menschen, die sie nach zehn Jahren noch immer nicht ganz überwunden haben. Andere fangen sich das Virus ein und merken es nicht einmal. Wie kann das sein?

Bevor wir uns mit der Müdigkeit beschäftigen, die mit der Mononukleose zusammenhängt, bitte ich Sie, einmal zu schätzen, wie viele Organismen es auf der Erde gibt, die Infektionen verursachen. Millionen? Milliarden? Billionen? Weiß das überhaupt irgendjemand? Kurz und bündig: Nein, wir wissen es nicht, die Zahl könnte unendlich groß sein. Und wie viele dieser Organismen können wir mit einem Test entdecken? Die Zahl kann man mit einem Tropfen in einem Ozean vergleichen. Es gibt noch so vieles, das wir nicht wissen, und ebenso viel, das wir nicht mit einem Test entdecken können.

Das vorausgeschickt kommt es in der Tat nicht selten vor, dass sich jemand unwohl fühlt, aber nur unspezifische Symptome – insbesondere Müdigkeit – aufweist, und deshalb einen Arzt aufsucht, um herauszufinden, was los ist. Wenn die Blutuntersuchungen nichts ergeben, nimmt der Arzt an, dass es sich um »ein Virus« handelt, und schickt den Patienten nach Hause mit der Aufforderung zu ruhen und sich zu schonen. Manche Patienten erholen sich, aber bei manchen tritt das Gefühl der Erholung nie ein.

Mit einer Blutuntersuchung können Antikörper (Markermoleküle) gegen die aktuelle, aber auch gegen vergangene Epstein-Barr-Virus-Infektionen nachgewiesen werden. Häufig sind das jedoch die einzigen Virusmarker, nach denen gesucht wird. Heute weiß man jedoch, dass die meisten, wenn nicht sogar alle, Virusinfektionen Müdigkeit verursachen können, auch wenn nicht jeder Infizierte davon betroffen ist. Es muss also noch andere Faktoren geben, die dabei eine Rolle spielen.

Studien zeigen, dass es ein fest umrissenes Krankheitsbild namens »postinfektiöse Müdigkeit« gibt, bei dem es sich nicht um eine depressive Verstimmung handelt. In einem Artikel für die Fachzeitschrift »The Journal of Infectious Diseases« werden wissenschaftliche Untersuchungen beschrieben, die nahelegen, dass es nicht nur ein, sondern sogar zwei postinfektiöse Müdigkeitssyndrome gibt. Während sich das eine durch extremes Schlafbedürfnis auszeichnet, sind für das andere Schlaflosigkeit sowie Gelenk- und Muskelschmerzen typisch. Im Rahmen meiner Doktorarbeit war ich in einem Labor tätig, in dem Immunologie- und Mikrobiologieprofessoren die Rolle von Infektionen bei chronischer Müdigkeit untersuchten. Dabei habe ich viele Experimente, Diskussionen unter Kollegen sowie Vorträge auf großen wissenschaftlichen Konferenzen mitbekommen, die sich mit dem Zusammenhang zwischen Infekten und zahllosen Syndromen und Krankheiten, Autoimmunerkrankungen eingeschlossen, beschäftigten. Aber auch in der klinischen Praxis konnte ich beobachten, wie sich nach Infekten manchmal lähmende Müdigkeit einstellte.

Mögliche Ursachen

Das Phänomen »Müdigkeit nach einer Infektion« habe ich in der Praxis häufig nach Infekten der oberen Atemwege beobachtet, meist hervorgerufen von Bakterien der Gattung Streptococcus. Aber ich habe es auch nach Q-Fieber (auch Balkanfieber oder Ziegengrippe genannt), Ross-River-Fieber und einer borrelioseähnlichen Erkrankung gesehen. Ich weiß, dass es die Bakterien, die die Borreliose verursachen, in Australien nicht gibt, aber ich bin davon überzeugt, es existieren hier andere Erreger, die die gleichen oder zumindest sehr ähnliche Symptome verursachen, irgendwann wird man sie identifizieren. Aus Erfahrung weiß ich, dass es Borreliose-Patienten oft richtig schlecht geht und dass sie dringend Hilfe für verschiedene Körpersysteme brauchen.

Müdigkeit kann aber auch nach Infekten vom Typ »Montezumas Rache« (Reisedurchfall, engl. »Bali belly«) eintreten – hierbei handelt es sich um typische Erscheinungen nach verdorbenem Essen oder unsauberem Wasser. Wenn Übelkeit und Durchfälle abgeklungen sind, bleiben oft Symptome, die der Hausarzt oder der Gastroenterologe unter »Reizdarm« einordnet. Manche Menschen leiden zusätzlich zu den Verdauungsproblemen auch an lähmender Müdigkeit. Viele berichten außerdem von einem »wie vernebelten Gehirn« oder einem »dicken, schweren Kopf«. Angesichts der Tatsache, dass viele Neurotransmitter, darunter Serotonin, überwiegend im Darm produziert werden und dort auch viele ihrer Rezeptoren liegen, ist das eigentlich kaum verwunderlich.

Ausgehend vom letzten Szenario, behandle ich den Darm zuerst mit antibiotisch wirkenden Heilpflanzen und schaue, welche Symptome danach übrig bleiben. Bei der überwiegenden Mehrzahl der Patienten verschwinden die Darmsymptome dadurch bereits. Ist die Energie ebenfalls betroffen, wende ich fast immer Heilpflanzen an, die die Nebennieren und das Immunsystem stärken. Dazu gebe ich Coenzym Q_{10}, Vitamin C und Zink und empfehle eine Ernährung mit einem hohen Anteil pflanzlicher Kost sowie den Verzicht auf raffinierten Zucker. Ich rate zu einer »wenig reaktiven« Ernährungsweise, wie ich es nenne: Das kann heißen, für kurze Zeit oder auch für einen längeren Zeitraum auf Gluten oder Casein zu verzichten oder auf Nahrungsmittel, die im Darm gären können. Welche Veränderungen in der Ernährung vorgenommen werden müssen, ist individuell sehr verschieden. In der Regel empfehle ich den Betroffenen auch, weniger kalte, rohe Nahrungsmittel zu essen und stattdessen auf warme Speisen umzusteigen, zum Beispiel Suppen und Eintöpfe. Die meisten werden wieder gesund und können ihr früheres Leben wieder aufnehmen. Der Unterschied kann gigantisch sein.

Aber es gibt auch diejenigen, die nicht gesund werden, obwohl sie sich an die beschriebenen Empfehlungen halten. Es geht ihnen zwar besser, aber die Energie ist noch immer nicht auf dem Niveau, auf dem sie einmal war. Oft hatten sie schon eine Menge Infekte, und die schleppten sie monatelang mit sich herum. Meistens haben sie verstopfte Nasennebenhöhlen und Probleme, durch die Nase zu atmen. Meistens leiden sie auch unter schlechter Verdauung und brauchen Unterstützung im Bereich Magensäure und/oder Verdauungsenzyme. Oft hatten sie in ihrer Kindheit immer wieder Infekte mit Streptokokken, Mandel- oder Mittelohrentzündungen zum Beispiel. Diese Personen haben typischerweise einen niedrigen Zinkspiegel. Als Kinder mochten sie liebend gerne saure Gurken oder Chips mit Salz-und-Essig-Geschmack – vielleicht ein Versuch, den Magen (über den Essig) ein bisschen saurer zu machen. Der Zinkmangel beeinträchtigt im Erwachsenenalter ihr Immunsystem. Außerdem haben sie oft Antibiotika gegen ihre Infekte bekommen, und das heißt, dass es mit der Zusammensetzung ihrer Darmflora seitdem auch nicht zum Besten steht. Wenn sie pupsen, riecht es nicht nur ein bisschen unangenehm. Wir brauchen unsere Darmbakterien zum Entgiften, sie helfen auch, die Schwermetalle, denen wir im Alltag ausgesetzt sind, auszuscheiden. Nun haben Sie vielleicht eine ungefähre Vorstellung, wie die vielen verschiedenen Systeme miteinander zusammenhängen und woher der Dauerstress in Ihrem Körperinneren kommt.

Die Infektion mit dem Epstein-Barr-Virus oder irgendeinem anderen Erreger kommt nicht aus dem Nichts. Meistens gibt es eine lange Vorgeschichte mit größeren und kleineren Gesundheitsproblemen. Tatsächlich glauben viele Menschen, chronische Infekte in der Kindheit seien normal, aber das stimmt nicht. Sie sind häufig, aber nicht normal. Wenn Ihr Kind ständig an Infekten leidet, sollte man etwas dagegen tun. Suchen Sie Rat und Hilfe bei einem Gesundheitsprofi, der Erfahrung damit hat, das Immunsystem durch Ernährung zu stärken.

Viele Menschen, die nach einer Virusinfektion unter lähmender Müdigkeit leiden, haben typischerweise auch massiven Stress, zum Beispiel in der Familie. Mir ist die Situation wieder und wieder begegnet, dass ein Elternteil suchtkrank war, eine psychische Erkrankung hatte oder sich für das Kind völlig unberechenbar verhielt. Die Kinder standen (wie sie selbst sagen) wahnsinnige Ängste aus und/oder fühlten sich zurückgewiesen. Das war ihre Wahrnehmung. Vielleicht war es in der Tat so, vielleicht hat es sich für die Kinder so angefühlt. Vielleicht waren sie geborgen und wurden geliebt, aber sie haben es nicht so empfunden.

Ich erzähle das, weil ich solche Geschichten seit zig Jahren immer wieder höre. Aus diesem Grund ist der ganzheitliche Ansatz im Bereich Gesundheit für viele Menschen heute so wichtig. Ich spreche bei Gesundheit von einem Drei-Säulen-Modell. Zum Wohlbefinden gehören normalerweise drei Komponenten – Biochemie, Ernährung und Gefühle – und alle drei müssen berücksichtigt werden, wenn das Wohlbefinden zurückkehren soll.

Postpartale Erschöpfung

Noch ein anderer Bereich bedarf einer ganzheitlichen Betrachtungs- und Herangehensweise: die postpartale Erschöpfung (postpartal bedeutet »nach der Entbindung«). Dazu muss ich vorweg sagen, dass ich selbst nicht betroffen bin. Ich schreibe dieses Kapitel aus der Sicht eines Gesundheitsprofis, der schon mit unzähligen Müttern gearbeitet hat, die Hilfe suchten, um wieder zu Energie und optimaler Gesundheit zu kommen. Ich schreibe es voller Bewunderung und Respekt für diese Frauen und mit der Absicht, Informationen über und Lösungsvorschläge für den Ausnahmezustand zu bieten, den die Mutterschaft mit sich bringen kann: abgrundtiefe Müdigkeit.

Damit ich Menschen möglichst gut helfen kann, lese ich sehr viel und zu den unterschiedlichsten Themen. Dabei bin ich über den Begriff »postpartale Erschöpfung« (auch »postnatale Erschöpfung«) gestolpert, der mir damals völlig unbekannt war. Doch was ich las, kam mir dann sehr bekannt vor, nachdem ich schon so viele erschöpfte Frauen gesehen hatte – unabhängig davon, ob sie seit einer Woche oder seit sieben Jahren Mütter waren. Dieses Kapitel widmet sich also der Müdigkeit von Müttern. »Und was ist mit den Vätern?«, könnte man jetzt fragen. Auch sie kümmern sich um die Kinder und stehen nachts auf, wenn sie gebraucht werden. Das ist völlig richtig. Aber ich spreche hier nicht vom Schlafmangel, der häufig mit der Ankunft eines Babys im Haus Einzug hält, sondern mir geht es um die körperliche und seelische Erschöpfung, die Schwangerschaft und Stillzeit hervorrufen können, wenn es an der richtigen Unterstützung – sowohl durch die Ernährung als auch emotional – fehlt. Und diese Form der Erschöpfung kommt zu Schlafmangel und Sorgen noch dazu.

Den Begriff »postnatale Erschöpfung« hat der Arzt Dr. Oscar Serrallach geprägt. Als ich im Jahr 2011 das Buch »Rushing-Woman-Syndrom« schrieb, las ich den Begriff »postnatale Erschöpfung« in einem Artikel. Ich war sofort gepackt und wollte mehr darüber erfahren. Von Anfang an hatte ich das Gefühl, dass das, was dieser Arzt so brillant beschrieb, meine Leserinnen ansprechen würde. Schließlich waren die Personen mit den größten Erschöpfungszuständen, die ich je gesehen habe, sehr oft Mütter.

In ihrem beliebten Blog »Goop.com« schreibt die Schauspielerin Gwyneth Paltrow auch über postnatale Depression. Ihren Beitrag leitet sie so ein:

»Bedenken Sie: Wenn Sie in den letzten zehn Jahren ein Kind zur Welt gebracht haben, könnten Sie noch immer unter einigen Folgen leiden, wie zum Beispiel Lethargie, Gedächtnisstörungen, fehlender Energie. Das liegt nach Meinung von Dr. Oscar Serrallach, einem Hausarzt mit Praxis im ländlichen Australien, keineswegs nur daran, dass es keine leichte Aufgabe ist, Mutter zu sein – schon rein körperlich fordert das Aufziehen eines Kindes einen beträchtlichen Tribut.«

Übergang von der Schwangerschaft zur Stillzeit

Wie sieht dieser »Körpereinsatz« einer Mutter aus? Die Plazenta gibt gegen Ende der Schwangerschaft sieben Gramm Fett pro Tag an das heranwachsende Baby weiter; das ist weit mehr als bei anderen Tieren. Von der Energie, die das Kind ebenfalls durch die Plazenta erreicht, sind 60 Prozent für das Gehirn bestimmt. Diese Zahl liegt bei anderen Primaten, auch den Gorillas, um die 20 Prozent.

Die Plazenta dient sowohl der Mutter als auch dem Kind. Während der Schwangerschaft versorgt die Mutter das Ungeborene mit allem, was es braucht. Das ist ein Grund, weshalb viele Mütter niedrige Eisen-, Zink-, Viamin-B_{12}-, Folsäure-, Iod- und Selenspiegel im Blut aufweisen. Auch ihre Reserven an Omega-3-Fettsäuren wie DHA und speziellen Aminosäuren sind sehr viel kleiner. Die Plazenta passt den mütterlichen Organismus an den kindlichen und den kindlichen Organismus an den mütterlichen an. Das ist natürlich kein Zufall.

Die Plazenta entwickelt sich zur selben Zeit wie der kindliche Hypothalamus, eine Gehirnregion, in der unter anderem verschiedene Hormone produziert werden. In der Plazenta werden ganz ähnliche

Hormone hergestellt, auch das ist kein Zufall. Ein wunderbares Beispiel für das parallele Geschehen ist während der Geburt zu beobachten. Oxytocin, das wegen seiner vielfältigen Funktionen auch als Liebes-, Kuschel-, Bindungs-, Wehen- und Stillhormon bezeichnet wird, löst die Wehen aus, indem es die Gebärmuttermuskulatur anregt, sich zusammenzuziehen. Während das Baby durch den Geburtskanal gepresst wird, produziert sein Hypothalamus ebenfalls Oxytocin, das im Blutkreislauf der Mutter landet und die Wehen noch weiter anregt. Mit diesem Zusammenspiel hilft das Baby seiner Mutter quasi bei seiner eigenen Geburt. Grenzt das nicht an ein Wunder?

Wenn das Baby dann auf der Welt ist, ist sein Körper und auch der seiner Mutter mit Oxytocin »geflutet«; das schafft eine von Liebe gesättigte Atmosphäre, die die beiden wie unter einer Glocke einschließt. Fachleute sagen, dass man diesen Zustand respektieren und fördern sollte und dass sowohl Pflegekräfte als auch Väter sich im Klaren darüber sein müssen, wie wichtig diese Zeit nach der Geburt ist, wenn sich die Bindung zwischen Mutter und Kind ausbildet. So hat es Mutter Natur eingerichtet, und je weiter wir uns davon entfernen, desto mehr können sich die Anforderungen, die nach der Geburt auf die Mutter einstürmen, ungünstig auf Mutter und Kind auswirken.

Es kann sowohl körperlich als auch emotional schwierig sein, nach der Geburt eines Kindes wieder auf die Beine zu kommen – umso mehr, wenn vielleicht zuhause noch weitere kleine Kinder warten und die Mutter nicht ausreichend Unterstützung findet. Hormone, Gefühle, Ernährung – in allen Bereichen dauert es eine gewisse Zeit, bis alles wieder im Normalzustand und ausbalanciert ist. Diese Rückkehr in den Normalzustand ist, wie ich in meiner Praxis beobachten konnte, in den letzten zwei Jahrzehnten immer problematischer geworden.

Bevor ich darauf genauer eingehe, wollen wir uns noch eine andere physiologische Veränderung ansehen, die bei der Schwangeren eintritt, um sie für die Mutterschaft zu rüsten. Auch wenn es mir leid tut, das zu sagen, aber Studien zeigen, dass das Gehirn einer werdenden Mutter kurz vor der Geburt um etwa 5 Prozent kleiner wird, da für das Wachstum des Babys so viel Fett gebraucht wird und dieses zum Teil vom mütterlichen Gehirn stammt. Eine Rolle spielen aber auch Vorgänge, die zu einer »Neuverdrahtung« in bestimmten Hirnbereichen führen, um die Frau körperlich und emotional auf die Mutterschaft einzustellen. Dazu gehört beispielsweise auch die Schaffung von einer Art »Baby-Radar«, das Mütter intuitiv die Bedürfnisse ihres Kindes erkennen lässt – ob es friert oder hungrig ist – oder sie nachts sofort aufwachen lässt, wenn es zu weinen anfängt.

Diese Überwachsamkeit kann zu einer Gefahr für die Mutter werden, wenn sie ihrerseits nicht unterstützt wird. Für die Zeit vor der Geburt gibt es jede Menge Hilfen, aber sobald das Kind auf der Welt ist, richtet sich die Aufmerksamkeit ganz auf das Kind. Die Mutter dagegen scheint im Schatten ihrer neuen Rolle zu verschwinden, dabei ist es für sie oft ein ziemlich schwieriger Übergang, insbesondere wenn die Frau vorher berufstätig war und sie sich in dieser Rolle kompetent gefühlt hatte. Die neue, übergroße Wachsamkeit ist natürlich überlebenswichtig für das Kind, doch wenn die Mutter in einer Partnerschaft oder Gesellschaft lebt, in der sie wenig Unterstützung erfährt, dann kann das zu Schlafstörungen, Selbstzweifeln, Unsicherheit, Minderwertigkeitsgefühlen und einem Besorgnis erregenden, gefährlichen Müdigkeitslevel führen.

Dazu kommt, dass viele Frauen bereits vor der Schwangerschaft schon erschöpft sind. Und schwupps, schon befindet man sich in einem Zustand der postnatalen Erschöpfung.

Symptome der postnatalen Erschöpfung

Dr. Serrallach beschreibt die postnatale Erschöpfung als weitverbreitetes Phänomen: Müdigkeit und Erschöpfung, kombiniert mit dem Gefühl, dass das Gehirn »auf Sparflamme« läuft. Das äußert sich unter anderem in verminderter Konzentrationsfähigkeit, schlechtem Gedächtnis und emotionaler Labilität. Mit »emotionaler Labilität« ist gemeint, dass die Gefühle stark schwanken, und zwar mehr als früher. So brechen beispielsweise viele Frauen oft ohne Grund in Tränen aus.

Auch das Gefühl, isoliert, verletzlich oder »nicht gut genug« zu sein, wird häufiger erwähnt. Viele Mütter erleben das, und es ist eine verständliche und nicht selten vorhersehbare Konsequenz der extrem fordernden Aufgabe, ein Kind auszutragen und aufzuziehen. Daneben hat Dr. Serrallach noch einen charakteristischen biochemischen Fingerabdruck identifiziert, der zum Teil Ursache und zum Teil Folge der postnatalen Erschöpfung ist, aber verschieden von der postnatalen Depression.

Zu den Symptomen gehören Ermattung und Erschöpfung, große Müdigkeit am Tag, unbeabsichtigtes Einschlafen, übergroße Wachsamkeit (ein Gefühl, als ob das »Radar« ständig eingeschaltet ist), die oft von Angst und Unruhe begleitet wird, das Gefühl, trotz Müdigkeit aufgedreht zu sein, Schuldgefühle und Scham im Zusammenhang mit der Mutterrolle sowie ein Verlust des Selbstwertgefühls, das mit einem Gefühl der Isolation, der Furcht vor sozialen Kontakten und einer Angst, das Haus zu verlassen, einhergehen kann. Auch Frustration, Überforderung, das Gefühl, das alles nicht zu schaffen, kommen häufig vor. Vielleicht denken Sie jetzt: »Aber so geht es doch allen Müttern.« Das stimmt nicht. Es fühlt sich keineswegs jede so – zumindest nicht ständig – und wenn es für Sie zutrifft, dann kann es extrem hilfreich sein, Hilfe zu suchen, und zwar sowohl in Bezug auf die Psyche als auch die Ernährung.

Ursachen der postnatalen Erschöpfung

Welche Faktoren verändern die Biochemie des weiblichen Körpers so, dass wir von einer postnatalen Erschöpfung sprechen, in deren Verlauf es zu einer abgrundtiefen Müdigkeit kommt? Schauen wir uns ein paar der Hauptverantwortlichen an.

Stress

Wir leben in einer Gesellschaft, in der sich Menschen pausenlos gestresst fühlen können. Wenn sie nicht gelernt haben, zu entspannen, abzuschalten oder mit ihren Ängsten und Sorgen umzugehen, kann schon das allein dazu führen, dass Hormone, Immunsystem, Hirnstruktur und Darmgesundheit beeinträchtigt werden. Wir haben das weiter vorne bereits besprochen.

Schwangerschaftstribut

Frauen entscheiden sich heutzutage erst später für Kinder: Das Durchschnittsalter von Erstgebärenden liegt bei etwa 30 Jahren (30,9 in Australien; 29,6 in Deutschland). Zu diesem Zeitpunkt sind viele Frauen bereits körperlich angeschlagen oder erschöpft, weil sie schon lange versuchen, Beruf und Karriere, soziale Kontakte und familiäre Verpflichtungen sowie den ständigen Schlafmangel, der in unserer Gesellschaft bereits zur Norm geworden ist, unter einen Hut zu bringen. Wir sollten uns klarmachen, dass der sogenannte moderne Mensch (Homo sapiens) zwar seit etwa 150 000 Jahren über diesen Planeten wandert, dass Frauen aber erst seit etwas mehr als 100 Jahren in nennenswerter Zahl einer bezahlten Arbeit nachgehen. Natürlich fehlt es uns nicht an den Fähigkeiten, aber unser Körper hatte noch nie vorher so viele Dinge gleichzeitig zu erledigen. Diese Erfahrung ist sowohl für das Nervensystem als auch für die Nebennieren relativ neu, und wir sind immer noch dabei, uns daran anzupassen. (Falls Sie noch mehr darüber erfahren möchten, was wir unserem Körper alles abverlangen, können Sie sich bei YouTube meinen TEDx-Vortrag zu diesem Thema aus dem Jahr 2014 anschauen.)

Viele Fachleute für die Gesundheit von Mutter und Kind sind der Auffassung, dass wir Frauen nach einer Entbindung nicht genügend Zeit geben, um sich wieder ganz zu erholen, ehe sie ihre Berufstätigkeit wieder aufnehmen oder erneut schwanger werden. Die Anforderungen, die das mit sich bringt (ganz zu schweigen von den organisatorischen Problemen der Alltagsbewältigung), können so übermächtig und derart kräftezehrend sein, dass sich ihre Ressourcen auf allen Ebenen weiter erschöpfen. Man beobachtet heute öfter, dass Frauen innerhalb von 18 Monaten zwei Kinder (aus zwei Schwangerschaften) zur Welt bringen, zumindest zum Teil deshalb, weil sie befürchten, dass sich ihr »Fruchtbarkeitsfenster« bald schließen könnte. Auch Zwillingsgeburten sind dank der Unterstützung durch die Reproduktionsmedizin heutzutage häufiger, aber auf diese Weise kann die Erschöpfung noch schneller eintreten, weil dann ja zwei heranwachsende Menschlein gleichzeitig mit Nährstoffen versorgt werden müssen. Man kann das machen – natürlich. Aber dafür braucht eine Frau die notwendige Unterstützung. Leider sind sich viele Menschen dessen nicht bewusst, und so fehlt es an Maßnahmen, um die völlige Erschöpfung zu verhindern oder zu heilen.

Schlafmangel

Der Schlafmangel, der sich mit der Ankunft eines Neugeborenen einstellt, kann schon für sich allein erschöpfend sein. Es gibt Schätzungen, die von 700 fehlenden Schlafstunden im ersten Jahr ausgehen.

Fehlende Unterstützung und die (Geburts-)Stunde der »Supermamis«

Wenn Sie das lesen, denken Sie vielleicht: Das war doch schon immer so! Aber das stimmt nicht! Der größte Unterschied zur früheren Zeit ist der, dass Frauen nach der Entbindung immer weniger Hilfe aus der Familie oder dem sozialen Umfeld bekommen. Es ist noch gar nicht so lange her, da kümmerte sich das ganze Dorf oder die weit verzweigte Großfamilie um die Mutter und den Neuankömmling. Generationenübergreifende Unterstützergruppen waren bei indigenen Völkern jahrtausendelang für Mütter da, in unserer Kultur fehlen sie leider. Das führt dazu, dass die meisten Frauen in dieser Situation alles selbst organisieren und erledigen müssen.

Außerdem herrscht die Vorstellung, dass eine Mutter immer für alle anderen da sein muss. (Dieses Thema beleuchte ich ausführlich in meinem Buch »Rushing-Woman-Syndrom«.) Das hat zur Folge, dass viele Mütter leise vor sich hin leiden und weder die Information noch die Unterstützung bekommen, die sie bräuchten, um sich von ihrer Erschöpfung zu erholen.

Ernährung und Umwelt

Und zu allem »Elend« kommt dann noch eine Ernährung, die immer weniger Nährstoffe bietet. Warum? Entweder weil die ausgelaugten Böden einige Nährstoffe nicht mehr enthalten, oder weil viele Menschen zu gerne nach abgepackten und industriell verarbeiteten Lebensmitteln greifen. Weil wir so müde sind, siegt die Bequemlichkeit oft über die gesunde Ernährung – Fertiggerichte und Fast Food sind jederzeit willkommen. Dabei können Eintöpfe und Gerichte aus dem Schongarer doch so praktisch, bequem, lecker und nahrhaft sein! Zwei weitere Aspekte des Lebens im 21. Jahrhundert könnten ebenfalls zur postnatalen Erschöpfung beitragen, allerdings sind sie (vor allem in diesem Zusammenhang) noch wenig erforscht. Ich spreche von Umweltschadstoffen und Elektrosmog.

Behandlung der postnatalen Erschöpfung

Wenn man anfängt, die Erschöpfung und die Müdigkeit von Müttern zu behandeln, muss man ganz behutsam vorgehen. Es besteht die Gefahr, dass alles, was man tut, selbst aufklärende Gespräche, als »zu viel« empfunden wird, als etwas, das zu allem Belastenden noch obendraufgepackt wird. Wir sollten daher schrittweise vorgehen, wenn wir die Gesundheit der Frauen wiederherstellen wollen. Die wichtigsten Schritte sind die Wiederherstellung des hormonellen Gleichgewichts und das Auffüllen der Nährstoffreserven. Dann werden die Frauen endlich wieder Energie in sich spüren, besser schlafen und das Gefühl bekommen, ihr Leben wieder im Griff zu haben.

Unterstützung durch Ernährung

Ich habe die Erfahrung gemacht, dass es für Mütter wichtig ist, mit einem Gesundheitsexperten zusammenzuarbeiten, der sich in diesem Bereich auskennt, jemand, der versteht, wie sich Biochemie, Ernährung und Emotionen gegenseitig beeinflussen. Typischerweise sind die Eisen- und Zinkspiegel zu niedrig, so dass der Körper bestimmte Stoffe nicht herstellen kann, die für unser Wohlbefinden gebraucht werden; darum müssen diese Mineralstoffe oft von außen zugeführt (supplementiert) werden. Deshalb sollten die Eisen- und Zinkwerte im Blut als Erstes untersucht werden. Andere Nährstoffe, auf die man ein Auge haben muss, sind Vitamin C, Vitamin D und Magnesium. Die Omega-3-Fettsäure Docosahexaensäure (DHA) gehört für eine erschöpfte Mutter zu den unverzichtbaren Supplementen. DHA ist sowohl für das Nervensystem (inklusive Gehirn) als auch für das Hormongleichgewicht von zentraler Bedeutung. DHA findet sich in fettem Fisch, aber es gibt inzwischen auch einige qualitativ hochwertige Nahrungsergänzungsmittel auf Algenbasis. Außerdem ist unser Körper dazu in der Lage, eine Omega-3-Fettsäure namens Eicosapentaensäure (EPA) aus Pflanzen (zum Beispiel Leinsamen und Chiasamen) in DHA umzuwandeln; allerdings verläuft dieser chemische Prozess individuell sehr unterschiedlich effizient. Manchen Studien zufolge wird der Umwandlungsvorgang während der Schwangerschaft, aber nicht in der Stillzeit hochreguliert. Die Mahlzeiten für erschöpfte Mütter sollten einfach und praktisch sein und aus vollwertigen, natürlichen Nahrungsmitteln mit hoher Nährstoffdichte bestehen.

Das Hormongleichgewicht wiederherstellen

Es kann sehr hilfreich sein, sich von jemandem beraten zu lassen, der weiß, wie man die Geschlechtshormone einer Frau wieder ins Gleichgewicht bringt. Gezielt bestimmte Nährstoffdefizite auszugleichen und Strategien für guten Schlaf, gesunde Ernährung und einen gesunden Lebensstil umzusetzen, sorgt oft bereits für ein natürliches Gleichgewicht der Geschlechtshormone. Die Schilddrüsenfunktion (Schilddrüsenhormone und Antikörper) sollte ebenfalls überprüft werden, denn bei manchen Frauen muss die Schilddrüse nach der Geburt eines Kindes gestärkt werden. (Über die Schilddrüse und ihre Funktion sprechen wir im nächsten Kapitel.) Die Behandlung mit geeigneten, nachweislich wirksamen Heilpflanzen ist in dieser Phase ebenfalls von unschätzbarem Wert.

Emotionale und psychische Unterstützung

Hilfe zu suchen ist wichtig. Wenn Sie das Gefühl haben, an einem postnatalen Erschöpfungszustand zu leiden, sprechen Sie mit einer Freundin darüber und suchen Sie professionelle Hilfe, etwa durch einen Psychologen. Übungen, die das parasympathische Nervensystem aktivieren, können den Erholungsprozess nach einer Erschöpfungsphase ebenfalls fördern: Regeneratives Yoga, Ruhe durch Bewegung und auch Akupunktur sind sehr gut geeignet und hochwirksam. Achten Sie darauf, dass Sie sich wirklich entspannen, denn wie ich festgestellt habe, sind viele Frauen dazu gar nicht in der Lage. Selbst wenn sie versuchen, sich zu entspannen, ist ihr Sympathikus immer noch aktiv, und sie sind gestresst. Oft sind sie so gestresst, dass sie nicht entspannen können! So verrückt es klingt, wenn Sie Hilfe brauchen, um sich wieder entspannen zu können, dann sind diese regenerativen Übungen erst recht wichtig. Wie ich im Kapitel über das Nervensystem schon sagte: Den Parasympathikus aktiviert man am besten durch regelmäßiges Üben einer regenerativen Bewegungsform.

Früher hat man vielleicht nicht mit Außenstehenden über Mutterrolle und Mutterschaft gesprochen, aber für Frauen von heute kann die Unterstützung durch eine Freundin, einen Psychologen, Coach oder Mentor eine unschätzbare Hilfe sein. Ein Lebensumfeld zu schaffen, in dem persönliches Wachstum möglich ist, bedeutet manchen Frauen mehr als anderen. Es gehört zu den zentralen Dingen herauszufinden, was einem persönlich wichtig ist, sonst kann es passieren, dass ein Berg von Schuldgefühlen die Erschöpfung noch vergrößert. Bei der Person, die man um Hilfe bittet, könnte es sich auch um jemanden handeln, der sich bei Problemen mit der Familie, dem Partner, den Schwiegereltern – oder was auch immer die junge Mutter belastet – vermittelnd einschaltet. Wenn diese Beziehungen gestört oder kaputt sind, ist das nicht nur ein zusätzlicher Stressfaktor für die Mutter, sondern es bedeutet auch, dass sie von dieser Seite keine Unterstützung erwarten kann.

Psychologen, die vor allem Mütter mit sehr kleinen Kindern betreuen, sagen, dass die primäre Beziehung zwischen der Mutter und dem anderen Elternteil (sofern vorhanden) – egal ob es sich um den Vater, den Stiefvater oder eine weitere Mutter handelt – während der ersten Lebensjahre des Kindes einer besonderen Aufmerksamkeit bedarf. Es gibt Psychologen und Therapeuten, die sich auf das Wiederaufbauen von Beziehungen spezialisiert haben, und das kann der Familiendynamik in jeder Hinsicht nur gut tun.

Schlaf

Müdigkeit ist das häufigste Symptom der postnatalen Erschöpfung. Ein Überschäumen oder Sprühen vor Energie ist nur mit optimal arbeitenden Körpersystemen möglich, das Thema zieht sich wie ein roter Faden durch dieses Buch. Anhaltende, abgrundtiefe Müdigkeit ist die Folge, wenn dieselben Systeme schlecht funktionieren oder nicht zusammenarbeiten.

Ernährung

Achten Sie darauf, mit der Nahrung genügend Mikronährstoffe aufzunehmen, und entscheiden Sie sich für vollwertige Ernährung mit viel Gemüse. Das wäre schon einmal ein guter Anfang. Zu den wichtigsten Mikronährstoffen zählen Eisen, Zink, Vitamin B_{12}, Vitamin C und Vitamin D. Darüber hinaus können Magnesium (als Nahrungsergänzungsmittel) und geeignete, qualitativ hochwertige pflanzliche Heilmittel ausgesprochen hilfreich sein.

Prioritäten setzen

Für viele Mütter ist Schlaf ein echtes Problem. Oft sind sie so müde, so gestresst und so beschäftigt, dass sie nicht gut schlafen können. Und oft sagen sie auch, dass es ihnen nicht möglich sei, dem Schlaf Vorrang einzuräumen. Aber das müssen sie, denn Schlaf ist der Eckpfeiler des Wohlbefindens und der Erholung von einer Erschöpfung. Dem gegenüber steht meine frühere Aussage, dass es Zeiten gibt, in denen Schlafunterbrechungen nicht zu vermeiden sind. Mütter – vor allem frischgebackene – sollten alle Möglichkeiten nutzen, die es gibt, um zwischendurch zu ein wenig zu Schlaf und Ruhe zu kommen.

Abendbeschäftigung

Was man in der Stunde vor dem Zubettgehen tut, spielt für die Schlafqualität ebenfalls eine große Rolle, darüber haben wir im Kapitel »Schlaf« bereits gesprochen. Es ist sinnvoll, in den letzten ein bis zwei Stunden vor dem Schlafengehen nicht mehr fernzusehen und auch keine Geräte mit Hintergrundbeleuchtung (Handy, Tablet, Computer) zu benutzen. Halten Sie sich stattdessen in einem Raum mit warmem, sanftem Licht auf, hören Sie beruhigende Musik und machen Sie das Schlafzimmer – nach Möglichkeit – zu Ihrem privaten Rückzugsbereich. Und wenn es im ganzen Haus nur ein aufgeräumtes Zimmer geben sollte, sollte es Ihr Schlafzimmer sein. Sobald Sie das Licht ausgemacht haben, ist der Raum im besten Fall kühl und so ruhig und dunkel wie möglich.

Stress

Emotionalen Stress sollten Sie in der Zeit, in der Sie »herunterfahren«, ebenfalls vermeiden, wenn es irgendwie funktioniert. Stress sabotiert häufig auch die Schlafqualität.

Und bitte machen Sie sich keinen Stress, weil Sie nicht schlafen können – das gehört zu den größten Fehlern überhaupt. Wenn Sie nachts aufstehen müssen, weil Sie stillen oder weil eines der anderen Kinder etwas braucht, denken Sie daran, dass die Kinder nicht lange so klein sind, und trösten Sie sich mit der Großmutterweisheit: »Das geht alles vorbei.«

Stress hat oft auch damit zu tun, wie Sie selbst Ihre Qualitäten als Mutter und/oder als Partnerin einschätzen. Stichwort: Schuldgefühle und Selbstvorwürfe. Wenn Sie einen tieferen Sinn hinter den Dingen sehen wollen, dann können Sie aus allem – und ich meine wirklich aus allem – etwas lernen. Etwa wenn Sie sich mal wieder als »Versager« oder »faule Socke« aburteilen, dann nehmen Sie diese Selbsteinschätzung einfach zur Kenntnis und stellen Sie sich die neugierige Frage, warum um Himmels willen Sie so hart mit sich ins Gericht gehen. Fragen Sie sich, warum Sie mit Wut, Zorn, Rückzug oder tiefer Traurigkeit reagieren. Suchen Sie in einer solchen Situation Hilfe und Unterstützung, aber nehmen Sie sie auch zum Anlass, um die Dinge, die in Ihrem Inneren brodeln, zu erkennen. Das sage ich in aller Freundschaft.

Wenn Sie einen tieferen Sinn hinter den Dingen sehen wollen, dann können Sie aus allem – und ich meine wirklich aus allem – etwas lernen.

Dr. Libby

Eine kulturelle Perspektive

Ist die postnatale Erschöpfung wirklich etwas Neues oder hat es sie schon immer gegeben? Hätten wir darauf vorbereitet sein müssen? Fakt ist: Sie tritt heute häufiger auf, aber die Ärzte sind auch aufmerksamer geworden, und dank Dr. Serrallach erhalten mehr und mehr Frauen die Hilfe und Unterstützung, die sie benötigen. Wir wissen, dass die meisten sogenannten Naturvölker oder Ureinwohner in aller Welt besondere Maßnahmen vorgesehen haben, um sicherzustellen, dass sich Mütter nach einer Entbindung richtig erholen. Heute wird über diese »Postpartum-Praktiken« nicht viel gesprochen. Ob in China oder Indien, ob bei den australischen Aborigines oder den amerikanischen Indianern, jahrhundertelang wurden dort höchst sinnvolle Bräuche gepflegt, die der Stärkung, der spirituellen Reinigung und dem Schutz dienten, aber es gab auch eine weit reichende soziale Unterstützung. In der traditionellen chinesischen Kultur beispielsweise machen Frauen, die gerade entbunden haben, »Zuo Yue Zi«, das heißt, sie bleiben einen Monat lang zu Hause, sie empfangen keine Besucher und haben keine Pflichten außer Stillen. Die Familie kümmert sich um alles andere. Man kocht für die junge Mutter warme, kräftigende Speisen und sorgt dafür, dass ihr nicht kalt wird. Alten Kulturen ist offensichtlich klar, was den Menschen in den Industriegesellschaften nicht (mehr) bewusst ist: Damit eine Gesellschaft wächst und gedeiht, brauchen Mütter Gesundheit und volle Unterstützung. In jeglicher Hinsicht.

Nicht vergessen: Es gibt einen Unterschied zwischen
»lebend« und »lebendig«, und der ist wichtig.
Voller Energie können Sie beides besser genießen –
am Leben zu sein und wirklich zu leben.

Dr. Libby

Schilddrüsenhormone und Energie: eine eindeutige Verbindung

Im Zusammenhang mit der Energieproduktion im Körper haben wir bereits verschiedene Akteure kennengelernt: Mitochondrien, B-Vitamine und Coenzym Q_{10} zum Beispiel. Ein weiterer bedeutender Faktor, der bei immer mehr Menschen zu einem niedrigen Energieniveau beiträgt, ist eine Unterfunktion der Schilddrüse, die dann Probleme mit den Schilddrüsenhormonen nach sich zieht. Um eine Vorstellung davon zu bekommen, wie Schilddrüsenhormone und Energie zusammenhängen, ist es wichtig, sich zuerst die Schilddrüse selbst anzusehen und zu verstehen, was sie braucht, um optimal zu funktionieren. Ich habe die Schilddrüse in fast allen meinen Büchern thematisiert: ob im Zusammenhang mit dem Abnehmen, im Zusammenhang mit Stress oder im Zusammenhang mit der Gesundheit von Haut und Haaren. Dieses Mal geht es darum, wie sich die Schilddrüsenhormone auf das Energieniveau auswirken.

Viele Menschen denken beim Stichwort »Schilddrüse« nur an den Zusammenhang mit Gewichtsverlust oder Gewichtszunahme. Diese Verbindung rührt daher, dass die Schilddrüsenhormone die Stoffwechselgeschwindigkeit (Stoffwechselrate) beeinflussen. Und das wiederum beeinflusst, ob man sich energiegeladen fühlt oder nicht. Wir haben bereits diskutiert, dass verschiedene nicht optimal arbeitende Körpersysteme dazu in der Lage sind, eine anhaltende, abgrundtiefe Müdigkeit, aber auch das Gefühl, schlapp und trotzdem »aufgedreht« zu sein, hervorrufen können. Ein solcher Zustand der Dauermüdigkeit kann auch mit einer Unterfunktion der Schilddrüse zusammenhängen.

Immer mehr Menschen in der westlichen Welt haben Schilddrüsenprobleme. Manche leiden unter einer voll ausgeprägten Erkrankung, etwa einer Hypothyreose (Unterfunktion), zum Beispiel einer Hashimoto-Thyreoiditis, oder einer Hyperthyreose (Überfunktion), wie der Basedow'schen Krankheit. Hyperthyreosen gehen mit einer Erhöhung der Stoffwechselrate einher, und die Betroffenen können dabei das

Gefühl haben, vor Energie zu strotzen. (Manche empfinden es aber auch als Hyperaktivität oder als Angstgefühl, das sie nicht unter Kontrolle bekommen.) In anderen Fällen arbeitet die Schilddrüse aus unterschiedlichsten Gründen nicht optimal: Nährstoffmangel, Überkonsum von Substanzen, die die Schilddrüsenfunktion beeinträchtigen, Östrogendominanz oder Infektionen. Nicht zuletzt haben Autoimmunerkrankungen der Schilddrüse in den letzten Jahren massiv zugenommen.

Aber schauen wir uns nun an, wie diese Drüse aussieht, wie sie arbeitet, wie sie Energiegewinnung und Stoffwechsel beeinflusst und wie man die Schilddrüse unterstützen kann.

Die Schilddrüse

Die Schilddrüse ist eine Drüse im oberen Teil des Halses. Sie hat in etwa die Form eines kleinen Schmetterlings und produziert Hormone, die sowohl für unser Energieniveau als auch für die Stoffwechselgeschwindigkeit und die Temperaturregulation unseres Körpers eine enorme Rolle spielen. In meiner Beratungspraxis sehe ich jeden Tag Menschen, die praktisch alle Symptome einer Schilddrüsenunterfunktion aufweisen, deren Blutuntersuchungen aber Ergebnisse »im Normbereich« liefern. (Auf das Problem »Normbereich« gehen wir später noch genauer ein.)

Die Produktion der Schilddrüsenhormone steht am Ende einer Signalkette, an der noch andere Drüsen beteiligt sind. Das heißt, wenn Sie zu viele oder zu wenige Schilddrüsenhormone haben oder Symptome aufweisen, die eine Störung der Schilddrüsenfunktion vermuten lassen, muss man der Sache auf den Grund gehen, um die richtige Behandlung einzuleiten. Es ist wichtig zu verstehen, wie es zur Fehlfunktion der Schilddrüse gekommen ist, da die Korrektur dieses Vorgangs auch die Funktion wiederherstellen kann.

Die Signalkette für die Produktion der Schilddrüsenhormone beginnt im Hypothalamus. Diese Drüse im Gehirn stellt ein Hormon (namens TRH) her, das auf die Hirnanhangsdrüse (Hypophyse), eine kleine Drüse an der Hirnbasis, wirkt. Die Hypophyse schüttet dann ihrerseits ein Hormon aus, das als Thyreotropin oder auch als Thyreoidea stimulierendes Hormon (TSH) bezeichnet wird. Wie der Name sagt, regt dieses Hormon die Schilddrüse (Thyreoidea) an; diese bildet daraufhin das Hormon Thyroxin (kurz T_4). Im Blut liegt T_4 in zwei Formen vor, »frei« (fT_4) und »gebunden« (T_4). Es handelt sich um das gleiche Hormon, nur dass das eine frei vorliegt und in Gewebe eindringen kann, während das andere an ein Transportprotein gekoppelt ist und nicht in Gewebe einzudringen vermag. Beide, T_4 und fT_4, sind inaktiv und müssen erst in das aktive Hormon Triiodthyronin (T_3) umgewandelt werden. Die Stoffwechselgeschwindigkeit, das Energieniveau und die Fähigkeit zum Fettabbau hängen von T_3 ab.

Nährstoffe für die Schilddrüse

Die optimale Produktion von Schilddrüsenhormonen hängt wesentlich von bestimmten Nährstoffen ab, insbesondere Iod und Selen. Beide Mineralstoffe sind an der Umwandlung von T_4 in T_3 beteiligt, ein Vorgang, der den Stoffwechsel ankurbelt und uns das Gefühl von Energie gibt. Viele Menschen nehmen über die Nahrung zu wenig Iod und Selen auf, da viele Böden diese Spurenelemente nicht enthalten. Und wenn ein Nährstoff nicht im Boden ist, kann er auch nicht in die Nahrungsmittel gelangen, die in ihm wachsen.

Ein anderes kritisches Element für die Gesundheit der Schilddrüse ist Eisen. Eisenmangel ist der am weitesten verbreitete Nährstoffmangel weltweit. Dafür gibt es eine ganze Reihe von Gründen: unzureichende Zufuhr mit der Nahrung, schlechte Resorption (zum Beispiel aufgrund einer gestörten Darmfunktion, Gluten-Unverträglichkeit, Zöliakie), eine Ernährungsweise mit einer übermäßigen Calciumzufuhr (Calcium und Eisen konkurrieren bei der Aufnahme aus dem Darm, wobei Calcium gewinnt), oder regelmäßiger hoher Blutverlust durch die Menstruation. Bei Personen mit Eisenmangel wird T_4 nicht in das aktive T_3 umgewandelt, sondern in das inaktive) reverse T_3 (rT_3). Damit vergrößert sich sowohl das Problem mit der Energie als auch das mit der gesunden Stoffwechselrate. Merken Sie sich: Für eine gut funktionierende Schilddrüse werden vor allem die Nährstoffe Iod, Selen und Eisen benötigt.

Die Rolle der Mitochondrien

Die Schilddrüsenhormone sind so etwas wie die Zündkerzen des Körpers, sie zünden den Brennstoff in den Mitochondrien der Körperzellen. Nur so kann die Energie hergestellt werden, die der Körper für die Erfüllung all seiner Funktionen braucht. Aus diesem Grund führt jedes Schilddrüsenproblem zu Energieproblemen und oft zu anhaltender Müdigkeit.

Schilddrüsenhormone erhöhen nicht nur die Stoffwechselrate, sie steigern auch die Oxidationsrate im Körper. Sie erinnern sich? Durch den Oxidationsprozess entstehen freie Radikale, und Antioxidanzien werden gebraucht, um die Gewebeschädigungen durch freie Radikale zu verhindern. Die Stoffwechselrate wiederum beeinflusst sämtliche Körperprozesse, den Stoffwechsel von Fetten, Kohlenhydraten und Proteinen, die Verdauung und die Gesundheit von Herz und Gefäßen. Die Stoffwechselrate beeinflusst darüber hinaus die DNA- und die Proteinsynthese, das Körpergewicht, den Puls, den Blutdruck, die Atmung, die Muskelkraft, den Schlaf und die Funktion der Geschlechtsorgane, um nur ein paar Beispiele zu nennen. Die Schilddrüsenhormone wirken in sämtlichen Körpersystemen, und wenn ihre Level zu niedrig sind, wird auch das Energieniveau davon in Mitleidenschaft gezogen.

Etwas genauer, aber ohne zu tief in die biochemischen Details einzusteigen: Die Mitochondrien reagieren auf das aktive Schilddrüsenhormon T_3 mit der Bildung von Adenosintriphosphat (ATP); dies geschieht über die als Glykolyse und Citrat- bzw. Zitronensäurezyklus bezeichneten biochemischen Wege. Für diese Prozesse werden viele Nährstoffe gebraucht, unter anderem B-Vitamine und Eisen. Das auf diese wunderbare Weise entstehende ATP ist der Stoff, der dem Körper die Energie für all seine Tätigkeiten verleiht.

Das in den Zellen gebildete ATP wird bei der Nutzung als Energielieferant »verbraucht«, biochemisch gesprochen wird es dabei in Adenosindiphosphat (ADP) verwandelt. Das ADP wird anschließend wieder zu ATP »recycelt«. Auch für diese Prozesse werden Nährstoffe benötigt, und wenn sie fehlen, können die Schilddrüsenhormone nicht effizient Energie produzieren. Nichts kann eine dauerhafte Ernährung mit hoher Nährstoffdichte ersetzen.

Erkrankungen der Schilddrüse

Wenn die Schilddrüse überaktiv ist, spricht man von Hyperthyreose, bei einer Unterfunktion dagegen von Hypothyreose. Die Schilddrüsenunterfunktion kann zu Müdigkeit und zu einer Gewichtszunahme führen. Diese Symptome kann man fast nicht beheben, solange die zugrundeliegende Störung nicht behoben wird. Außerdem gibt es Autoimmunerkrankungen, die sich gegen die Schilddrüse richten. Das heißt, dass das Immunsystem, das den Körper gegen Eindringlinge von außen verteidigen soll, die Schilddrüse fälschlicherweise als »fremd« betrachtet und sie daher wie einen Krankheitserreger angreift. Das führt zu Funktionsstörungen der Drüse, etwa zur Überfunktion (wenn das Immunsystem daran beteiligt ist, heißt die Erkrankung Basedow'sche Krankheit) oder zur Unterfunktion (wenn das Immunsystem daran beteiligt ist, heißt die Erkrankung Hashimoto-Thyreoiditis). Das Hauptsymptom der Unterfunktion ist anhaltende große Müdigkeit.

Ursachen für eine gestörte Schilddrüsenfunktion

Infektionen, Leberfunktionsstörungen, Iod-, Selen- und Eisenmangel, zu geringe Kalorienzufuhr über zu lange Zeit, aber auch Östrogendominanz, erhöhte Cortisolspiegel und Nebennieren-Erschöpfung können diesen Prozess auslösen. Es ist sehr wichtig, herauszufinden, wie es zu den Veränderungen in der Schilddrüsenfunktion gekommen ist, denn aus dem »Warum« ergibt sich häufig bereits die Antwort.

Welche Faktoren kommen bei Ihnen zum Tragen? Manchmal treffen mehrere zu. Dann muss man herausfinden, an welcher Stelle man am besten beginnt.

Schilddrüsenüberfunktion (Hyperthyreose)

Weil es in diesem Buch darum geht, die Ursachen von Müdigkeit und Erschöpfung zu ergründen, werde ich nur kurz auf das Krankheitsbild der Schilddrüsenüberfunktion eingehen. Nach meiner Erfahrung ist der Hauptgrund dafür Stress, speziell die Hektik im Alltag und was die Menschen ihrem Körper abverlangen. Viele Klienten aus meiner Beratungspraxis, die ihre Schilddrüsenfunktion (von überaktiv) wieder normalisieren konnten und deren Symptome dadurch vollständig verschwunden sind, haben ihr Leben grundlegend verändert. Die meisten haben von sich aus den Job gewechselt oder, wenn dies nicht möglich war, dann haben sie wenigstens ihr Denken und ihre Lebenseinstellung komplett verändert. Das mit meinen Klienten zu erleben, war unglaublich beglückend.

Schilddrüsenunterfunktion (Hypothyreose)

Aber nun zurück zur Schilddrüsenunterfunktion. Die klassischen Symptome sind:

- große Müdigkeit bis hin zur Erschöpfung
- kontinuierliche Gewichtszunahme über Monate hinweg und ohne ersichtlichen Grund
- Frieren, Kältegefühl, oft »bis in die Knochen«
- Neigung zur Verstopfung
- Neigung zu Niedergeschlagenheit und Vergesslichkeit
- das Gefühl, sich leicht aus dem Konzept bringen zu lassen
- Haarausfall oder trockeneres Haar als früher
- Zyklusprobleme
- Probleme, schwanger zu werden
- Kopfschmerzen

Wir gehen nun der Frage nach, wie eine Unterfunktion entsteht und wie man die Schilddrüsenfunktion verbessern und so auch zu mehr Energie kommen kann.

Infektion und mangelhafte Entgiftungsleistung der Leber

Eine sehr häufige Ursache für die Hypothyreose ist zum Beispiel die Infektion mit dem Epstein-Barr-Virus (Mononukleose), eine andere die Überlastung der Leber. Zu einer Leberüberlastung kommt es, wenn zu viele Stoffe zur Entgiftung angeliefert werden und nicht genügend Nährstoffe oder Enzyme zur Verfügung stehen, vor allem in der zweiten Phase. In beiden Fällen bedarf die Leber einer intensiven Unterstützung. Lesen Sie hierzu im Kapitel »Leber« nach. Eine ausgezeichnete Heilpflanze bei chronischen Infekten ist Astragalus membranaceus (Chinesischer Tragant). Ziehen Sie aber einen erfahrenen Therapeuten zu Rate um zu entscheiden, ob das bei Ihnen zutrifft.

Nährstoffmangel

Da eine Unterversorgung mit Iod, Selen und Eisen die Schilddrüsenfunktion beeinflussen kann, sollten Sie Nahrungsmittel wählen, die viel von diesen Nährstoffen enthalten. Paranüsse beispielsweise sind reich an Selen. Verwenden Sie Meersalz oder kochen Sie mit Algen, beides enthält natürlicherweise Iod. Gute Quellen für Eisen sind Rind- und Lammfleisch, Eier, Muscheln, Sardinen, Linsen, grünes Blattgemüse und Datteln. In vielen Lebensmitteln finden sich nur geringe Mengen Eisen, darum ist es wichtig, sich abwechslungsreich zu ernähren. Die Eisenaufnahme wird durch Vitamin C gefördert. Wenn Sie keine tierischen Lebensmittel zu sich nehmen, müssen Sie nicht zwangsläufig unter Eisenmangel leiden. Es gibt Vegetarier, deren Körper das Eisen aus pflanzlichen Quellen extrem effizient nutzt. Eisenmangel hat schwerwiegende gesundheitliche Konsequenzen – für Fleischesser wie für Vegetarier –, nicht nur in Bezug auf die Schilddrüsenfunktion. Ein einfacher Bluttest verschafft Klarheit.

Natürlich kann man die besagten Nährstoffe auch über Nahrungs-ergänzungsmittel aufnehmen. Allerdings sollte man bei der Einnahme sehr darauf achten, diese nicht überzudosieren, da das unter Umständen ebenfalls gesundheitliche Probleme nach sich zieht. Gerade bei Eisen kann es sinnvoll sein, vorher eine Blutuntersuchung machen zu lassen. Ein Eisenmangel ist ohne Supplemente nur sehr schwer und sehr langsam zu beheben. Verstopfung ist eine häufige Nebenwirkung von Eisensupplementen, in dieser Hinsicht sind flüssige Produkte oft besser.

Zink und Vitamin A sind für die Schilddrüsenfunktion ebenfalls von Bedeutung.

Östrogendominanz

Zu viel Östrogen senkt die Aktivität der Schilddrüse, während der richtige Progesteronspiegel ihre Funktion unterstützt. (Östrogendominanz ist ein Thema, über das ich bei meinen Wochenendseminaren für Frauen stundenlang rede und auf das ich in meinen anderen Büchern »Stoffwechsel-Geheimnis« und »Rushing-Woman-Syndrom« ausführlich eingehe.) Wenn Sie Östrogendominanz als Ursache für Ihre Schilddrüsenprobleme vermuten, sollten Sie als Erstes daran arbeiten.

Erhöhte Cortisolwerte

Wenn die Cortisolwerte aufgrund von Stress erhöht sind, sinkt der Spiegel des aktiven Schilddrüsenhormons T_3, wodurch sich der Stoffwechsel verlangsamt. Außerdem sorgen hohe Cortisolwerte dafür, dass der Körper Muskelmasse abbaut, um Glukose für das Gehirn bereitzustellen, und wenn die Muskelmasse sich verringert, sinkt die Stoffwechselrate ebenfalls. Ohne Stress wandelt ein gesunder Körper fT_4 in T_3 um, mit zu viel Cortisol im Blut ist dieser Umwandlungsprozess beeinträchtigt.

Eine verringerte Umwandlung von fT_4 in T_3 findet auch statt, wenn Sie die Nahrungsaufnahme einschränken. Ihr Körper glaubt dann, es herrsche Hungersnot, und senkt die Stoffwechselrate, damit die kostbaren Fettvorräte möglichst lange halten. Auch wenn es frustrierend ist: Für Ihren Körper steht das Überleben immer an allererster Stelle!

Erhöhte Cortisolspiegel hemmen überdies die Freisetzung von TSH aus der Hirnanhangsdrüse – und mit weniger TSH produziert der Körper weniger fT_4. Folgen Sie den Empfehlungen für erhöhte Cortisolwerte im Kapitel über Stresshormone, wenn die Beschreibungen auf Sie zutreffen. Eine Unterfunktion der Schilddrüse kann auch zu einem erhöhten Cholesterinspiegel führen, der normalisiert sich jedoch, sobald die Schilddrüse wieder richtig funktioniert.

Iod

Iod ist ein lebensnotwendiges Spurenelement, ohne das unser Körper seinen Dienst einstellen würde. Die Schilddrüse könnte ohne dieses Element keine Schilddrüsenhormone herstellen. Die Symptome für eine Schilddrüsenunterfunktion hatte ich weiter oben aufgelistet. Wenn Iodmangel bei Ihnen zu den Ursachen der Hypothyreose gehört, kann es Wunder wirken, den Iodgehalt in der Nahrung zu erhöhen!

Die Schilddrüsenhormone sind bei Erwachsenen für die Stoffwechselgeschwindigkeit und bei Kindern für das Wachstum verantwortlich. Iod spielt auch eine zentrale Rolle für die Entwicklung des Gehirns von ungeborenen Kindern und damit für ihre spätere Intelligenz. Leider zeigen neuere Studien, dass manche Kinder in der westlichen Welt so niedrige Iodwerte aufweisen, dass ihre Intelligenz stark beeinträchtigt ist.

Böden enthalten wenig Iod, und wenn ein Nährstoff im Boden nicht vorhanden ist, kann er auch nicht in die Nahrung gelangen. Während Böden also eher schlechte Iodquellen darstellen, haben die Meere etwas mehr davon zu bieten. Meeresalgen aller Art sind gute Iodlieferanten. Mit ihrem leicht salzigen Geschmack kann man sie als Würze für Suppen, Eintöpfe und Salate verwenden und kommt gleichzeitig in den Genuss der enthaltenen Mineralstoffe. Zu den am häufigsten verzehrten Algen gehört Nori, aus der zum Beispiel Sushi-Rollen hergestellt werden. In kleinen Mengen ist Iod auch in Fisch, Muscheln und anderen Meeresfrüchten enthalten.

Speisesalz wurde erstmals 1924 mit Iod angereichert. Mit dem Aufkommen von Himalayasalz und speziellem Meersalz kam Iodsalz etwas aus der Mode. Obwohl Meersalze eine ganze Reihe von Spurenelementen enthalten, ist auch bei ihnen der Iodgehalt äußerst gering, es sei denn das Iod wird zugesetzt. Das einzig Bedenkliche bei den »klassischen« jodierten Speisesalzen sind die Rieselhilfen – Substanzen, die das Zusammenbacken des Salzes verhindern sollen; manche von ihnen sind nicht so besonders gesund.

Über die Bedeutung von Iod für die Brustgesundheit ist zwar viel berichtet worden, trotzdem wird nur selten darüber gesprochen. Die Eierstöcke reichern ebenfalls Iod an, und es gibt Studien, die zeigen, dass eine bestimmte Östrogenvariante, die mit Brustkrebs in Zusammenhang zu stehen scheint, insbesondere dann in den Eierstöcken gebildet wird, wenn diese einen Iodmangel aufweisen. Das ändert sich wieder, sobald der Iodmangel aufgehoben ist.

Substanzen, die die Schilddrüsenfunktion und die Iodaufnahme beeinträchtigen

In Nahrungsmitteln und in der Umwelt gibt es Substanzen, die auf unterschiedliche Weise die Schilddrüsenfunktion beeinträchtigen können. Gemüse der Gattung Brassica, wie zum Beispiel Brokkoli, Rosenkohl, Blumenkohl, Weißkohl oder Grünkohl, enthalten im Rohzustand Substanzen, die als »Goitrogene« (Kropfbildner) bezeichnet werden und die die Iodaufnahme in die Schilddrüse hemmen. Durch Kochen oder Fermentieren werden die Goitrogene abgebaut, die Gemüse behalten aber immer noch ihre positiven Wirkungen.

Iod kann bei der Aufnahme in die Schilddrüse von seinem Platz verdrängt werden, den dann andere Substanzen, wie Fluor, Brom oder Chlor, einnehmen. Sie alle gelangen über industriell verarbeitete Lebensmittel und Getränke in den Körper. Fluor kann Iod verdrängen, es wird dann an seiner Stelle von der Schilddrüse aufgenommen. Fluor verhält sich im Körper aber nicht so wie Iod, das heißt es kann nicht dieselben biochemischen Reaktionen in Gang setzen, die für das optimale Funktionieren der Schilddrüse erforderlich sind. Wenn dies zu oft, über zu lange Zeit oder in zu hohen Dosen geschieht, wird die Schilddrüsenfunktion gestört, umso mehr, wenn der betreffende Menschen unter Iodmangel leidet.

Iodbedarf und Supplemente

Die Iodmengen im Körper sind schwer mit Tests zu ermitteln. Für aussagekräftige Tests muss man den Urin eines ganzen Tages sammeln, und diese Tests werden nicht überall angeboten.

Um einen Iodmangel zu vermeiden, brauchen Erwachsene 150–200 Mikrogramm Iod pro Tag. Natürlich ist es besser, die Versorgung auf die individuellen Bedürfnisse abzustimmen. Bei einem existierenden Mangel kann es sinnvoll sein, eine Zeitlang eine höhere Dosis zu sich zu nehmen. Das sollten Sie aber mit Ihrem Hausarzt oder einem Endokrinologen (Facharzt für Hormonstörungen) besprechen.

Schilddrüsenmedikamente

Wenn heute bei jemandem eine Hypothyreose diagnostiziert wird, erhält er meist ein Rezept für Thyroxin (T_4). Manchen Patienten geht es mit der Einnahme dieses Hormons hervorragend, alle ihre Symptome – inklusive Müdigkeit – verschwinden. Wenn dies bei Ihnen nicht der Fall ist, obwohl Sie Ihr Medikament wie verordnet einnehmen, sollten Sie vielleicht eine andere Herangehensweise probieren. Wenn Thyroxin trotz jahrelanger Einnahme nichts gebracht hat, wird es das auch jetzt nicht plötzlich tun.

Im Handel sind Thyroxintabletten von vielen verschiedenen Herstellern erhältlich. Falls Sie bei der schulmedizinischen Behandlung bleiben möchten, besprechen Sie mit Ihrem Hausarzt, dass die aktuelle

Medikation keine Besserung bringt und dass Sie gerne ein anderes Medikament versuchen möchten. Ich kenne zahllose Fälle, bei denen Patienten mit ihrem Thyroxinmedikament sehr glücklich waren, bis sie auf einmal das Produkt eines anderen Herstellers bekamen – und alle ihre Symptome wieder zurückkehrten. Versuchen Sie es auch dann mit einer anderen Marke, wenn Sie noch Symptome haben, obwohl Ihre Werte für TSH, fT_4 und T_3 »normal« sind.

Eine hervorragende Alternative für die Behandlung der Hypothyreose stellen in meinen Augen die sogenannten Schilddrüsen-Vollextrakte dar. Ein solcher Extrakt – er wird in der Regel aus den Schilddrüsen von Schweinen hergestellt – enthält alle Schilddrüsenhormone und nicht nur ein einziges wie die meisten synthetisch hergestellten Schilddrüsenmedikamente. Dieser Extrakt muss von einem Arzt verordnet werden (in Deutschland nur mit Privatrezept möglich), der Sie anschließend auch weiter betreuen sollte. Die Behandlung mit Schilddrüsen-Vollextrakt ist nicht für jeden geeignet, suchen Sie sich deshalb einen Arzt, der mit dieser ganzheitlichen Herangehensweise Erfahrung hat.

Wenn bei Ihnen keine Schilddrüsenerkrankung diagnostiziert wurde, obwohl Sie zahlreiche Symptome aufweisen, dann verlassen Sie sich nicht allein auf die Blutuntersuchungen. Suchen Sie sich einen Therapeuten, der Ihre Symptome und nicht Ihre Blutwerte behandelt, der aber beides im Auge behält, wenn Sie verschiedene Behandlungsansätze ausprobieren.

Schilddrüsenantikörper

Wie wichtig Tests auf Schilddrüsenantikörper sein können, zeigt die folgende Geschichte von Patricia exemplarisch.

Eines Tages kam eine sehr gepflegt aussehende Frau zur Beratung zu mir in die Praxis. Als ich sie fragte, was ich für sie tun könne, brach sie in Tränen aus. Sie sagte, sie leide seit mehr als 30 Jahren an einer Unterfunktion der Schilddrüse, doch all ihre Tests seien negativ und niemand wolle sie behandeln. In den vergangenen 30 Jahren hatte sie über 100 Kilogramm zugenommen. Angefangen hatte alles nach dem Tod ihrer geliebten Mutter. Patricia sagte, nach dem Tod ihrer Mutter habe sie zugenommen, weil sie drei, vier Monate lang planlos gegessen habe. Aber als sie ihre Trauer allmählich überwand und auch wieder auf ihre Ernährung achtete wie zuvor, änderte sich nichts. Sie nahm weiter zu. Sie trainierte im Fitnessstudio und achtete noch mehr auf ihre Ernährung. Doch sie nahm immer weiter zu.

Als Patricia zu mir kam, war sie nicht mehr in der Lage, Sport zu treiben, weil ihre Knie schon allein wegen ihres hohen Gewichts schmerzten. Ihren Angaben nach wog sie 168 Kilo, doch das, was sie aß, stand in keinerlei Verhältnis zu ihrem Gewicht.

Natürlich hatte Patricia mit großem Kummer zu kämpfen, und natürlich gab es auch immer wieder Zeiten, in denen sie sich nicht »vernünftig« ernährte. Manchmal war sie einfach nur noch frustriert, weil sich trotz all ihrer Bemühungen an ihrem Gewicht nichts änderte. Sie hatte sich ohne jeden Erfolg jahrelang kasteit und abgerackert.

Nachdem Patricia im Fragebogen zu den Symptomen für Schilddrüsenunterfunktion jedes Kästchen angekreuzt hatte, beschloss ich, noch einmal neue Bluttests machen zu lassen. Ich gab zusätzlich noch den Test auf Schilddrüsenantikörper in Auftrag, insbesondere die gegen Thyroidperoxidase und gegen Thyreoglobulin. Ich hatte an der Uni gelernt, dass es höchst unwahrscheinlich ist, dass Antikörper eine Rolle spielen, wenn die Schilddrüsenhormone im Normbereich liegen. So gesehen verstand ich wohl, dass bislang niemand die Untersuchungen auf Antikörper gemacht hatte, aber angesichts der Symptome leuchtete es mir überhaupt nicht ein.

Um es kurz zu machen: Patricias Schilddrüsenhormone lagen alle im Normbereich, wenn auch immer am unteren Ende, die Antikörpertiter allerdings waren die höchsten, die mir je untergekommen sind. Zum Vergleich: In dem Labor, das die Untersuchungen machte, gelten alle Werte unter 50 als Normbereich, und zwar für beide Antikörper. Patricias Antikörper gegen Thyroidperoxidase und Thyreoglobulin erreichten beide Werte über 6 500 – das war jenseits von Gut und Böse.

Als ich sie anrief, um ihr die Ergebnisse mitzuteilen, war sie zunächst überglücklich, dass der Grund für ihre Gesundheitsprobleme nun endlich gefunden war. Danach, so berichtete sie mir später, kam unbändige Wut in ihr hoch – Wut über all das, was sie im Leben verpasst zu haben glaubte, nur weil niemand auf die Idee gekommen war, diese Untersuchung zu machen. Sie hatte sich immer stark zurückgenommen, weil sie sich wegen ihres Aussehens schämte, und war sehr traurig, dass sie keinen Partner gefunden hatte, mit dem sie durchs Leben gehen konnte. Sie beschloss, ihre Schilddrüse auf möglichst natürliche Weise zu reaktivieren, und nach drei Monaten, nachdem sie beträchtlich an Gewicht verloren hatte, buchte sie ihre erste Fernreise.

Es gibt immer einen Grund. Man muss ihn nur finden.

Labortests, Normbereiche und Untersuchungsergebnisse

Das Konzept des Normbereichs ist durchaus sinnvoll, da man damit schnell und leicht feststellen kann, ob die gemessenen Werte innerhalb eines »Rahmens des Üblichen« liegen. Sie sind ausgezeichnete Anhaltspunkte, und ich wähle dieses Wort mit Bedacht, denn für manche Faktoren stellen sie eben nicht der Weisheit letzten Schluss dar.

Normbereiche und was »normal« bedeutet

Ich habe große Bedenken, gesundheitliche Aussagen und Behandlungsentscheidungen allein anhand von Labortests zu treffen.

Dr. Karen Coates zufolge wird der Normbereich mancher Bluttests von jedem Labor hin und wieder neu berechnet, um sicherzustellen, dass der Referenzbereich, der auf dem Blatt mit den Ergebnissen abgedruckt wird, auch »korrekt« ist. So werden beispielsweise an einem Morgen die ersten 100 Blutproben auf ihren TSH-Wert geprüft, um den Referenzbereich zu ermitteln. An einem anderen Tag könnten es die Eisenwerte sein. Aber: Welche Menschen lassen wohl ihr Blut untersuchen? Diejenigen, denen es prächtig geht? Nein, meist ist genau das Gegenteil der Fall. Es sieht also so aus, als würden diese Zahlen unseren Normalbereichen zugrunde gelegt.

Zudem ist es wichtig zu verstehen, wie die »durchschnittliche« Menge eines Nährstoffs oder Hormons berechnet wird. Der obere Referenzwert wird mathematisch als »zwei Standardabweichungen« über dem Durchschnittswert definiert, der untere als »zwei Standardabweichungen« unter dem Durchschnittswert. Nach den willkürlichen Regeln dieser Methode müssen 95 von 100 Blutproben in den Normbereich fallen. Aus der statistischen Definition der Standardabweichung ergibt sich zwangsläufig, dass vier oder fünf Ergebnisse außerhalb dieses Referenzbereichs liegen müssen, zwei ober- und zwei unterhalb.

Dazu möchte ich noch drei Dinge sagen: Erstens sind die Referenzbereiche für einige Blutwerte größer geworden. Erst lag der Normbereich für TSH bei 0,4–4,0, dann wurde er auf 0,3–5,0 vergrößert und schließlich wieder auf 0,4–4,0 zurückgesetzt. Aber vor Kurzem habe ich gesehen, dass ein Labor noch mit dem erweiterten Normbereich von 0,3–5,0 arbeitet. Menschen, deren Blutwerte am unteren bzw. oberen Ende dieser Spanne liegen, unterscheiden sich nicht nur deutlich in Aussehen und Befinden, sie werden mit ziemlich hoher Wahrscheinlichkeit auch Schilddrüsensymptome aufweisen. Falls sie keine Symptome haben, prima. Doch wenn sie welche haben, ist meine Sorge, dass sie keine Behandlung bekommen und gezwungen sind, mit ihren Symptomen zu leben, nur weil die Laborergebnisse gerade so im Normbereich liegen. Damit ist diesen Menschen und ihrer Gesundheit nicht gedient. Und wenn der Normbereich immer wieder vergrößert wird, heißt das, dass Menschen, denen es wirklich nicht gut geht, in diesen Normbereich fallen und damit nicht die Hilfe erhalten, die ihr Körper so dringend bräuchte.

Das bringt mich zu meinem nächsten Punkt: Der ganze Ansatz ist unbrauchbar, wenn er sich auf Messungen bezieht, die an kranken Menschen vorgenommen wurden. Es wird unendlich viel schwieriger, einen idealen Gesundheitszustand zu erreichen, Krankheiten zu vermeiden und die Lebensqualität der Menschen zu maximieren, wenn man sich von Laborergebnissen leiten lässt, die sie in einen möglicherweise ungesunden »Normalbereich« hineinschieben.

Drittens geht es Ihnen in der Regel nicht gut, wenn Sie zum ersten Mal einen bestimmten Blutwert im Labor ermitteln lassen. Beispielsweise ist es Ihnen vielleicht unbekannt, dass Ihr TSH-Wert bei 1 liegt, wenn Sie absolut gesund sind, und dann wird bei Ihnen ein TSH-Wert von 3 festgestellt. Aber der Wert 3 liegt innerhalb des Normbereichs; darüber werden Sie nicht informiert, weil Ihre Schilddrüsenfunktion dann ja in Ordnung ist. Allerdings muss Ihre Hypophyse dreimal mehr TSH auswerfen, um die Hormonproduktion in der Schilddrüse am Laufen zu halten, als zu der Zeit, als eine Einheit TSH genügte, um dasselbe Ziel zu erreichen.

Was tun mit den Laborergebnissen?

Lassen Sie sich nach einem Bluttest unbedingt Kopien Ihrer Laborergebnisse geben. Normalerweise wird auf diesen Ausdrucken nicht nur der gemessene Wert genannt, sondern auch der Normbereich für die untersuchte Substanz. Jetzt schauen Sie nach, welche der bei Ihnen gemessenen Werte am unteren oder oberen Ende des Normbereichs liegen. Ich sage Ihnen auch gleich, warum Sie das tun sollen.

In Neuseeland gelten derzeit Werte zwischen 0,4 und 4,0 für TSH als normal. Diese Zahlen sehen zwar klein aus, aber für einen Menschen macht es einen gewaltigen Unterschied – im Aussehen und im Befinden –, ob sein TSH bei 0,4 oder bei 4,0 liegt. Doch wenn sich die gemessenen Werte innerhalb des Normbereichs befinden, wird man Ihnen in der Regel (wohlmeinend) bescheinigen, mit Ihrer Schilddrüse sei alles in Ordnung.

Zu mir kommen häufig Klienten, deren TSH mit 2,5 (oder mehr) gemessen wurde; alles schreit förmlich danach, dass die Schilddrüse endlich fT_4 herstellt. Der Normbereich für fT_4 liegt zwischen 10 und 20. Ich kenne aber Menschen mit Symptomen von Schilddrüsenunterfunktion, die einen fT_4-Wert von 11 haben. Sie fühlen sich erschöpft, leiden häufig unter Verstopfung, ihre Haut ist trocken, sie können sich schlecht konzentrieren, sind antriebslos und ihre Kleider sitzen immer enger. Ihre Schilddrüse braucht dringend Unterstützung. In solchen Fällen frage ich erst einmal die Ernährungsweise ab, um herauszufinden, ob und wenn ja welche Spurenelemente in zu geringer Menge aufgenommen werden. Dann verordne ich meist zunächst Iod und Selen, manchmal auch Eisen (aber erst nachdem ein Labortest den Eisenmangel bestätigt hat). Dazu kommen Unterstützungsmaßnahmen für die Nebennieren, eine getreidefreie Diät und ein langes Gespräch darüber, wie die Betroffenen ihre Situation und ihr bisheriges Leben sehen.

Was steckt noch hinter Schilddrüsenproblemen?

Eingangs habe ich gesagt, dass die dritte Säule meiner ganzheitlichen Herangehensweise an Gesundheit die Gefühlsebene sei, neben der Biochemie und der Ernährung. Louise Hay, amerikanische Bestsellerautorin auf dem Gebiet des »positiven Denkens«, sagt, dass Schilddrüsenprobleme für Gefühle und Überzeugungen stehen, die mit Erniedrigung und Zurücksetzung zu tun haben – dass man nie das tun kann, was man gerne tun möchte. Sie meint, dass jemand mit Schilddrüsenproblemen unbewusst fragt: »Wann bin ich endlich an der Reihe?« Sie schlägt deshalb vor, neue Denkmuster zu entwickeln, zum Beispiel: »Ich überwinde jetzt die alten Beschränkungen und erlaube mir, mich frei und kreativ zu entfalten.« Mit einer Schilddrüsenunterfunktion gehen nach Louise Hay Resignation und Hoffnungslosigkeit einher oder auch das Gefühl zu ersticken. Sie rät zu einer neuen inneren Einstellung, etwa dem Vorsatz: »Ich gestalte mein Leben neu, mit Regeln, die ganz und gar mir dienen.« Wenn diese Gedanken bei Ihnen etwas zum Klingen bringen, setzen Sie sie für sich um. Falls nicht, packen Sie sie weg.

Das Gesamtbild

Ich habe versucht, Ihnen ein vollständiges Bild zu vermitteln, wie Sie Ihre Schilddrüse gesund erhalten können: über ganz klassische Informationen zu Hormonen, Drüsen und Labortests, über die Unterstützung mit Ernährung und Nährstoffen wie Iod und Selen, bis hin zu einer metaphysischen Herangehensweise. Die Lösung für Ihr Problem liegt irgendwo zwischen diesen drei Ansätzen, nicht in einem allein. Ich rate Ihnen nachdrücklich dazu, für sich die Gangbarkeit aller drei Wege zu erforschen.

Die vorangegangenen Erklärungen sollten deutlich gemacht haben, welch mächtige Rolle die Schilddrüse dabei spielt, ob wir Energie in uns spüren oder nicht. Zusammen mit den Nährstoffmängeln, dem Stress und den Hormonungleichgewichten unserer Zeit ist das ein weiterer Grund, weshalb für die Wiederherstellung eines beflügelnden Energieniveaus eine ganzheitliche Herangehensweise erforderlich ist und nicht die Behandlung eines einzelnen Körpersystems. Wenn dann noch dazu kommt, dass Sie beschlossen haben, sich mehr und besser um sich selbst zu kümmern, weil Sie überzeugt sind, dass Sie es wert sind, dann ist das eines der größten Geschenke, das Sie Ihrer Energie, Ihrer Gesundheit und Ihrer Lebensfreude machen können.

Eisen – ein kritischer Mineralstoff für die Energie

Eisen hat in verschiedener Hinsicht mit Energie in unserem Körper zu tun. Wie Sie gerade erfahren haben, ist ein guter Eisenstatus von entscheidender Bedeutung für das reibungslose Funktionieren der Schilddrüse und damit das Energieniveau. Aber Eisen beeinflusst den Energiezustand auch auf direktem Weg, vor allem über seine Funktion beim Sauerstofftransport. Trotzdem gehört Eisenmangel zu den am weitesten verbreiteten Nährstoffmängeln überhaupt. Besonders betroffen sind Kinder, Frauen vor der Menopause und Schwangere. In Neuseeland und Australien wird schätzungsweise bei 25 Prozent aller Kinder unter drei Jahren ein Eisenmangel beobachtet. Das ist zutiefst beunruhigend, da es offenbar einen Zusammenhang zwischen frühkindlichem Eisenmangel und Verhaltensstörungen bzw. Entwicklungsstörungen des Gehirns gibt.

Untersuchungen an Kleinkindern legen nahe, dass es sich um einen irreversiblen Effekt handelt, der mit Veränderungen in der Produktion von Neurotransmittern (wie Dopamin) und/oder der Verschaltung bestimmter Hirnregionen oder sogar der Myelinisierung zu tun haben könnte. (Die Myelinisierung ist ein Vorgang, bei dem eine Hülle um die Nervenfasern gebildet wird, die es ermöglicht, Nervensignale schneller zu leiten.) Dopaminrezeptoren und -transporter sind verändert, und dasselbe gilt für Verhaltensweisen, die mit diesem Neurotransmitter zu tun haben. Die Aufnahme von Eisen ins Gehirn ist ein Vorgang, der in Abhängigkeit von Alter und Gehirnregion stattfindet; dabei wird sehr genau geregelt, wie viel Eisen durch die Blut-Hirn-Schranke ins Gehirn gelangt. Es gibt immer mehr Hinweise, dass ein Eisenmangel zu einem frühen Zeitpunkt im Leben Folgen für die Biochemie und das Verhalten des späteren Erwachsenen haben.

❋ **Eisenmangel – häufig, aber nicht normal**

Zahlen der Weltgesundheitsorganisation (WHO) zufolge leiden unfassbare zwei Milliarden Menschen weltweit – in den Industrie- ebenso wie in den Entwicklungsländern – an Eisenmangel. Wissenschaftliche Untersuchungen ergaben, dass in Australien und Neuseeland 20 bis 30 Prozent aller Frauen im gebärfähigen Alter Eisenmangel haben. Das bedrückt mich maßlos, denn die Folgen sind schwerwiegend, Müdigkeit ist da nur der Anfang.

Vielen Menschen ist nicht klar, was der Unterschied zwischen Eisen- mangel und Blutarmut (Anämie) ist bzw. wie beide zusammenhängen. Hier eine Kurzfassung, ohne allzu tief in die Details zu gehen: Rote Blutkörperchen (Erythrozyten) entstehen in mehreren Stufen aus Vor- läuferzellen, die im Knochenmark gebildet werden. Im Laufe dieser Entwicklung wird Eisen gebraucht, um den Blutfarbstoff Hämoglobin herzustellen, der später im Inneren der Erythrozyten als Sauerstofftrá- ger fungiert. Das Eisen wird aus dem Dünndarm aufgenommen und mit einem Transportprotein (Transferrin) zu den Vorläuferzellen ins Knochenmark gebracht. Wenn diese fast ausgereift sind, wandern sie vom Knochenmark in den Blutkreislauf ein und sind nach einem wei- teren Schritt endlich einsatzbereit. Nun können die Erythrozyten dem Körper als Sauerstofftransporteure dienen und den Sauerstoff von den Lungen in alle anderen Körpergewebe verteilen. Die roten Blutkörper- chen haben also eine äußerst wichtige Aufgabe zu erfüllen, und nur mit ausreichender Eisenversorgung sind sie dazu in der Lage.

Bei Eisenmangel kann nicht so viel Hämoglobin (Blutfarbstoff) gebil- det werden, wie gebraucht würde. Die Erythrozyten sind in der Folge blasser und kleiner als normal, aber auch ihre Zahl nimmt ab. Ärzte sprechen daher von »Eisenmangelanämie« oder »mikrozytärer hypo- chromer Anämie«. Für die Diagnose wird unter anderem der Hämo- globinwert des Blutes und die Größe der Erythrozyten bestimmt.

Ursachen für Eisenmangelanämie:

- unzureichende Eisenaufnahme mit der Nahrung
- schlechte Eisenresorption aus dem Darm
- Eisenverlust durch Blutverlust

Starke Menstruationsblutungen sind eine häufige Ursache, ebenso der erhöhte Eisenbedarf während der Schwangerschaft. Ein anderer Grund kann ein Blutverlust über den Verdauungstrakt sein – etwa wenn jemand über lange Zeit regelmäßig Aspirin einnimmt oder aufgrund eines Geschwürs im Magen oder im Zwölffingerdarm oder wegen Darmkrebs oder unbehandelter Zöliakie. Ich sehe in letzter Zeit immer häufiger Patienten mit »stummer« Zöliakie, das heißt, sie weisen nicht die typischen Symptome auf. Manchmal sind Eisenmangel und oft auch Vitamin-B$_{12}$-Mangel die einzigen Zeichen für die später mittels einer Biopsie festgestellte Zöliakie. Sobald kein Gluten mehr in der Nahrung vorkommt, normalisieren sich die Eisenwerte. Ballaststoffe verringern die Resorption von Eisen aus dem Darm, deshalb sollte man auch an den Ballaststoffgehalt der Kost denken, wenn man dem Eisenmangel auf den Grund gehen will. Calcium und Eisen sind Konkurrenten bei der Aufnahme aus dem Verdauungstrakt, und Calcium geht in diesem Wettbewerb immer als Sieger hervor. Das heißt, wenn jemand seine eisenhaltigen Nahrungsmittel immer zusammen mit calciumreichen verzehrt, dann ist die Eisenaufnahme schlecht.

Für anhaltende Energie und Lebensfreude ist Eisen unverzichtbar. Zu den wichtigsten Eisenmangelsymptomen gehören unter anderem Erschöpfung, Kurzatmigkeit, speziell beim Treppensteigen, Krämpfe und Muskelschmerzen, hoher Puls und Herzstolpern, Ängstlichkeit, Konzentrations- und Gedächtnisprobleme, Kopfschmerzen, depressive Verstimmung, Haarausfall und häufige Infekte. Eine einfache Blutuntersuchung beim Arzt verrät, ob Sie unter Eisenmangel leiden oder nicht. Bitte nehmen Sie auf keinen Fall auf eigene Faust Eisenpräparate ein! Die Blutuntersuchung ist unbedingt notwendig, denn es gibt auch den Fall, dass jemand zu viel Eisen in seinem Körper speichert, und dann sollte nicht noch mehr dazu kommen. Diese Erkrankung muss ebenfalls behandelt werden, aber natürlich ganz anders.

Was die Ernährung angeht, gilt weiterhin das, was wir bereits in vorherigen Kapiteln gesagt haben. Rind- und Lammfleisch sowie Eier sind gute Eisenquellen. Muscheln, Sardinen, Linsen, Datteln und grüne Blattgemüse enthalten ebenfalls Eisen. Wichtig ist die Abwechslung, da viele Nahrungsmittel nur geringe Mengen Eisen enthalten. Wenn Sie keine tierischen Produkte essen, müssen Sie nicht zwangsläufig unter Eisenmangel leiden. Es gibt Vegetarier, deren Körper das Eisen aus pflanzlichen Quellen sehr effizient verwertet. Generell wird Eisen in Gegenwart von Vitamin C besser aufgenommen.

Bevor Sie zu Nahrungsergänzungsmitteln greifen, sollten Sie Ihren Arzt bitten, die entsprechende Blutuntersuchung zu veranlassen. Wenn bei Ihnen ein Eisenmangel vorliegt, brauchen Sie ein Supplement, um die Speicher wieder zu füllen; mit Ernährung allein würde es zu lange dauern, Ihr Energieniveau wieder anzuheben. Wenn die Speicher leer sind, kann es bis zu 18 Monate dauern, sie wieder zu füllen, und so lange würden Sie sich weiter herumschleppen, und vielleicht würde auch noch ein anderes Körpersystem Schaden nehmen, während Sie darauf hinarbeiten, dass der Funke für Ihre Energie wieder überspringt. In meinem Praxisalltag bin ich immer vorsichtig mit Eisensupplementen, denn bei manchen Menschen können sie zu Verstopfung führen. Doch es gibt auch flüssige Eisenpräparate und qualitativ hochwertige Tabletten, die die Verdauung nicht beeinträchtigen und die die Eisenspeicher sehr effektiv wieder auffüllen.

Falls bei Ihnen ein Eisenmangel vorliegt, Sie aber schlecht oder überhaupt nicht auf die Eisensupplementierung reagieren, dann liegt noch ein anderes Problem vor, das angegangen werden muss. Eine gluten- und/oder caseinfreie Ernährung könnte möglicherweise helfen, die Resorption zu verbessern. Lassen Sie sich gegebenenfalls von einem Ernährungsspezialisten beraten und anleiten, damit Sie in diesem Fall wirklich alle Nährstoffe bekommen, die Sie brauchen – Eisen eingeschlossen! Bei Eisenmangel und Erschöpfung genügt es manchmal schon, die Eisenspeicher aufzufüllen, um wieder voll auf dem Damm zu sein. Manchmal kann die Lösung so einfach sein.

Mädchen im Teenageralter

Müdigkeit ist bei Mädchen in der Adoleszenz ein so verbreitetes Phänomen, dass es ein eigenes Kapitel verdient. Auch in diesem Fall sage ich: Es ist zwar verbreitet, aber nicht normal. Oder andersherum: Es muss nicht so sein. Im Folgenden beschreibe ich, was ich in den vergangenen Jahren an unzähligen Mädchen beobachtet habe, mit dem Symptom der Lethargie als Zeichen dafür, dass etwas nicht richtig läuft.

Die Ausgangssituation

Mit zehn Jahren ist die Welt für ein Mädchen noch in Ordnung. Das Energieniveau ist prima. Vielleicht hat es manchmal ein paar Probleme mit anderen Mädchen an der Schule, aber sonst ist alles im Lot. Irgendwann fangen die Brüste an zu knospen und die Hüften werden breiter; damit das geschehen kann, muss der Körper etwas mehr Fett einlagern und dafür die Östrogenproduktion erhöhen. Manche Mädchen fühlen sich in dieser Zeit aufgedunsen oder wie geschwollen, und es kann unter Umständen stressig für sie sein, wenn sie selbst oder andere diese Veränderung mit »Du bist fett« kommentieren. (Ich sollte dazu sagen, dass die Veränderungen in Körperform und Körpergröße in dieser Zeit weder mit der Ernährungsweise noch mit dem Bewegungsverhalten zu tun haben.) Ein paar Monate später wird die Familie feststellen, dass das Mädchen etwas launisch geworden ist, nicht jeden Tag, aber ein paar Mal pro Woche fährt es jetzt beispielsweise die Krallen aus. Alle führen es auf »Stress in der Schule« zurück oder witzeln über die »sprudelnden Hormone«.

Dann setzt die Menstruation (Menarche) ein. Für viele Mädchen sind die Monatsblutungen heute direkt von Anfang an heftig, klumpig und schmerzhaft. Sie fehlen jeden Monat mehrere Tage in der Schule. Sie setzen ihre sportlichen Aktivitäten aus. Die Menstruation ist manchmal regelmäßig, manchmal findet sie monatelang nicht statt, und wenn sie kommt, ist sie sehr schmerzhaft.

Es besteht eine Östrogendominanz, gleichzeitig sind die Eisen- und Zinkwerte niedrig, weil die Mädchen auf ihre wachsenden »Pölsterchen« häufig mit Fleischverzicht reagieren und damit die Eisenzufuhr sinkt. Außerdem werden viele tierliebe Mädchen in dieser Zeit zu Vegetarierinnen, weil sie nicht wollen, dass Tiere für sie leiden müssen. Allerdings wird dieser Grund manchmal auch nur vorgeschoben, um die Angst vor dem Körperfett zu maskieren. Dann nehmen sie die Aussage »Ich bin Vegetarierin« als Vorwand, um weniger zu essen oder um zu erklären, warum sie dies oder jenes nicht essen wollen. Es ist sehr wichtig herauszufinden, warum Mädchen sich für ein »fleischfreies Leben« entscheiden. Ich will das in keiner Weise verurteilen, sondern nur Erklärungen anbieten. Doch in der Zeit vor der Menarche und erst recht danach beginnt das Energieniveau der Mädchen zu sinken.

Die Geschlechtshormone

Wenn bei einem jungen Mädchen die Menstruation einsetzt, hat seine Hirnanhangsdrüse (Hypophyse) zuvor erstmals richtig mit seinen Eierstöcken kommuniziert. Dies geschieht im Wesentlichen über die Produktion des Follikelstimulierenden Hormons (FSH) und des Luteinisierenden Hormons (LH). Monat für Monat sorgen diese beiden Hormone dafür, dass eine Eizelle heranreift und ein Eisprung stattfindet. Allerdings ist der Kommunikationsweg von der Hirnanhangsdrüse zu den Eierstöcken am Anfang eher so etwas wie ein Trampelpfad. Manchmal klappt das mit der Kommunikation, manchmal landet die Botschaft im Nichts. Es dauert ungefähr fünf Jahre, bis sich die Kommunikationswege zu einer vierspurigen Autobahn verbreitert haben.

Progesteron

Progesteron, ein anderes Geschlechtshormon, wird gebraucht, um in der zweiten Hälfte des Menstruationszyklus die aufgebaute Gebärmutterschleimhaut zu erhalten. Aufgebaut wird sie durch Östrogen, und Progesteron erhält sie, bis sie bei der Menstruation wieder abgebaut wird. Doch das Progesteron spielt im Körper noch weitere wichtige Rollen: Es wirkt antidepressiv, mindert ängstliche Unruhe und wirkt diuretisch, das heißt, es sorgt dafür, dass überschüssige Flüssigkeit aus dem Körper ausgeschieden wird. Mit der Menarche werden die Eierstöcke zu den Hauptproduktionsstätten für Progesteron, allerdings nur dann, wenn ein Eisprung stattgefunden hat. Der Follikel, das Gebilde, in dem sich die Eizelle entwickelt hat, reißt auf, entlässt die Eizelle und wird dann zum Gelbkörper (Corpus luteum), der das Progesteron herstellt.

Aber Progesteron wird auch noch an einer anderen Stelle im Körper produziert: in den Nebennieren. Bedingung ist jedoch, dass der Körper sich sicher fühlt. Wenn der Körper des Mädchens Adrenalin und Cortisol ausschüttet, weil es sich Gedanken macht wegen seiner Noten, darüber, was die Freundinnen sagen, wegen Jungs, weil die Kleider nicht mehr passen wie früher oder weil die Eltern ständig streiten, dann signalisiert es seinem Körper, dass Gefahr droht und das Essen knapp ist. Für den weiblichen Körper gehören Progesteron und Fruchtbarkeit untrennbar zusammen, und das Letzte, was der Körper will, ist, ein Kind in eine Welt setzen, in der Hunger und Lebensgefahr herrschen. Deshalb wird er die Progesteronproduktion in den Nebennieren herunterfahren, weil er das in dieser Situation für das Beste hält.

Der Fruchtbarkeitsaspekt interessiert uns im Augenblick nicht so sehr. Betrachten wie die anderen biologischen Folgen einer verminderten Progesteronproduktion: Niedergeschlagenheit, ängstliche Unruhe und Wasser im Gewebe. Diese Vorgänge können übrigens auch bei erwachsenen Frauen im Zusammenhang mit Energie und anderen Gesundheitsproblemen eine gewichtige Rolle spielen.

Östrogen

Ursache für eine heftige, klumpige und schmerzhafte Monatsblutung ist häufig ein Östrogenüberschuss. Das kommt gerade bei jungen Mädchen öfter vor, weil es – wie oben beschrieben – eine Weile dauert, bis die Hypophysenhormone die Eierstöcke in regelmäßigem Rhythmus erreichen und dort den Eisprung auslösen, der die Progesteronproduktion in Gang setzt. Aus diesem Grund befinden sich junge Mädchen in der Zeit nach der Menarche häufig in einem Zustand der Östrogendominanz. Und jetzt rufen Sie sich bitte in Erinnerung, was Sie im Kapitel »Leber« gelernt haben, nämlich dass eine Überlastung der Leber (zum Beispiel mit Substanzen aus industriell verarbeiteten Lebensmitteln und Getränken) dazu führen kann, Östrogen zu recyceln (statt zu entgiften und auszuscheiden). Selbst ein Körper, der über eine gute Progesteronproduktion verfügt, schafft es irgendwann nicht mehr, die großen Mengen Östrogen auszubalancieren, die durch das Recycling in der Leber entstehen.

Symptome oder Ursachen behandeln?

Die besorgten Eltern des Mädchens wollen, dass ihr Kind keine Schmerzen hat und den Unterricht nicht versäumt, weil sich das auf die Noten auswirken und seine späteren Chancen und Möglichkeiten gefährden könnte. Natürlich meinen sie es nur gut. Zwar ist das junge Mädchen noch nicht sexuell aktiv, aber wegen der Schmerzen fängt es an, die Antibabypille zu nehmen, um die Periode »in den Griff« zu bekommen. Die Pille wirkt – und aus dem Grund ist sie auch als Verhütungsmittel so effektiv –, indem sie die Hormonproduktion in den Eierstöcken unterbindet. Das ist ihr Job. Doch wenn die Pille schon bald nach Einsetzen der ersten Menstruationsblutungen eingenommen wird, bedeutet das, dass die Hypophyse nicht genug Zeit hat, ihre Kommunikationswege zu den Eierstöcken einzurichten.

Biochemische Folgen

Die heftigen, schmerzhaften Monatsblutungen werden aller Wahrscheinlichkeit nach von einem Östrogenüberschuss und einem Pro-
gesteronmangel hervorgerufen, aber dieses Problem wird mit der Pille
nicht behandelt. Es werden lediglich die Symptome unterdrückt. Bitte
verstehen Sie mich nicht falsch, ich bin nicht per se gegen Medikamente und auch nicht gegen die Pille. Alle Präparate sind in bestimmten Fällen notwendig, und wir können uns glücklich schätzen, dass
wir sie haben. Was mir Sorge macht, ist die Tatsache, dass die biochemischen Prozesse, die für die Probleme und den Schmerz verantwortlich sind, nicht angegangen wurden. Dazu kommt, dass der Körper des
Mädchen nun ganz und gar auf die geringen Progesteronmengen aus
den Nebennieren angewiesen ist, da es ja keinen Eisprung mehr hat.
Doch wenn es, wie oben beschrieben, viel Stress hat, wird auch das
nicht passieren. Und es gibt immer noch einen Östrogenüberschuss,
nur kommt das Östrogen jetzt aus der Pille (in synthetischer Form)
oder aus dem Fettgewebe.

Emotionale Folgen

In der medizinischen Literatur ist gut dokumentiert, dass der Östrogenüberschuss eine mögliche Ursache für depressive Verstimmungen
darstellt (und zwar bei Menschen jeden Alters). Und was ich immer
und immer wieder sehe, ist, dass die Pille zwar den Schmerz beseitigt,
aber nichts gegen die Östrogendominanz ausrichtet, die das Problem
geschaffen hat, ebenso wenig gegen die Wut, die Traurigkeit oder die
Neigung, sich zurückzuziehen, die sich klammheimlich breitmachen.
Natürlich kann das auch mit Problemen an der Schule oder zuhause
zusammenhängen, aber eben auch mit einem Östrogenüberschuss
(im Vergleich zum Progesteron).

Der Familie fällt vielleicht auf, dass ihr einst so geselliges, fröhliches
Kind launisch, widerborstig und verschlossen geworden ist. Und wieder schleppen die Eltern das Mädchen – mit den besten Absichten
und voller Sorge um sein Wohlbefinden – zum Arzt, dieses Mal, weil

sie befürchten, es könnte unter Depressionen leiden. Und der Arzt verordnet, ebenfalls nur in bester Absicht, ein Antidepressivum. Das heißt, mit 15 Jahren nimmt das Mädchen regelmäßig zwei der wirkungsmächtigsten Medikamente, die wir in der westlichen Welt haben. Das Energieniveau des Mädchens ist am Tiefpunkt, und die Familie stellt fest, dass es mittlerweile nur noch ein Schatten seiner selbst ist.

Mögliche Langzeitfolgen

Fatalerweise ist die junge Frau inzwischen zu der Überzeugung gelangt, dass sie krank ist und dass es darum »normal« ist, diese Medikamente einzunehmen. Darum nimmt sie sie weiter ein, bis sie ihre große Liebe kennenlernt und Kinder haben will. Bis das geschieht, ist sie vielleicht schon 30. Zu dem Zeitpunkt hat die Kommunikation zwischen ihrer Hypophyse und ihren Eierstöcken brachgelegen, und, wie wir uns erinnern, waren die Kommunikationswege noch nicht eingerichtet. So kommt es, dass sie nicht gleich schwanger wird, und das erhöht den Stress in ihrem sowieso schon stressigen Leben noch mehr, inklusive der ständigen massiv erhöhten Ausschüttung von Adrenalin und Cortisol. Und weil sie überall in den Medien sieht und hört, dass es mit ihrer Fruchtbarkeit jenseits der 30 vorbei ist (was nicht stimmt), verfällt sie in Panik und meint, künstliche Befruchtung sei jetzt die letzte Möglichkeit für sie, ein Kind zu bekommen, weil ihre Zeit ja abgelaufen sei. Darum steckt sie all ihre körperliche und seelische Energie in diese Behandlung – manchmal mit Erfolg, manchmal ohne. Und die ganze Zeit glaubt sie, in puncto Weiblichkeit auf ganzer Linie zu versagen. Sie sagt sich: »Ich kann nicht einmal schwanger werden.«

Aber so weit muss es nicht kommen. Dieser Dominoeffekt auf dem Lebensweg kann verhindert werden, wenn man die hormonelle Situation behandelt, die am Anfang zu den heftigen, klumpigen, schmerzhaften Monatsblutungen geführt hat. Das hätte nicht nur das Energieniveau, sondern das ganze Leben dieser Frau verändert.

Jungs im Teenageralter

Einige der Themen, die ich hier besprechen will, habe ich im Kapitel über die Müdigkeit nach Infektionen bereits gestreift. Bei der Vertiefung hier geht es speziell um Jungs in der Adoleszenz. Zugegeben, in meiner Praxis tauchen Jungs im Teenageralter wesentlich seltener auf als Mädchen. Trotzdem sind mir schon unzählige mit diesem Krankheitsbild begegnet. Und, o Mann, ja, (bitte verzeihen Sie das Wortspiel) ihre Müdigkeit kann tief und hartnäckig sein. Fragen Sie mal Eltern, die versuchen, so jemanden morgens zum Aufstehen zu bewegen!

Die Ausgangssituation

Hier ein typischer Fall. Die Geschichte trifft nicht genau so auf jeden müden Jungen im Teenageralter zu, aber einzelne Elemente finden sich immer. Und natürlich leidet auch nicht jeder Jugendliche unter Müdigkeit. Manche sprühen nur so vor Energie.

Oft erzählt die Mutter, dass der Junge als Baby oder kleines Kind häufig unter Streptokokken-Infekten gelitten hat, zum Beispiel Mandel- oder Mittelohrentzündungen, Bronchitis oder Krupp. Darum hat er immer wieder Antibiotika bekommen. (Ich kenne Hunderte Fälle, in denen den Jungs, noch ehe sie fünf Jahre alt wurden, schon zwischen zehn- und 20-mal Antibiotika verschrieben worden waren.) Sein Stuhl riecht wahrscheinlich ziemlich übel. Als kleiner Junge war er beim Essen ausgesprochen wählerisch, rotes Fleisch mochte er gar nicht. Dafür liebt er alle hellen Nahrungsmittel, wie Nudeln und andere Kohlenhydrat-Beilagen oder Milchprodukte, und er isst gerne Obst. Sein blasses Gesicht deutet auf einen Eisen- und/oder Zinkmangel hin. Doch bis jetzt hat normalerweise noch niemand etwas dagegen unternommen. Manchmal kann man um die Augen herum die Blutgefäße bläulich durch die Haut schimmern sehen. Manchmal hat sogar das Weiß der Augäpfel einen bläulichen Schimmer. Das ist das Zeichen für einen schweren Eisenmangel, über die Folgen haben wir weiter vorne bereits gesprochen.

Wenn der Junge älter wird, stürzt er sich mit Vorliebe auf Saures, wie zum Beispiel Salz-und-Essig-Chips. Meiner Meinung nach ist das ein (unbewusster) Versuch, die Magensäureproduktion anzuregen, um die Verdauung zu verbessern. Wie Sie sich sicher erinnern, wird die Magensäure benötigt, um die Nahrung zu zerlegen. Mittlerweile isst er Hühnchenfleisch (auch das ist hell) und er kaut auch etwas mehr. Wenn man ihn dazu zwingt, rotes Fleisch zu essen, muss er eimerweise Tomatensoße darüberkippen. Helle kohlenhydratreiche Lebensmittel und Milchprodukte liebt er immer noch. Aufgrund der häufigen Streptokokken-Infekte und der damit einhergehenden verstopften Nase atmet er eigentlich nur noch durch den Mund. Die Folgen sind schlechte Sauerstoffversorgung, Eisen- und Zinkmangel. Was das bedeutet, wissen Sie ja inzwischen.

Nun steht die Pubertät vor der Tür, und es muss mehr Testosteron hergestellt werden. Dafür wird Zink benötigt, das heißt, dass alles verfügbare Zink für die Testosteronproduktion abgezogen wird. Damit beginnt die Müdigkeit. Der Junge fühlt sich jeden Morgen wie gerädert. Seine Füße riechen unangenehm, selbst wenn sie kurz zuvor frisch gewaschen worden sind. Das ist ein klassisches Symptom von Zinkmangel. Körpergeruch ist für viele Jungs ein echtes Problem, und sie geben auch zu, dass das bei ihnen Stress verursacht.

Nährstoffmängel, Fehlfunktionen und ihre Folgen

Zink wird auch für ein Protein namens Metallothionein gebraucht. Dieses Protein spielt eine wichtige Rolle für die Fähigkeit unseres Körpers, Schwermetalle möglichst rasch wieder auszuscheiden, nachdem wir sie aufgenommen haben, damit sie sich bloß nicht im Gehirn oder in den Knochen einlagern. Metallothionein hat eine Molekülstruktur mit sieben »Zinkfingern«. Wenn nun beispielsweise ein Cadmiummolekül vorbeikommt (Cadmium ist ein Schwermetall), dann löst sich ein Zinkmolekül ab und an seiner Stelle bindet das Cadmium an das

Metallothionein; damit kann das Cadmium kein Unheil mehr anrichten. Bei einem Zinkmangel ist jedoch die Funktion des Metallothioneins beeinträchtigt, ähnlich wie Hunderte anderer Körpervorgänge, und das kann langfristig ernsthafte Folgen für Gesundheit und Energieniveau haben.

Darmbakterien

Für die Entgiftung von Schwermetallen spielen Darmbakterien ebenfalls eine Rolle. Doch wegen der häufigen Streptokokken-Infektionen und Antibiotikagaben in der Kindheit ist die Zusammensetzung der Darmflora stark verändert.

Zu den Veränderungen, die Antibiotika in der Zusammensetzung der Darmflora verursachen, kommt noch ein weiterer Prozess, der sich bei diesen Jungs (und unter ähnlichen Voraussetzungen auch bei Mädchen) abspielt, wenn Ohren, Nase und Rachen mit dem Schleim gefüllt sind, der von den Streptokokken-Infektionen herrührt. Kinder husten den Schleim meist nicht vollständig ab und spucken ihn aus, sondern sie schlucken ihn. Eigentlich sollte die Magensäure Fieslingen wie Streptokokken den Garaus machen, wenn sie in den Magen gelangen. Aber, wie wir aus dem Kapitel »Verdauung« wissen, ist der pH des Magens bei manchen Kindern (oder Erwachsenen) nicht sauer genug, um die Erreger abzutöten. Sie überleben und gelangen bis in den Dickdarm, wo sie sich einnisten. Streptokokken gehören zur Gattung der Milchsäurebakterien.

Und wenn Sie sehr viele Milchsäure produzierende Bakterien in Ihrem Dickdarm haben, dann senkt die Milchsäure den pH des entsprechenden Darmabschnitts, bis er zu sauer wird für die »guten« Darmbakterien. Die sterben dann ab. Damit haben Sie ein doppeltes Problem: Unerwünschte Bakterien haben sich eingenistet und die guten, die Sie für die Immunfunktion, die Stimmung, die Entgiftung von Schwermetallen, die Darmgesundheit und das Energieniveau brauchen, sind Ihnen verloren gegangen. Das ist ein echtes Problem. Und wieder sage ich an dieser Stelle: Es ist weit verbreitet, aber es ist nicht normal.

Streptokokken

Zu allem Übel sind mittlerweile viele Streptokokken-Stämme gegen das Antibiotikum Penicillin resistent geworden, das einst die schärfste Waffe gegen diese Erreger war. Grund dafür ist, dass jedes Lebewesen auf diesem Planeten, Streptococcus und Co. eingeschlossen, in neuen Generationen weiter- und überleben will. Penicillin war anfänglich ein höchst effektives Antibiotikum, da es die Zellwandbildung bei Streptokokken (und einigen anderen Bakterien) verhinderte und die Erreger dann nicht überleben konnten. Doch mit der Zeit fanden manche Krankheitserreger – durch genetische Veränderungen – Mittel und Wege, um die Schädigung durch Penicillin zu verhindern. Damit war das einst so mächtige Antibiotikum ineffektiv geworden. Aber ich schweife ab. Was ich eigentlich sagen will, ist: Eine Darmflora, die einen hohen Anteil von Streptokokken enthält, aber nur einen geringen Anteil von Escherichia coli (E. coli) und Bifidobacterium und vielleicht auch noch einige problematische Arten (wie zum Beispiel Clostridien und Klebsiellen), trägt viel zu schlechter Gesundheit und noch schlechterer Energie bei – und das gilt für alle, die dieses Krankheitsbild aufweisen. Ich sehe es meist bei Jungs.

Akne

In der Zeit der Pubertät beginnen Pickel zu sprießen oder eine Akne blüht auf, weil mit dem Anstieg der Geschlechtshormone auch eine Zunahme der Talgproduktion in der Haut einhergeht. Der Talg liefert den Bakterien, die auf der Haut leben, reichlich Nahrung, so dass sie sich prächtig vermehren. Unter Umständen infizieren sie die Poren, es kann zu Hautrötungen und Entzündungen kommen. Nachdem nach wie vor Zinkmangel herrscht, hat der Körper Probleme, die Hautverletzungen zu heilen, die die Infektionen verursachen.

Leberfunktion

Wegen des erhöhten Hormonaufkommens wäre es erforderlich, dass die Leber ihre Entgiftungswege ausbaut, um die Hormone umzuwandeln und auszuleiten. Doch oft ist die Leber der Belastung nicht gewachsen, vor allem wegen des ungesunden Essens, das der Junge zu sich nimmt, denn das enthält nicht die Nährstoffe, die die Leber braucht, um die Entgiftungsenzyme herzustellen. Dazu kommt, dass die Belastung durch Problemstoffe ebenfalls zu hoch ist, erst recht wenn nun auch noch mehr Testosteron entgiftet werden muss.

Selbstwertgefühl und Erschöpfung

Unter den sprießenden Pickeln leidet das Selbstvertrauen des Jungen, und so sinkt sein Energieniveau immer tiefer. Er macht sich selbst in Gedanken schlecht. Und egal ob er ruhig und zurückhaltend ist oder ob er den Angeber spielt, er denkt immer, dass er so, wie er ist, nicht in Ordnung ist.

Mittlerweile ist der Junge erschöpft, weil das alles zu seinem ganzen Stress mit der Familie, der Schule, dem Sportverein oder den Mädchen noch dazukommt. Viele Jungs befürchten, nicht groß oder stark genug zu sein. Gründe genug für eine ebenso tiefe wie hartnäckige Müdigkeit!

Was können Sie tun?

Die verschiedenen gestörten Körpersysteme sollten Schritt für Schritt angegangen werden, bis sie wieder optimal funktionieren. Um die negativen Gedanken und Einschätzungen des Jungen muss man sich aber auch kümmern, denn wenn er sich selbst als »faulen Sack«, »Versager« oder einfach als »unnütz« bezeichnet, sind das erschöpfende Selbstgespräche der schlimmsten Art.

Also, Sie sehen, da passiert eine Menge gleichzeitig. Um das aufzulösen, empfehle ich, sich von einem Gesundheitsexperten beraten zu lassen, der Erfahrungen in diesem Bereich besitzt. Aus meiner eigenen Praxis will ich Ihnen aber ein paar Tipps geben, die sich in solchen Fällen sehr gut bewährt haben. Ich wende nicht alles bei jedem Klienten an und auch nicht alles zur selben Zeit. Manchmal genügen einige wenige der unten aufgeführten Maßnahmen. Lassen Sie sich von einem Spezialisten beraten.

Folgende Ernährungsmaßnahmen kommen in Frage:

- eine caseinfreie Diät
- Zink als Nahrungsergänzungsmittel
- Vitamin C als Nahrungsergänzungsmittel
- antimikrobiell wirksame Kräuter für den Darm (diese sollten von einem Fachmann für Pflanzenheilkunde nach den individuellen Bedürfnissen ausgewählt und verordnet werden)
- Kräuter zur Stärkung der Leber (diese sollten von einem Fachmann für Pflanzenheilkunde verordnet werden; normalerweise können sie zusammen mit den Kräutern für den Darm eingenommen werden. Eine andere Möglichkeit ist grünes Gemüsepulver)
- Apfelessig vor dem Frühstück und dem Abendessen, um die Produktion von Magensäure anzuregen
- Coenzym Q_{10} als Nahrungsergänzungsmittel
- Verzicht auf raffinierten Zucker, da Zucker die unerwünschten Keime fördert
- ggf. ein Eisenpräparat, falls durch einen Labortest beim Arzt ein Eisenmangel diagnostiziert wurde

Nach (etwa) sechs Monaten sollte dann eigentlich wieder alles im Lot sein. Wenn das Energieniveau dann immer noch niedrig ist, sollte man versuchen herauszufinden, was dem Jungen Stress macht. Aber das können Sie auch schon tun, während Sie die Ernährungsempfehlungen von oben anwenden.

Wie Ängste und Energie zusammenhängen

Verallgemeinernd kann man sagen, dass jeder Mensch mit einem bestimmten Energieniveau zur Welt kommt, das ihm Tag für Tag aufs Neue zur Verfügung steht. Manche Leute haben mehr Energie, andere weniger. Worüber ich sprechen möchte, sind Veränderungen, wenn Sie nicht mehr so viel Energie verspüren wie normalerweise oder wenn Sie das bei einem Angehörigen, zum Beispiel Ihrem Kind im Teenageralter, beobachten und sich Sorgen machen.

Einen solchen Fall will ich im Folgenden schildern. Eine Kollegin, eine Psychologin, hat mich in die Behandlung einbezogen. Die Psychologin werde ich kurz als Frau M. bezeichnen. Alle Namen und Umstände, die die Identifikation der Beteiligten ermöglichen würden, habe ich geändert, und die Familie hat mir erlaubt, ihre Geschichte anonym zu veröffentlichen. Nach meiner Überzeugung handelt es sich um ein sehr eindrucksvolles Beispiel dafür, wie die Energie von äußeren Umständen abhängt.

Ich möchte unbedingt vorausschicken, dass ich keineswegs gegen Medikamente bin. Allerdings ziehe ich es vor, in Teams zu arbeiten, die sich bemühen, zum Kern der Sache – sprich der Ursache – vorzudringen und die Probleme zu lösen, die die Veränderungen in Verhalten, Stimmung, Schlaf und Energieniveau verursacht haben.

Die 15-jährige Claudia und ihre Eltern Jill und Michael kamen zur Beratung zu Frau M., weil sie sich Sorgen machten: Claudias Schulnoten wurden kontinuierlich schlechter und sie zeigte sich völlig unmotiviert. Sie waren auch besorgt wegen der vielen Medikamente, die Claudia zur Behandlung ihrer Probleme verschrieben worden waren.

Claudia hatte einmal in allen Fächern zu den Klassenbesten gehört, nun drohte sie in zwei Fächern durchzufallen und stand in den anderen auch nicht gerade gut da. Statt zu lernen, blieb Claudia nachts immer länger auf, spielte Computerspiele und chattete in sozialen Netzwerken. Nach dem DSM-5, dem Standardwerk, das Psychologen und Psychiater zur Diagnose psychischer und seelischer Erkrankungen verwenden, wies Claudia Zeichen von Depression und Angststörungen auf – Antriebslosigkeit, Schlaflosigkeit, sozialer Rückzug. Der Hausarzt hatte empfohlen, Claudia einem Psychiater vorzustellen; der verschrieb ihr ein Antidepressivum. Nachdem sich nach drei Monaten keine Besserung eingestellt hatte, verordnete der Arzt ein anderes Antidepressivum. Außerdem erhielt sie Dexamphetamin – ein Medikament mit stimulierender Wirkung, das gegen die Aufmerksamkeitsdefizit-Hyperaktivitätsstörung (ADHS) helfen sollte, die Claudia seiner Meinung nach von den Schularbeiten abhielt. Als auch diese Kombination nichts brachte, schlug der Psychiater ein Antipsychotikum vor, ein Medikament, das man typischerweise bei bipolarer Störung (manisch-depressive Erkrankung) und Schizophrenie von Erwachsenen einsetzt. Das beunruhigte Claudias Eltern und veranlasste sie, die Psychologin Frau M. aufzusuchen.

Als Frau M. die Familie das erste Mal sah, hatte Claudia bereits fast 12 Monate lang Medikamente eingenommen. Sowohl ihre Eltern als auch sie selbst erzählten Frau M., dass die Medikamente keinerlei Besserung gebracht hätten, weder für die Stimmung, für das Verhalten, für den Schlaf noch die Energie. Alle drei sagten, dass Claudia morgens fast nicht aus dem Bett komme.

Noch relativ am Anfang ihrer ersten Sitzung fragte Frau M. Claudia, wann die depressive Stimmung bei ihr begonnen habe, und die antwortete, das sei vor etwa 15 Monaten gewesen. Die nächste Frage lautete: »Was ist damals in der Schule oder in der Familie passiert?« Und Claudia antwortete, dass sie gehört hatte, wie sich ihre Eltern stritten, fast jede Nacht. Da sie immer lange wach war – zum Chatten, Surfen und Computerspielen –, konnte sie alles hören. Und sie hatte gehört, dass ihre Eltern davon sprachen, sich scheiden zu lassen. Frau M. fragte Claudia, welche Gefühle das bei ihr ausgelöst habe; denn manche Kinder sind über solche Aussichten erfreut, anderen macht es Angst und wieder anderen ist es egal. Deshalb war es wichtig zu wissen, was Claudia bei dieser Ankündigung empfand. Claudia sagte: »Ich dachte, jetzt ist alles vorbei, ich war nur noch traurig.« Vor ihren völlig überraschten Eltern fuhr sie fort: »Ich dachte, wenn ich in der Schule schlecht wäre, dann würde ich nicht zum Studieren an die Uni gehen, was ich sonst in jedem Fall gemacht hätte, und dann würden sie vielleicht zusammenbleiben, weil ich ja noch zu Hause wäre.«

Mir sagte Frau M., dass Jill und Michael von den Worten ihrer Tochter geschockt waren, sie selbst sei allerdings nicht überrascht gewesen. Es komme häufig vor, dass Kinder oder Jugendliche in der ersten Sitzung ihre Ängste in Bezug auf die Familie aussprächen. Es sei ihr aber nicht klar, ob sie das aus Erleichterung täten oder weil sie hofften, dass das Gespräch mit der Psychologin ihren Angehörigen helfen werde.

Frau M. arbeitete schließlich mit Claudia alleine, mit ihren Eltern traf sie sich, um über die Familiendynamik und ihre Paarbeziehung zu sprechen, und dann gab es auch noch Sitzungen für alle drei gemeinsam. Ich will nicht im Detail auf die einzelnen Sitzungen eingehen, die in einem Zeitraum von sechs Monaten stattfanden; nur so viel: Jill und Michael hatten in der Tat Probleme in der Zeit, als sie sich nachts stritten und gegenseitig mit Scheidung drohten. Doch beide betonten, sie hätten nie daran gedacht, damit ernst zu machen. Sie hatten es gesagt, weil sie so frustriert waren, dass der jeweils andere ihre Position nicht verstand. Warum die Noten ihrer Tochter so schlecht geworden waren, verstanden sie aber immer noch nicht, ebenso wenig, warum sie nachts so lange aufblieb und spielte und chattete, obwohl sie ständig jammerte, dass sie so müde sei.

In den Einzelsitzungen verriet Claudia Frau M. aber, dass sie sich selbst Sorgen deswegen mache, wie lang sie jeden Tag im Internet war, und dass sie schon fast das Gefühl habe, süchtig zu sein. Sie räumte ein, dass sie Grenzen für ihre Spielleidenschaft brauche, weil sie einfach nicht genug Schlaf bekomme. Sie war jedoch nicht in der Lage, damit aufzuhören oder es auch nur einzuschränken, weil sie immer dann, wenn sie nicht auf das Spiel konzentriert war, darüber nachdachte, wie es wohl mir ihr und ihren Eltern weitergehe und was einige Leute an ihrer Schule von ihr dachten. Sie formulierte es so: »Der Bildschirm blockt meine Sorgen ab.« Claudia erzählte auch, dass sie mit zwei Freundinnen spätnachts noch Nachrichten austauscht, manchmal chatteten sie bis 2 oder 3 Uhr morgens. Und dann sei sie morgens hundemüde und komme nicht aus dem Bett. Sie sage, es komme ihr vor, wie die Sucht nach einer Droge (aber sie sprach vom Internet), und dabei sei das Spielen und Chatten doch anfangs nur Spaß gewesen.

 Sucht – was steckt dahinter?

Viele Suchtexperten sind der Auffassung, dass es bei einer Sucht nicht um die Substanz oder die Aktivität geht, die süchtig macht, sondern um einen Schmerz, der in den Lebensumständen der betroffenen Person begründet ist.

Ich arbeite auch mit Menschen, die ständig zu viel essen oder die anfangen zu essen und dann nicht aufhören können; ihnen sage ich, dass ich glaube, dass Zuvielessen für manche Menschen ein Weg ist, sich von Dingen zu distanzieren, wenn diese nicht so sind, wie sie sie gerne hätten. Es geht nicht ums Essen. Das Essen ist nur das Mittel dafür. Dasselbe gilt für Claudias Spielleidenschaft. Eine Sucht kann sich aus der tatsächlichen oder vermeintlichen Unfähigkeit entwickeln, mit Alltagsereignissen oder Stressfaktoren umzugehen. In manchen Lebensphasen fällt das besonders schwer, und das Teenageralter ist eine dieser Phasen.

Zu den Strategien, auf die sich die Familie geeinigt hat, gehört, dass Jill oder Michael um 20.30 Uhr die Internetverbindung im Haus abschalten, um Claudia zu helfen, mit dem Spielen aufzuhören. Die gibt ihr Smartphone zudem um 21 Uhr bei ihrer Mutter ab und erhält es am nächsten Morgen zurück. Zur Verabredung gehört auch, dass die Eltern Claudia nicht drängen, gleich, wenn sie von der Schule nach Hause kommt, ihre Hausaufgaben zu machen, und dass sie ihre Noten so akzeptieren, wie sie sind. Claudia wollte nicht das Gefühl haben, ihre Eltern zu enttäuschen, wenn sie eine Arbeit zurückbekam. Wenn sie aus der Schule kam, durfte sie nun eine Stunde spielen. Dann wurde sie aufgefordert, mit den Hausaufgaben anzufangen. Diese Absprachen funktionierten für die Familie.

Auf Bitten von Frau M. habe ich mit Claudia über mögliche Veränderungen ihrer Ernährungsweise gesprochen, da bei ihr ein Reizdarmsyndrom, mit Verstopfung als Hauptsymptom, festgestellt wurde und zudem ihre Haut ständig juckte. Ich habe Claudia und ihre Familie beraten, wie sie Konservierungsmittel komplett meiden können, das heißt, wir haben einen Kurs in »Lesen von Zutatenlisten« absolviert und die Ernährung auf »naturbelassen und vollwertig« umgestellt. Vier Wochen später juckte die Haut nicht mehr, aber das Reizdarmsyndrom war noch vorhanden. Als Kind hatte Claudia unter einem Ekzem gelitten, das aber auf eine caseinfreie Diät sehr gut angesprochen hatte. Deshalb riet ich Claudia in unserer zweiten Sitzung, versuchsweise vier Wochen lang auf caseinhaltige Produkte zu verzichten. Als wir uns das dritte Mal sahen, waren die Symptome des Reizdarmsyndroms verschwunden.

Die Veränderungen in der Ernährung fanden im selben Zeitraum statt wie die Gespräche mit der Psychologin, so dass es auch das Wechselspiel zwischen den beiden Behandlungsformen gewesen sein kann, das das Reizdarmproblem behoben hat. Wir können die Wirkungen der einzelnen Behandlungsstrategien nicht auseinanderdividieren, das heißt, wir werden nie erfahren, ob das Reizdarmsyndrom durch die psychologische Beratung oder die Ernährungsumstellung geheilt wurde – oder ob Claudia beides brauchte.

Claudia kam weiterhin zu Frau M. In diesen Sitzungen konnte Claudia nicht nur offen über ihre Ängste reden, ohne dass sie dafür schief angesehen wurde, sie erhielt auch Tipps (die sich als hoch effektiv herausstellten) dafür, mit ihren Gefühlen und Ängsten besser umzugehen. Da ihre Ängste der Grund dafür gewesen waren, dass sie den Computer als Ablenkung benutzte und nächtelang spielte, schlief sie schon bald besser. Im Lauf von drei Monaten stieg Claudias Energieniveau merklich an und auch ihre Leistungen in der Schule wurden wieder deutlich besser. Angesichts der Tatsache, dass die Medikamente selbst nach 12 Monaten keine Besserung gebracht hatten, sie sich aber seit der psychologischen Betreuung deutlich besser fühlte, konnte Claudia die Medikamente unter ärztlicher Aufsicht nach und nach absetzen.

Claudias Probleme waren keine Krankheiten. Ihre Probleme waren Ängste, die sich aus den Spannungen innerhalb der Familie und sonstigen Befürchtungen ergaben. Sie war ja erst 15 und hatte noch keine emotionalen Strategien entwickelt oder gelernt, wie man mit so etwas umgeht. Um den Spannungen aus dem Weg zu gehen, verbrachte sie zu viel Zeit vor dem Computer. Daher kam der Schlafmangel, der bei manchen Teenagern fälschlicherweise für ADHS gehalten wird, wie die Psychologin erklärte. Bei Claudia führte die Schlaflosigkeit in einen Teufelskreis von Computerspielen und sonstiger übermäßiger Computernutzung. Computerspiele in der Nacht können bei Teenagern depressive Verstimmungen verstärken. In der wissenschaftlichen Literatur finden sich auch zahlreiche Veröffentlichungen, dass der Gebrauch von Bildschirmen und anderen Geräten mit Hintergrundbeleuchtung in der Nacht die Spiegel von bestimmten Stresshormonen erhöhen und zu depressiven Verstimmungen und Lernproblemen führen kann. Die beste Lösung für Claudia war nicht die Verordnung verschiedener Medikamente, sondern das Vermitteln von Strategien, wie sie selbst mit ihren Ängsten umgehen kann, und die Beratung ihrer Eltern, wie sie ihre eigenen Probleme konstruktiv und außer Hörweite ihres Kindes lösen können.

Diese Fallgeschichte ging ausgesprochen glücklich zu Ende: mit einem Teenager, der besser schlief, besser gestimmt war, bessere Schulleistungen erbrachte, bessere Beziehungen hatte und ein Energieniveau wie zuvor. Ich habe diese Geschichte– wenn auch in verkürzter, vereinfachter Form – erzählt, um Ihnen zu zeigen, wie komplex das Thema Energie sein kann. Manchmal ist es wirklich notwendig, an allen drei Säulen der Gesundheit – Biochemie, Ernährung, Gefühle – anzusetzen. Ich ziehe den Hut vor Claudia und ihren Eltern, die sich offen und mutig allen Problemen gestellt haben und dabei immer das Wohl des oder der anderen im Kopf hatten, und auch vor Frau M. und ihren Erkenntnissen, ihren professionellen Fähigkeiten und ihren sanften, aber dennoch hochwirksamen Strategien, mit denen sie Familien in ihren Ängsten und ihrem Beziehungsgeflecht hilft. Es war eine große Freude zu sehen, wie Claudia wieder zurückfand in ein Leben voller Energie und Lebensfreude, indem sie zum Kern der Dinge vordrang, die sie belasteten. War ihr wiedererlangtes höheres Energieniveau nur dem besseren Schlaf zu verdanken? Ich bezweifle das, obwohl es sicher geholfen hat. Ich glaube, für Claudia war es vor allem das Gefühl von Geborgenheit und Liebe (zwar wurde sie immer geliebt und war geborgen, aber sie hatte es eben nicht so empfunden), das sich bei ihr einstellte, und dass sie nun Methoden kennt, die ihr bei der Bewältigung ihrer Ängste helfen.

Sie haben nur einen Körper und Sie sind der einzige Mensch, der dafür Verantwortung übernehmen kann. Darum müssen Sie entscheiden, was Sie mit ihm tun wollen.

Dr. Libby

Warum sind Sie müde?

Ich habe eine Reihe von Menschen in der westlichen Welt gefragt, warum sie ihrer Meinung nach müde sind. Die Antworten finden Sie unten – im Wortlaut, wie ich sie erhalten habe. Was ich damit zeigen möchte, ist Folgendes: Die meisten Menschen glauben, ihre Müdigkeit gehe auf physische Faktoren zurück, beispielsweise die Ernährung, während nur wenige auf die Idee kommen, dass psychische Umstände dafür verantwortlich sind.

Ich liste die Antworten hier auf, damit Sie die Ursache Ihrer eigenen Müdigkeit besser erkennen können (nur für den Fall, dass es noch nicht klar ist), ehe wir uns der geistigen und emotionalen Seite des Phänomens nähern.

Das sind die Antworten auf die Frage »Warum sind Sie müde?«:

- Zu viel zu tun.
- Ungesunde Ernährung.
- Ich kann nicht einschlafen.
- Ich wache nachts oft auf, ich schlafe schlecht.
- Ich muss nachts oft auf die Toilette und schlafe schlecht.
- Die Kinder wecken mich nachts.
- Das Baby wird nachts ein paarmal gestillt.
- Krankheit.
- Mir geht immer die Frage im Kopf herum, was andere wohl von mir denken, und das laugt mich aus.
- Meine Gedanken kommen einfach nicht zur Ruhe.
- Mein Leben ist sinnlos.
- Ich bin nur dann müde, wenn ich mit bestimmten Leuten zusammen war.
- Mein Job ist schrecklich.
- Ich bin eigentlich nur im Winter müde. Ich denke, mir fehlt das Sonnenlicht.
- Es gelingt mir nicht, die Erwartungen zu erfüllen, die andere an mich haben.

- Ich mache nicht mehr so viel Sport wie früher.
- Ganz einfach Schlafmangel, weil ich spätabends anfange, meine E-Mails zu beantworten.
- Ich schlafe schlecht, keine Ahnung, warum.
- Ungesundes Essen, wie zu viel Fast Food und zu viele Fertiggerichte mit zu vielen Konservierungsmitteln.
- Weil ich zu wenig trinke.
- Die Klimaanlage macht mir zu schaffen.
- Zu wenig Licht.
- Stress.
- Ich habe kleine Kinder daheim.
- Das Studium.
- Ich muss weit zur Arbeit pendeln.
- Geldsorgen.
- Ein langweiliger Job.
- Ich habe keine Zeit für mich selbst.
- Zu viel Sport.
- Nachts wache ich oft wegen Sodbrennen auf.
- Eine schlechte Verdauung, wenn ich spätabends esse.
- Ich nehme mir am Tag zu viel vor. Um das zu schaffen, muss ich um 5 Uhr aufstehen und komme erst spät nachts ins Bett.
- Ich verwende zu viel Zeit und Energie auf andere. Zum Beispiel versuche ich andere immer zu motivieren. Das wirkt sich auf meine Beziehungen aus.
- Meine Gefühle. Starke Emotionen laugen mich aus, vor allem wenn sie sich auf nahe Angehörige oder Freunde beziehen.
- Ein Perfektionist zu sein, ist anstrengend und ermüdend.
- Ich setze mich ständig selbst unter Druck, das erschöpft mich.
- Langeweile finde ich ermüdend, oder allgemein: kein Interesse am Leben zu haben.
- Gesellschaftlicher Druck.
- Lange Arbeitstage.
- Pendeln.
- Nächtliches Schwitzen.
- Schichtarbeit.

- Planlosigkeit. Ich reagiere immer nur, statt meinen Tag oder meine Woche bewusst zu planen.
- Sorgen um die Gesundheit meiner Familie.
- Probleme am Arbeitsplatz.
- Zu viel Kaffee tagsüber.
- Haustiere, die nachts rauswollen.
- Ich sitze lange vor dem Fernseher oder dem Computer und bin dann ganz aufgedreht.
- Laute Nachbarn.
- Mein Partner schläft sehr unruhig.
- Zu viel Alkohol.
- Mein Bett ist unbequem.
- Ich habe (Rücken-)Schmerzen.
- Ich reise viel und habe häufig einen Jetlag.

Was die physischen Faktoren angeht, müssen Sie die entsprechenden Körpersysteme stärken, über die wir in den vorangegangenen Kapiteln ausführlich gesprochen haben. Wenn da wieder alles richtig funktioniert, sind Sie auf dem besten Weg zu mehr Energie. Sie schaffen das!

Und die geistigen und emotionalen Faktoren schauen wir uns jetzt als Nächstes an (auch wenn wir ein paar bereits gestreift haben).

Wenn Trauer müde macht

In diesem Kapitel möchte ich Ihnen die Geschichte meiner Freundin erzählen ...

Sie schaltete den Computer aus und zog sich völlig von der Arbeit zurück. Sie sagte Nein zu fast allem, was ihr über den Weg lief. Das war das strikte Gegenteil ihrer früheren Lebensart. Sie war eine der liebenswürdigsten und extrovertiertesten Persönlichkeiten gewesen, die ich kenne, und so hatte sie sich verändert. Es hatte sie schwer getroffen und ihr das Herz gebrochen, als ihre Schwester ganz plötzlich an einer Krankheit starb, über die niemand Bescheid wusste. Die Lebensumstände meiner Freundin passten auf einmal nicht mehr zu ihren Lebensentwürfen.

Trauer hat eine mächtige Wirkung. Das habe ich an meiner Freundin gesehen. Die Trauer hat ihr die Stimme genommen und den Glanz in ihren Augen zum Erlöschen gebracht, zumindest für einige Zeit. Als Freundin will man natürlich helfen, alles »in Ordnung« zu bringen, und dazu beitragen, dass das innere Leuchten wieder zurückkehrt. Aber es war ihre Reise, und sie brauchte Zeit, um diese Erfahrung zu verarbeiten. Ihre Freunde sollten sie einfach nur lieben, sie in einer Weise unterstützen, die ihr etwas bedeutete, und zuhören, wenn sie reden wollte. Sonst gab es da nichts »in Ordnung« zu bringen.

Erschreckend war, wie sich ihr Energieniveau verändert hatte. Aus der quirligsten, unternehmungslustigsten Frau, die ich kannte, war ein kraftloses Häufchen Elend geworden. Ihre Körperhaltung hatte sich verändert, sie ließ den Kopf hängen. Sie sah aus, als läge das Gewicht der ganzen Welt auf ihren Schultern. Sie sagte, ihr einst so blitzgescheites Gehirn habe sich in eine wabernde Nebelsuppe verwandelt, und es dauere Stunden, bis sie irgendetwas verstehe. Denken wurde zur Anstrengung. Ihre Lebenskraft schien über Nacht von ganz oben auf fast ganz unten abgesackt zu sein.

Sie hörte auf zu lächeln. Das einzige Mal, dass ich sie lächeln sah, war, als sie mir erzählte, ihre Lebensberaterin habe sie gebeten, ihr etwas zu nennen, das sie jeden Tag tun könne und das sie zum Lächeln bringen würde. Das ärgerte meine Freundin so sehr, dass sie zu ihrer Lebensberaterin – die sie sehr mochte und schätzte – sagte: »Eher würde ich mir die Zunge abbeißen, das wäre einfacher.« Das meinte sie natürlich nicht wörtlich, aber ihre Antwort brachte sie selbst zum Lachen. Da blitzte ihr Humor auf einmal wieder durch.

Ich erzähle Ihnen diese Geschichte, um Ihnen zu zeigen, wie viele verschiedene Facetten die von Trauer hervorgerufene Müdigkeit haben kann. Eine Frau, die vor dem erlittenen Verlust immer hübsch gestylt war, ging jetzt mit ungewaschenem Haar aus dem Haus. Sie sagte, sie habe nicht die Energie dafür. Es sei einfach zu anstrengend.

Das Einzige, was sie am Funktionieren hielt, war die Alltagsroutine, sagte sie. Sie stand auf, ging mit dem Hund (den es glücklicherweise gab) raus, kam zurück und machte dem Hund Frühstück. Dem Hund, nicht sich selbst. Wenn es irgendetwas Unaufschiebbares zu tun gab, erledigte sie es. Ihre Mutter hatte überall im Haus Klebezettel verteilt, auf denen stand: »Essen und Trinken nicht vergessen.« Dann ging sie nochmal mit dem Hund Gassi, kochte sich abends etwas zu essen und verschwand wieder im Bett.

Sie hatte noch nie jemanden verloren, der ihr so nahestand. Sie sagte, sie wünsche sich, es hätte sie getroffen und nicht ihre Schwester. Sie sagte, was sie fühle, sei so schwer zu erklären, und außerdem habe sie keine Energie. Sie wollte sich einfach nur verkriechen, und das tat sie dann auch. Aber egal, wie lange sie schlief, die von ihrer Trauer verursachte Müdigkeit nahm kein Ende.

Ich will Ihnen mit dieser Geschichte klarmachen, wie machtvoll Gefühle sein können, auch in Bezug auf Energie. Jeder geht mit dem Tod eines geliebten Menschen anders um, und niemand sollte darüber urteilen oder sich anmaßen, Ratschläge zu erteilen, wie sie das hätte anders verarbeiten können. Für Sie kann die Situation ganz anders sein als für meine Freundin, vielleicht können Sie sich keine Zeit für Trauerarbeit nehmen, weil Sie eine Familie haben, um die Sie sich kümmern müssen, während sie ohne Partner und Kinder lebte. Es geht wirklich nur darum zu zeigen, welchen Einfluss Trauer auf die Energie haben kann. Sicher, meine Freundin fühlte sich schuldig, weil sie am Leben war und ihre Schwester nicht. Sicher, sie ernährte sich schlecht in der Zeit nach dem Verlust. Dass ich ihre Geschichte (mit ihrer Erlaubnis) hier erzähle, soll Ihnen zeigen, wie machtvoll die Müdigkeit sein kann, die sich unter Umständen mit der Trauer einstellt.

Nach ungefähr fünf Monaten begann sich der Nebel zu lichten, die Energie kehrte langsam zurück, und meine Freundin fing an, wieder auf sich zu achten. Ihre Lebensberaterin war ihr eine große Stütze, ebenso ihr Hund. Freunde brachten ihr Essen und Bücher, von denen sie hofften, sie würden ihr helfen. Ein Buch habe ihr ganz besonders geholfen, so sagte sie, nämlich eines, das ihren Blick auf den Tod verändert hat. Doch das, was am meisten half, war die Zeit, ohne dass Medikamente ihre Gefühle unterdrückten; sie durfte das Gefühl durchleben, wegen des Todes ihrer Schwester am Boden zerstört zu sein. Sie sagte, sie sei mitfühlender seitdem, freundlicher und geduldiger. Und sie mag das an sich selbst.

Freude erleben – Energie gewinnen

Während einer meiner Reisen traf ich eine Frau, die an einem der schönsten Orte auf der Erde arbeitete. Von der Küche, in der sie beschäftigt war, hatte man einen umwerfenden Blick auf das weite Meer. Als ich ihr das sagte, antwortete sie, das sehe sie schon gar nicht mehr, obwohl sie es jeden Tag vor Augen habe. Sie sagte, sie schaue »geradewegs durch die Schönheit hindurch«. Da meldete sich ein anderer Angestellter zu Wort und sagte: »Vermutlich kriegst du nur das, was du zulässt.« In dem Moment hatte ich keine Ahnung, was er meinte, aber später an diesem Tag traf mich die Einschätzung, die er abgegeben hatte, wie ein Hammerschlag.

Selbst wenn sich etwas direkt vor unseren Augen befindet, wir uns aber nicht gestatten, es zu haben – im Sinne von es bemerken, es wahrnehmen, es in sich aufnehmen, es genießen –, dann wird es uns nie gehören. Es wird niemals Teil all des Guten, aus dem Sie leben, und das, die Essenz dieses Guten, ist eine Grundlage unserer Gesundheit und Energie. Wenn Sie sich nicht einmal eine fantastische Aussicht gestatten, was versagen Sie sich dann sonst noch? Warum gestatten Sie sich nicht, was Sie bereits haben? Warum genießen Sie nicht, was Sie bereits haben?

Ich liebe das folgende Zitat der brillanten Geneen Roth: »Wenn wir unsere Tage damit zubringen, das zu wollen, was wir nicht haben, verpassen wir das, was wir haben. Wir haben nicht die Fähigkeit, unsere Aufmerksamkeit auf beides gleichzeitig zu richten. Wir sind so überzeugt, das Leben wäre besser, wenn wir mehr hätten oder es anders anstellten, dass wir letztendlich wie Schlafwandler durch das Hier und Jetzt wandern und die süßen Dinge des Lebens gar nicht wahrnehmen – nämlich die kleinen Dinge, ganz gewöhnliche Dinge.«

Ich habe gelesen, dass Sterbende, danach gefragt, was sie am meisten vermissen werden, sagen: »Die ganz gewöhnlichen Dinge. Den Geruch von Luft. Das Fell meines Hundes unter meinen Händen. Das Gesicht meines Partners. Eine frisch aufgeschnittene Zitrone. Den Nachthimmel.« All diese Dinge haben wir jetzt, in diesem Moment. Gestehen Sie sich zu, das zu haben, was Sie bereits haben. Das bedeutet Freude. Und Freude verleiht uns unendlich viel Energie.

Sie beschäftigen sich mit dem, wozu Sie ja sagen

Ich hatte das Gefühl, dieser Satz sollte ein eigenes Kapitel bekommen. Denken Sie darüber nach.

Privileg und Perspektive

Bei meiner Arbeit mit Tausenden von Klienten sind mir in den vergangenen 17 Jahren einige grässliche Geschichten zu Ohren gekommen – von Menschen, die vielfältigste Erfahrungen durchgestanden haben. Die Widerstandsfähigkeit des menschlichen Geistes beeindruckt und berührt mich immer wieder aufs Neue. Genauso habe ich aber auch erlebt, wie vergleichsweise banale Dinge Menschen frustrieren, traurig machen und auslaugen können. Außerdem weiß ich es heute sehr zu schätzen, welches enorme Privileg viele von uns genießen – das Privileg, dass alle unsere Grundbedürfnisse erfüllt sind, während das für sehr, sehr viele andere Menschen auf dieser Welt nicht zutrifft. Und doch sind mir auch Menschen begegnet, die aus vielerlei Gründen nicht in der Lage waren, dieses Privileg in ihrem Leben zu erkennen. Einer der Gründe ist Erschöpfung, sei es wegen chronischen Schlafmangels, sei es wegen der Unfähigkeit, Nein zu sagen, oder wegen anderer Faktoren, über die wir in diesem Buch gesprochen haben.

Stellen Sie sich Folgendes vor: Sie haben es geschafft, dass all Ihre Grundbedürfnisse erfüllt sind. Dazu haben Sie einen Vollzeit-Job, Sie machen eine Fortbildung, Sie haben drei Kinder und einen Partner, ein Haus, das mal geputzt werden müsste, Flüge, die Sie erreichen wollen, alte Eltern, die Ihre Hilfe brauchen … und das ist nur die Spitze des Eisbergs Ihrer Aufgaben und Verpflichtungen. Wenn Sie in einer solchen Situation – trotz des Chaos – den Reichtum und die Schönheit des Ganzen nicht sehen, dann entgeht Ihnen das außergewöhnliche Leben, das Sie geschaffen haben. Manche Leute können das nicht so sehen. Manche wissen es, und es bedrückt sie zutiefst. Bei anderen ruft es Schuldgefühle hervor.

Und wenn Sie sich bei mir darüber beklagen, wie hart doch Ihr (sehr privilegiertes) Leben ist – mitsamt allem, was oben erwähnt wurde –, dann nehme ich das zur Kenntnis, aber ich weiß, dass Sie es eigentlich nicht so meinen. Was ich da heraushöre, ist, dass es schwierig ist, sich um die Menschen zu kümmern, um die Sie sich kümmern wollen, und das mit der ganzen Hingabe, die Sie ihnen beweisen wollen, und dann noch etwas Zeit und Energie für sich selbst übrig zu haben. Um die Dinge zu tun, die Sie tun wollen, oder um einfach nur zu sein, statt sich durch den Tag zu schleppen (egal ob Sie sich das anmerken lassen oder nicht) und zu fragen: »Wann bin ich dran?« Ständig vorzugeben, alles im Griff zu haben, ist schon für sich genommen kraftraubend. Sie fragen sich, wann Sie dazu kommen, das zu tun, was Sie wollen. Sie machen sich ständig Gedanken, was andere von Ihnen denken.

Sie könnten sich jedoch ein Beispiel an Oprah Winfrey nehmen. Wie Sie vielleicht wissen, war sie nicht immer die Person, die wir heute kennen; sie trägt noch immer den riesigen Schmerz ihrer Vergangenheit in sich. Oprah jedenfalls rät: »Tue das, was du tun musst, bis du das tun kannst, was du tun willst.« Es gibt nur sehr wenige Situationen, die sich nicht ändern.

 Energie und Dankbarkeit

Wenn Sie voller Energie wären, wären Sie in der Lage zu merken, wie toll das Leben ist, das Sie sich geschaffen haben. Sie würden dieses Leben sogar genießen und es nicht als hart empfinden. Denn wenn Sie Energie haben, wenn Ihnen dieses Leben ein Gefühl von Weite sowie ein ruhiges und dankbares Herz gibt, dann genießen Sie Ihr Leben und Sie sind nicht zu bremsen – selbst wenn die Aufgaben genau dieselben sind.

Wenn Sie mit dem hadern, was ist – beispielsweise damit, dass Sie Rechnungen begleichen und einen Kredit abzahlen müssen, dass der Job Sie nervt, dass es Probleme mit den Kindern und der Familie gibt, dass man sie braucht –, wenn Sie sich gegen das wehren, was ist, dann machen Sie sich selbst einen solchen Stress, dass Sie sich selbst nicht mehr erkennen. Es macht Sie traurig, wie Sie geworden sind. Und der nicht enden wollende Stress erschöpft Sie.

Das größte Hindernis dabei, das Leben unter einem größeren Blickwinkel zu betrachten, sind die Emotionen, die uns in ihren Fängen halten und blind machen: Wut, Zorn, Enttäuschung, Frustration, Traurigkeit ... Je mehr uns bewusst wird, dass uns unsere Emotionen blind machen können, umso mehr bemerken wir, dass wir immer dann, wenn wir wütend werden oder uns selbst schlechtmachen oder uns nach Dingen sehnen, die wir nicht haben, die »Rollläden herunterlassen«. Es ist, als säße man auf einem Berg, mit der herrlichsten Aussicht vor Augen, und wickelte sich in einen tiefschwarzen Vorhang ein.

Das können Sie selbst ausprobieren. Gehen Sie an einen Ort mit einer wunderschönen Aussicht. Ihre erste Reaktion ist normalerweise: »Ah, wow!«, und das Herz wird weit. Aber nachdem Sie eine Weile dagesessen sind, fangen Sie an, über etwas nachzugrübeln. In dem Moment merken Sie, wie sich alles zusammenzieht und ganz klein wird. Wir alle verhalten uns so, immer, jeden Tag. Der Trick ist, sich dabei zu erwischen und zu der Aussicht, der Schönheit, zurückzukehren, offen zu sein für das große Ganze. Das sollten Sie jeden Augenblick tun – jeden einzelnen Moment.

Was verschafft mehr Energie? Was glauben Sie, was verschafft mehr Energie? Das Öffnen oder das Schließen? Das »Ah, wow« oder das Grübeln? Ich will ja gar nicht abstreiten, dass es Dinge gibt, über die man sich Gedanken machen muss; ich möchte einfach nur, dass Sie auch einmal einen anderen Blickwinkel einnehmen, der es Ihnen ermöglicht, sich für das Wunderbare zu öffnen, für das Wunder und das Geschenk des Lebens, mit all seiner Unordnung, seiner Rastlosigkeit, seinen Unwägbarkeiten. Nehmen Sie die Ungewissheit an, denn einige der schönsten Kapitel in unserem Leben erhalten ihre Überschriften erst viel später.

Um ein Zitat von Viktor Frankl mit anderen Worten wiederzugeben: Wir sollten nie vergessen, dass wir auch dann einen Sinn im Leben finden können, wenn wir uns in einer hoffnungslosen Situation befinden, wenn wir einem unabänderlichen Schicksal gegenüberstehen ... Wenn wir nicht mehr in der Lage sind, die Situation zu ändern, dann sind wir aufgefordert, uns selbst zu ändern.

Fragen Sie sich heute:
Was würde ich tun, wenn ich den Mut dazu hätte?

Dr. Libby

Die Müdigkeit des Versagens

»Jedermann ist stolz auf das, was er gut macht, und niemand ist stolz auf das, was er nicht gut macht. Der Erstgenannte ist mit seinem Herzen bei der Arbeit; er wird das Doppelte schaffen und dabei weniger Müdigkeit empfinden. Dem Letztgenannten gelingt sein Werk nicht recht, er betrachtet es mit Unwillen, wendet sich ab und fühlt sich übermäßig ermüdet. Das Wenige, was er getan hat, ist vergebens, weil er nur zum Ende kommen will.« Das sagte Abraham Lincoln in einer Rede, die er am 30. September 1859 vor der Wisconsin State Agricultural Society hielt.

Man könnte sich kaum eine bessere Einleitung für eine Diskussion über die lähmende Müdigkeit vorstellen, die einen Menschen befällt, der sich ständig einen Versager schimpft oder von sich glaubt, er sei wertlos, verdiene es (z. B. Liebe oder Erfolg) nicht, werde nicht geliebt oder sei nicht liebenswert.

Ohne dass es uns bewusst ist, haben wir für alle Bereiche des Lebens eine Vorstellung davon, wie sie sein sollten. Das reicht von unserem Essverhalten über unser Aussehen bis hin zur Nettigkeit gegenüber anderen. ... Wir alle haben unsere Standards. Dass kaum jemand weiß, dass er sie hat, liegt daran, dass sie in unserem Unterbewusstsein verborgen sind. Doch wenn Sie die Standards nicht erfüllen, die Sie für sich selbst festgelegt haben, dann gehen Sie sofort mit sich ins Gericht, und es ist diese negative Selbsteinschätzung, die an Ihren Kräften zehrt.

So platt und abgedroschen es klingen mag: Wenn Sie sich selbst negativ beurteilen, dann wiederholen Sie lediglich die Urteile, die man Ihrer Meinung nach in Ihrer Kindheit über Sie gefällt hat. Und die Bedeutungen, die Sie in diesen Urteilen gesehen haben, sind immer noch dieselben wie die, die Sie heute für sich herstellen.

Verhaltensmuster

Hier ein Beispiel, das ich so oder in ähnlicher Form unzählige Male gehört habe. Wenn Sie das Gefühl haben, dass man Ihnen als Kind nicht zugehört hat, dass man Sie nicht gehört hat, dann haben Sie diese Erfahrung oder Wahrnehmung vermutlich so interpretiert, dass Sie es nicht wert sind, dass man Ihnen zuhört, dass Sie nicht wichtig sind. Und wenn es Ihre Mutter, Ihr Vater oder eine andere enge Bezugsperson war, die Ihre Grundbedürfnisse nach Nahrung, Kleidung, Schutz erfüllte, dann konnten Sie (in so jungen Jahren) nicht erkennen, dass diese Person(en) sich wegen ihrer eigenen Probleme so verhielt(en). Als Kind wussten Sie nur: Ohne diese Person(en) gibt es kein Überleben. Und keine Liebe.

Und wenn diese Personen Ihnen nicht zuhören, dann bekommt dieses Verhalten für Sie die Bedeutung, dass Sie wertlos sind und nicht wert, geliebt zu werden. Sie leiten daraus ab, dass sie Sie nicht lieben. Diese große alte Wunde reißt auf, wenn Sie heute, als Erwachsener, das Gefühl haben, dass Ihnen jemand nicht zuhört. Das löst eine Kaskade von negativen Selbsteinschätzungen und den entsprechenden Interpretationen aus. Vielleicht reagieren Sie mit einem Wutausbruch, wobei Sie auf den Gefühlen derer herumtrampeln, die gerade in der Nähe sind, und merken das erst später, weil die Wut Sie (vorübergehend) blind gemacht hat. Wenn Sie erkennen, welchen Schaden Sie angerichtet haben, und sich selbst wegen dieser Überreaktion ausschimpfen (»Hast du mal wieder aus einer Mücke einen Elefanten gemacht«), dann verurteilen Sie sich wieder selbst und erzeugen wieder neue (harte und wenig hilfreiche) Meinungen über sich selbst. Sie sind traurig über die Person, die Sie zu sein glauben – einfach unmöglich als Mutter/Vater, Partner/-in, Freund/-in, Kollege/Kollegin! –, und Sie ziehen sich niedergeschlagen zurück, mit einem ins Bodenlose abgesunkenen Energieniveau. Aber vor zehn Minuten hatten Sie noch jede Menge Energie, wenn sie auch eher destruktiv war. Also, was ist da passiert?

Die verrückte Acht

Das, was ich mit »verrückter Acht« meine, lässt sich am besten mit dem mathematischen Symbol für »unendlich« darstellen: ∞

Auf der linken Seite ist die Energie niedrig, die Stimmung niedergeschlagen, die Atmung flach, die Haltung zusammengesunken und die Aufmerksamkeit in die Vergangenheit gerichtet. Auf der rechten Seite stehen der Wutausbruch, die hervorbrechende Energie, der Ausdruck von Schmerz, Furcht und Ängsten, aber da ist Energie. Und in der Mitte liegt das glückliche, zufriedene, angemessene Verhalten. Aber Menschen, die in einer »verrückten Acht« kreisen, verbringen sehr wenig Zeit in der Mitte.

Manchmal verharren sie Tage, Wochen, Monate oder noch länger im Zustand niedriger Energie, und urteilen ständig negativ über sich selbst, sagen sich ein ums andere Mal, was sie doch für Versager sind. Doch niemand kann ewig an dieser Stelle bleiben. Um mehr zu fühlen, um mehr Energie zu haben, um sich aus diesem Zustand herauszubringen, »explodieren« sie, statt die emotionalen Trigger (Auslöser) als das zu erkennen, was sie sind: eine Gelegenheit zu lernen, zu wachsen und die Wunden der Vergangenheit in etwas anderes zu verwandeln und die verrückte Acht für immer aufzugeben.

Die Macht der Bedeutungszuweisungen

Die Energie aus einer solchen Explosion fühlt sich gut an, sagten mir Menschen, die es durchlebt haben. Sie hassen sich einfach nur selbst für ihr Verhalten und glauben, das sei ihr wahres Ich. Nur vorsorglich: Ich spreche hier nicht von Gewalt. Ich stelle lediglich eine Form der Kommunikation dar, die – zugegebenermaßen – in manchen Situationen Ähnlichkeit mit verbaler oder emotionaler Gewalt hat. Aber eigentlich will ich nur zeigen, wie machtvoll sich die Bedeutungen, die wir Geschehnissen zuweisen, auf unsere Energie auswirken können. Und die Müdigkeit, die mit der Überzeugung einhergeht, man sei ein Versager und deshalb nicht liebenswert, reicht tiefer als jede andere. Wenn Ihre Müdigkeit von den Einschätzungen herrührt, die Sie von sich selbst haben, dann müssen Sie auf der emotionalen Ebene an sich arbeiten, um wieder zu Energie zu kommen.

Die Dinge ändern

Als Erwachsene sind wir meiner Meinung nach nicht nur für unsere physische Gesundheit verantwortlich (und Kochen ist ein nicht verhandelbarer Bestandteil der Maßnahmen für hervorragende physische Gesundheit), sondern wir tragen auch Verantwortung für unser Seelenleben. In der Schule lernt man leider nicht, wie man sein eigenes Seelenleben »liest« und mit Schwierigkeiten umgeht. Doch aus meiner Arbeit mit unzähligen Klienten weiß ich, dass viele Probleme mit dem Energieniveau verschwinden, wenn man Situationen, wie die eben geschilderte, auflöst. (Anmerkung: Ich spreche hier nicht von Müdigkeit aufgrund von Erkrankungen.)

Ja, o. k., Dopamin spielt vermutlich eine Rolle bei der verrückten Acht: Der Dopamin-Status ist niedrig auf Seiten der Niedergeschlagenheit, und es schießt durch die Decke, wenn die Wut hochkocht. Daran kann man arbeiten. Aber ich habe festgestellt, dass sich der Müdigkeitsnebel nicht lichtet, solange die negativen Meinungen, die sich in der Kindheit etabliert haben, nicht als das erkannt werden, was sie sind: der Versuch eines kleinen Kindes, sich die (Um-)Welt zu erklären und zu überleben. Es kann schon sein, dass Sie sich zwischendurch für einen Moment oder auch für ein paar Tage besser fühlen, aber die Müdigkeit wird nicht verschwinden, solange nicht das innere Tauziehen beendet ist, das Sie jeden Morgen, etwa drei Sekunden, nachdem Sie die Augen aufgeschlagen haben, in Gang setzen.

Vielleicht suchen Sie sich einen Psychologen, der Sie dabei unterstützt. Vielleicht versuchen Sie aber auch, ganz bewusst im Hier und Jetzt zu sein. Hier. Und jetzt. Denn dann sind Sie ganz präsent, zum Beispiel in einer Situation, in der sie »x« sagt und Sie jetzt eigentlich gleich losschreien wollen. Wenn Sie können, nutzen Sie Ihren Atem und spüren Sie die hochkommende Wut, und dann atmen Sie, statt diese Energie rauszulassen, und gehen Sie weg. Gehen Sie, wohin Sie wollen, um einen Augenblick innezuhalten und über »Das, was gerade passiert ist« nachzudenken und nicht das »Das bedeutet …«, das Sie darin gesehen haben – dass Sie, weil sie gerade »x« gesagt hat, meinten, sie habe nicht gehört, was Sie vor fünf Minuten zu ihr gesagt haben. Schauen Sie sich an, was passiert ist: Sie sagte »x«, und Sie wollten anfangen loszuschreien. Was ist in Ihrem Kopf vorgegangen in der Zeit von ihrer Bemerkung (ich gehe von einer harmlosen Bemerkung aus, keiner gezielten Stichelei) bis zu Ihrer Wut? Wenn Sie auf diese Weise in sich gehen, erkennen Sie, was Sie sich selbst antun. Wie schlecht Sie von sich denken, wie klein Sie sich machen und wie wenig Sie sich selbst mögen. Sie werden merken, dass sich hinter Ihrer Wut eine gigantische Traurigkeit verbirgt, und dass es das ist, was Sie erschöpft.

Sie kämpfen jeden Tag gegen die Traurigkeit an, gegen die Verzweiflung darüber, dass Sie so, wie Sie sind, nicht o. k. sind. Wie könnten Sie ok sein, fragen Sie sich unbewusst, wenn Ihre Mutter Ihnen nie zugehört hat? Sie waren ihrer Liebe und ihrer Aufmerksamkeit nicht würdig (glauben Sie), und Aufmerksamkeit ist für ein fünfjähriges Kind mit Liebe gleichzusetzen. Wer sollte Sie je lieben, wenn Ihre Mama Sie nicht geliebt hat? Doch mit diesem Glauben an Ihre Unzulänglichkeit tragen Sie zu dieser Welt bei.

Alle Menschen tun das. Alle, ohne Ausnahme. Denn wenn wir den Eindruck hätten, dass alle unsere Bedürfnisse immer erfüllt werden, dann würden wir keinen Finger krumm machen. Unsere Aufgabe als Erwachsene ist es zu erkennen, was wir uns selbst antun, und dann trotz allem den Frieden und das Glück zu finden, die wirklich da sind.

✳ Geschehen, Interpretation und Bedeutungszusammenhänge

Oft lassen wir das, was (tatsächlich) geschehen ist, mit dem, was es unserer Meinung nach bedeutet, verschmelzen. Und dann leben wir, als sei das, was wir meinen bzw. aus der Situation heraus interpretieren, wirklich passiert. Und das zu leben, was wir meinen, kann extrem anstrengend und erschöpfend sein.

**Wenn das, was geschehen ist, mit dem verschmilzt,
was wir darin sehen**

Stellen Sie sich ein weißes Blatt Papier vor. Ich male darauf zwei Kreise. In den einen Kreis schreibe ich:»Was ist passiert?«, in den anderen:»Das bedeutet, …« Und was tun wir? Wir lassen das, was geschehen ist, mit der Bedeutung verschmelzen, die wir dem Geschehen zuweisen, und dann leben wir so, als wäre die Bedeutung das eigentliche Geschehen gewesen. Das kann extrem anstrengend sein. Ich erläutere das am besten an einem konkreten Beispiel.

Die Familie besteht aus Mutter, Vater und zwei Töchtern, 14 und acht Jahre alt. Der Vater ruft am Ende seines Arbeitstags zu Hause an und schlägt vor, sich zum Abendessen in einem Restaurant zu treffen. Daraufhin bittet die Mutter ihre Töchter, sich für das Abendessen umzuziehen. Die 14-Jährige erscheint mit einem bauchfreien Top. Ihre Mutter sagt:»Du musst dir was anderes anziehen.« Ein paar Tage später hört die Mutter zufällig, wie ihre Tochter einer Freundin am Telefon erzählt:»Meine Mutter hält mich für zu dick.« Anschließend spricht die Mutter ihre Tochter darauf an und fragt sie, warum sie das zu ihrer Freundin gesagt habe. Die Tochter antwortet:»Weil du das neulich gesagt hast.« Die Mutter erwidert, das habe sie nie gesagt und das würde sie auch nie sagen. Denn gerade das Gegenteil sei der Fall, sie halte ihre Tochter eher für zu dünn. Schließlich fragt sie noch:»Wann soll ich das deiner Meinung nach gesagt haben?« Die Große antwortet:»Neulich, als du zu mir gesagt hast, ich soll mir was anderes anziehen, als wir Papa zum Abendessen treffen wollten.«

Auf meinem Blatt Papier mit den zwei Kreisen würde ich jetzt in den einen Kreis mit»Was ist passiert?« schreiben:»Mama hat gesagt, ich soll was anderes anziehen.« Und in den Kreis »Das bedeutet«:»Mama hält mich für zu dick.« Wenn ihre Mutter das Gespräch mit der Freundin nicht zufällig gehört hätte, hätte die Tochter die Überzeugung (dass ihre Mutter sie für zu dick hält) noch jahrelang mit sich herumgeschleppt. Niemand weiß für wie lange. Aber das ist ein Weg, wie Essstörungen entstehen können. Nicht durch Boshaftigkeit oder durch Härte oder weil irgendjemand etwas falsch gemacht hat. Sondern nur, weil unser Gehirn so gebaut ist, dass wir Dinge, die geschehen, mit der Bedeutung verschmelzen, die wir in ihnen sehen. Und ein Weg, wieder mehr Energie in Ihr Leben zu bringen, ist von nun an die bewusste Trennung von »Was ist passiert?« und »Das bedeutet ...«.

 Wunderbares Wort: Warum?

Die Müdigkeit, die aus dem Glauben an die eigene Unzulänglichkeit entsteht, fühlt sich vermutlich wie ein unendliches Fadengewirr an, und es fehlt die Energie, um das alles aufzudröseln. Doch am Anfang genügt es, sich dieser Muster bewusst zu werden und den Wunsch zu haben, anders zu leben, mit neuen Strategien und Hilfsmitteln, mit mehr Aufmerksamkeit für das eigene Wohlbefinden und mit einer positiven Einstellung zu sich selbst und zum Leben. Wenn Sie ein Urteil fällen (und wir alle tun das), sei es über sich selbst oder über jemand anderen, dann nehmen Sie einfach nur zur Kenntnis, dass Sie das getan haben, und fragen Sie sich dann, warum Ihr Urteil so ausgefallen ist. Denn in diesen Warums liegen Ihre Energie und Ihre Freiheit verborgen.

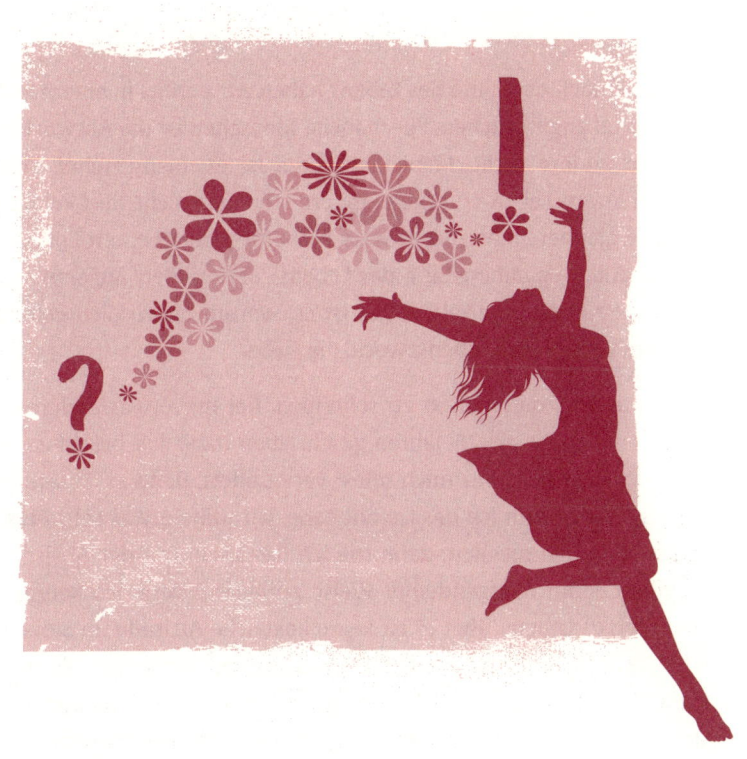

Kapitel 10
Und was ist der Sinn?

Lebenszweck

Die Frage nach dem Sinn des Lebens haben wir bereits in einem früheren Kapitel angesprochen. Für manche Menschen ist die Antwort ganz klar, für andere nicht. Manchen Leuten ist es unangenehm, keinen Sinn in ihrem Leben zu sehen, andere stört das nicht im Geringsten. Manche glauben, man müsse wissen, wofür man lebe, um Energie zu haben, andere glauben, Sinn des Lebens sei es, jeden Augenblick des Daseins bewusst zu erleben. Das ist es, worum es wirklich geht: der Sinn des Lebens, der Lebenszweck, die Liebe.

Als ich anfing, diesen Text zu schreiben, fiel mir etwas anderes ein, das ich vor mehr als 25 Jahren geschrieben habe. Ich beschloss, hier davon zu erzählen, was mich selbst verwundert, denn es ist sehr persönlich. Aber wenn ich das Gefühl habe, ich sollte etwas sehr Persönliches öffentlich machen, dann tue ich das allein mit der Absicht, jemandem damit in irgendeiner Weise zu helfen. Denn ich kenne den Sinn meines Lebens, aber es ist keine hektische Attitude im Sinne von »Hej! Das ist der Sinn meines Lebens, packen wir's an!«. Es ist vor allem das, was mir wichtig ist, und dafür tue ich, was in meiner Macht steht. Ich denke nicht darüber nach, ich lebe einfach entsprechend.

Wofür ich lebe

Ich habe keine Ahnung, woher es kommt – weder habe ich ein Buch über dieses Thema gelesen noch wurde es von einem Gespräch angestoßen –, doch seit meinem 15. Lebensjahr treibt mich die Sorge um, dass die Menschheit sich selbst zerstören wird, wenn wir nicht Entscheidendes ändern. Aber heute wie damals will ich der Ursache eines Problems, das ich lösen möchte, immer ganz auf den Grund gehen – sei es Gesundheit, sei es menschliches Leid, sei es unser Planet. Ich kann mich noch sehr genau an den Text erinnern, den ich damals im Kurs »Kreatives Schreiben« zu Papier brachte, als wir das Thema »Konflikt« bearbeiten sollten. Ich erörterte alles, von der Kohlenutzung zur Energieerzeugung bis zur Bevölkerungsexplosion auf der Erde.

Mein Lösungsvorschlag für diesen schwelenden Konflikt zwischen Mensch und Planet Erde war: Wir sollten weniger wollen. Wir sollten unseren Fokus verschieben – weg von uns, unserem persönlichen Gewinnstreben und wie wir auf andere wirken, und uns stattdessen als Teil des Ganzen betrachten. Ich hatte das Gefühl, wenn wir nicht aufhören, linear und materialistisch zu denken, wird die Erde irgendwann unbewohnbar werden.

Eine der größten Herausforderungen, denen sich die Menschheit derzeit gegenübersieht, ist, dass wir (ein kollektives »Wir«) einerseits Umwelt und Natur erhalten wollen, andererseits aber alles, was wir tun, damit die Wirtschaft wächst und wir unseren Lebensstandard halten, die Natur und unsere Beziehung zu ihr zerstört. Wir müssen unser Bewusstsein für diese Zusammenhänge schärfen und lernen, in neuen Bahnen zu denken. Um Albert Einstein zu zitieren: »Kein Problem kann auf derselben Bewusstseinsebene gelöst werden, auf der es entstanden ist.« Wir müssen damit aufhören, zwischen dem Menschen und dem Rest der Natur willkürlich zu unterscheiden, stattdessen sollten wir anfangen, in Zusammenhängen zwischen allen Lebensformen zu denken.

Damit das gelingt, arbeite ich mit meinen Büchern und Vorträgen daran, dass Sie wieder in Kontakt kommen mit dem wunderbaren Wesen, das Sie sind, denn wenn Sie wissen, dass Sie »genug« sind, dann wissen Sie auch, dass Sie »genug« haben. Und wenn Sie das wissen und Ihre Kinder entsprechend erziehen, werden diese kaum noch glauben, dass sie nicht »genug« sind oder haben, und ihre Entscheidungen dementsprechend treffen: Sie werden weniger wollen, weil sie wissen, dass sie »genug« sind. So wächst eine neue Generation heran. Und das ist mein kleiner Beitrag, um die Zerstörung aufzuhalten. Das tue ich, um mehr Liebe in die Welt zu bringen. Das ist der Grund, aus dem ich tue, was ich tue. Das ist der Grund, aus dem ich morgens aufstehe.

Was ist der Sinn Ihres Lebens?

Wofür leben Sie? Oder anders formuliert, vielleicht ist die Frage so leichter zu beantworten: Was ist für Sie wichtig?

Fühlen Sie sich irgendwie verloren oder so, als ob etwas in Ihrem Leben fehlte? Vielleicht würden Sie gerne etwas ändern in der Welt, aber Sie wissen nicht, wie. Viele Menschen gehen heute wie betäubt durchs Leben, suchen verzweifelt nach einer tieferen Verbindung und wissen nicht, wie sie sie bekommen sollen.

Manchmal hört man die folgende Aussage (ich sehe das zwar nicht so, aber es ist ein Standpunkt): Die beiden wichtigsten Tage im Leben eines Menschen sind der Tag seiner Geburt und der Tag, an dem er entdeckt, weshalb er auf der Welt ist. Aber wenn man nicht weiß, welchen Sinn das Leben hat, dann weiß man auch nicht, warum man hier ist, und das kann das Weiterleben schwer machen und zur Erschöpfung führen. »Was soll das alles?«, ist dann oft die Frage. Und die Müdigkeit hält weiter an.

Vielleicht ist das Problem nicht, dass Sie nicht wissen, worin der Sinn Ihres Lebens besteht. Vielleicht ist das Problem die Art und Weise, wie Sie versuchen, diesen Sinn zu finden. Oft ist es nicht möglich, den Weg zum Sinn, zur Leidenschaft unseres Lebens zu denken; stattdessen müssen wir ihn gehen, um dorthin zu gelangen.

Das bedeutet, Schritte in die Richtung dessen zu tun, was Sie wollen, und die Dinge aus Ihrem Leben zu entfernen, die Sie nicht wollen. Kann sein, dass verschiedene kleinere und größere Veränderungen nötig sind, damit Sie einen Schritt nach dem anderen unternehmen und verschiedene Leidenschaften ausprobieren können. Wenn Sie auf der Suche nach einem Sinn und etwas Leidenschaft sind, probieren Sie die folgende Strategie: »Hör auf zuzuschauen, fang an zu handeln.«

Aktiv werden

Man kann den Weg der Suche nach dem Sinn des Lebens nicht denken, man muss ihn gehen, um dorthin zu gelangen. Je mehr wir handeln, desto klarer werden wir uns über die Dinge. Statt etwas zu lange mit allen möglichen Befürchtungen zu bedenken (Wird es funktionieren? Soll ich es probieren? Was, wenn es mir nicht gefällt?), sollte man sich in die Lage versetzen, etwas Neues zu probieren. Die Erfahrung ist die Belohnung, durch den Erkundungsprozess stellt sich Klarheit ein.

Es kann auch hilfreich sein, sich von der Idee »der einen« Sache zu verabschieden. Viele Menschen bemühen sich, die eine Sache zu finden, für die sie bestimmt sind; aber wenn wir versuchen, die eine, einzige Sache zu finden, kann das dazu führen, dass wir das Gefühl bekommen, uns fehle etwas. Die Vorstellung, dass es nur eine einzige Sache gibt, für die wir bestimmt sind, hält uns davon ab, unser Potenzial voll auszuschöpfen. Versuchen Sie also, Ihre Leidenschaften aufzuspüren und herauszufinden, was Ihnen wichtig ist. Wenn Sie Ihr Leben – also alle Aspekte Ihres Lebens – mit Leidenschaft leben, dann hat Ihr Dasein einen Sinn.

Versuchen Sie sich von der Vorstellung zu verabschieden, dass es nur einen Sinn des Lebens gibt, und versuchen Sie sich mit der Idee anzufreunden, dass der Sinn unseres Lebens darin besteht, es von ganzem Herzen anzunehmen, indem wir einfach nur wir selbst sind. Lieben und geliebt werden. Das Bedürfnis, einen Lebenssinn zu finden, entsteht manchmal aus einem Mangel an Leidenschaft. Wenn man sich nicht mit dem Leben oder mit anderen oder mit der Gemeinschaft verbunden fühlt, kann es an einem Mangel an Leidenschaft oder einem fehlenden Lebenszweck liegen. Falls Sie ein Gefühl von Leere verspüren, gehen Sie mit mehr Leidenschaft ans Werk, um es zu beseitigen. Finden Sie heraus, was Ihnen wichtig ist und engagieren Sie sich in diesen Bereichen.

Das Leben mit Sinn erfüllen

Vielleicht hilft Ihnen dieser Merksatz:

Leidenschaft/Hingabe + tägliches Handeln = sinnvolles Leben.

Bedenken Sie, dass der wahre Sinn des Lebens für jeden Einzelnen vollständig in das Leben als solches eingebunden sein muss. Machen Sie sich bereit für die Reise. Werden Sie für das aktiv, was Ihnen wichtig ist. Wenn es in der Welt Dinge gibt, die Sie nicht hinnehmen wollen, denken Sie sich etwas aus und unternehmen Sie etwas, um Veränderungen in diesem Bereich zu erzielen. Wenn Sie sich nur auf sich selbst konzentrieren, dann finden Sie Ihren Lebenszweck nie. Wenn es sich nicht um andere dreht, dann entsteht auch kein erhebendes Gefühl in Ihrem Inneren. Egal wie groß oder wie klein es ist, überlegen Sie: Was ist mir wirklich wichtig? Und dann handeln Sie entsprechend.

Zusammenfassung

Wie Sie gesehen haben, kann Energiemangel zahlreiche unterschiedliche Ursachen haben, so dass er sich unter Umständen nicht auf eine einzige zurückführen lässt. Energiemangel kann auch durch ein Zusammenspiel von Ernährung, biochemischen und emotionalen Faktoren entstanden sein. In manchen Fällen sind ganz bestimmte Maßnahmen notwendig, zum Beispiel wenn der Grund für die Dauermüdigkeit eine Nebennierenerschöpfung, eine Überlastung der Leber oder eine Schilddrüsenunterfunktion ist. Es kann auch erforderlich sein, die zugrunde liegenden Infektionen zu behandeln. Für die im körperlichen Bereich liegenden Gesundheits- und Energieprobleme gibt es bestimmte Behandlungsmaßnahmen, durch die sie korrigiert und behoben werden können, wie Sie ebenfalls gesehen haben.

Hier noch ein paar allgemeine Überlegungen, die Ihnen zu einem energiegeladenen Leben verhelfen sollen:

1. Wenn Sie weitermachen wollen wie bisher, aber darauf warten, dass sich das Ergebnis ändert, dann müssen Sie sich nicht wundern, wenn man Sie für verrückt erklärt. Wenn sich Ihr Energieniveau ändern soll, müssen Sie auch etwas (oder vieles) ändern. Sie können nicht so weitermachen wie bisher. Denn das hat dazu geführt, dass Sie sich jetzt schlecht fühlen. Etwas (oder vieles) muss sich ändern. Essen, Trinken, Bewegung, Denken, Atmung, Wahrnehmungen, Überzeugungen – das sind die Bereiche, die man in der Regel angehen muss.

2. Wenn ich vier Bereiche auswählen sollte, die von der physischen Seite her viel zu einer guten Energieversorgung beitragen, dann würde ich – sowohl aufgrund der Forschungslage als auch aufgrund meiner eigenen Erfahrung – folgende vorschlagen: Ernährung, Bewegung, Atmung, Schlaf. Wenn Ihr Energieniveau niedrig ist und wenn Sie wissen, dass Sie in einem oder in allen vier Bereichen etwas tun sollten, dann beginnen Sie mit einem Bereich und arbeiten Sie kontinuierlich daran. Die positiven Auswirkungen werden auch auf die anderen Bereiche ausstrahlen.

3. Wenn Sie sicher sind, dass Stress die Hauptursache für Ihr niedriges Energieniveau ist, dann gehen Sie dem unbedingt auf den Grund. Stress ist nämlich ein echter Energieräuber, vor allem der chronische Stress. Doch genau genommen ist »Stress« nur ein anderes Wort für »Angst«. Was immer Ihnen Stress macht, egal was es ist, es ist normalerweise etwas, vor dem Sie sich fürchten. Kratzen Sie die Schichten Ihrer Stressfaktoren ab und schauen Sie sich an, was darunterliegt. Das ist das, wovor Sie sich fürchten. Dass Sie versagen könnten, dass man Sie für faul hält, dass die Leute Sie nicht mögen, dass Sie jemanden enttäuschen könnten ... Bei den meisten Menschen kommt nach dem Abkratzen aller Schichten die Angst zum Vorschein, dass man sie nicht oder nicht mehr lieben könnte. Alles – und ich meine alles – lässt sich darauf zurückführen, dass man Zurückweisung vermeiden und Zuneigung bekommen oder aufrechterhalten will. Ich kann es nicht anders ausdrücken. Die Menschen glauben, das Gegenteil von gestresst sei entspannt oder ruhig. Ich sage, das Gegenteil ist Vertrauen.

4. Sie besitzen in Ihrem Inneren eine »natürliche Intelligenz«, wie es Marianne Williamson, Lehrerin und Autorin im Bereich Spiritualität, so schön nennt. Sie können es auch anders nennen, aber für den Moment wollen wir einmal dabei bleiben. Aus einer Eichel wird ein Eichbaum. Wie geht das? Kein Mensch gibt das vor und lässt es geschehen. Die Eichel besitzt eine natürliche Intelligenz, die sie vom Keimling bis zu ihrem höchsten Entwicklungsstadium, dem kräftigen, mächtigen Baum, heranwachsen lässt. Dasselbe geschieht mit der Rose. Sagen Sie der Rosenblüte, wann sie sich öffnen soll? Nein, ihre natürliche Intelligenz lässt sie heranwachsen und sich öffnen. Glauben Sie wirklich, dass das bei Ihnen anders ist? Auch Sie verfügen über eine natürliche Intelligenz, die Sie zu Ihrem höchsten Entwicklungsstadium heranwachsen lassen will, dem Besten, was Sie werden können. Die natürliche Intelligenz will einfach nur das Bestmögliche aus Ihnen machen. Das Problem ist: Die meisten von uns laufen herum wie eine Lampe, die den Raum erleuchten möchte, aber leider ist der Stecker nicht in der Steckdose. Wir stehen die ganze Zeit in einem Haus, das bestens mit Strom versorgt ist, aber so lange der Stecker nicht in der Steckdose ist, bleibt es dunkel. Im Innersten Ihres Herzens wissen Sie, wann das

der Fall ist. Sie spüren, dass Leben mehr bedeutet. Sie spüren, dass Sie über Potenzial verfügen, aber Sie haben es noch nicht angezapft. Und das nagt an Ihnen. Wenn der Stecker in der Steckdose ist, verfügen Sie über endlose Energie. Sie haben Vertrauen, Vertrauen in die Entfaltung des Lebens. Sie glauben, dass Ihnen das Leben nicht widerfährt, sondern dass das Leben für Sie geschieht. Wie steckt man den Stecker in die Steckdose? Der einzige Weg, den ich kenne, ist die Meditation. Durch sie erfährt man die natürliche Intelligenz, die immer da ist und nur darauf wartet, dass man sie entdeckt.

Dienst am Nächsten gibt erstaunliche Kraft.
Diene anderen aus ganzem Herzen. Nimm ihnen ihre
Last und deine eigene wird leichter werden.

Eszra Taft Benson

Service

Quellen und weiterführende Literatur

Diese Übersicht habe ich aus verschiedenen Gründen eingefügt. Zum einen finden Sie spannende Lektüre, wenn Sie sich für noch mehr Details interessieren. Bei den Zeitschriftenartikeln handelt es sich um wissenschaftliche Veröffentlichungen. Einige Bücher, die ich im Text erwähnt habe, sind hier mit allen notwendigen Angaben aufgeführt, falls Sie in ein bestimmtes Themengebiet tiefer einsteigen wollen.

Hinweis: Da es sich bei dieser Ausgabe um eine Übersetzung handelt, ist natürlich nur englischsprachige Literatur aufgeführt. Die jeweiligen deutschen Titel, falls verfügbar, sind in Klammern genannt.

Bücher und Artikel

Beard, J. (2003). Iron deficiency alters brain development and functioning. The Journal of Nutrition 133(5): 1468S–1472S.

Bey, L., Hamilton, M.T. (2003). Suppression of skeletal muscle lipoprotein lipase activity during physical inactivity: a molecular reason to maintain daily low-intensity activity. Journal of Physiology 551(Pt 2): 673–682.

Casey, L. (2013). Stress and Wellbeing in Australia Survey. Melbourne: The Australian Psychological Society. www.psychology.org.au/psychologyweek/survey/

Coates, K., Perry, V. (2007). Embracing the Warrior: An Essential Guide for Women. Burleigh Heads: Arteriol Press.

Epstein, D. (1994). The 12 Stages of Healing. San Rafael, CA: Amber-Allen Publishers. (Deutsche Ausgabe: 12 Phasen der Heilung: ein Weg zu Gesundheit und Harmonie. Übersetzt von Tatjana Kruse. Freiburg i. Br.: Lüchow, 1996)

Hamilton, M.T., Hamilton, D.G., Zderic, T.W. (2004). Exercise physiology versus inactivity physiology: an essential concept for understanding lipoprotein lipase regulation. Exercise Sport Science Review 32(4): 161–166.

Hay, L. (2004). You Can Heal Your Life. Carlsbad: Hay House Inc. (Deutsche Ausgabe: Gesundheit für Körper und Seele. Übersetzt von Viktoria Renner. Berlin: Ullstein, 2013)

Horvath, K., Perman, J.A. (2002). Autistic disorder and gastrointestinal disease. Current Opinions in Pediatrics 14(5): 583–587.

Horvath, K., Perman, J.A. (2002). Autism and gastrointestinal symptoms. Current Gastroenterology Reports 4(3): 251–258.

Horvath, K., Papadimitriou, J.C., Rabsztyn, A., Drachenberg C., Tildon, J.T. (1999). Gastrointestinal abnormalities in children with autistic disorders. Journal of Pediatrics 135(5): 559–563.

Jin, W., Wang, H., Ji, Y., Hu, Q., Yan, W., Chen, G., Yin, H. (2008). Increased intestinal inflammatory response and gut barrier dysfunction in Nrf2-deficient mice after traumatic brain injury. Cytokine 44(1): 135–140.

Lipton, B. (2008). The Biology of Belief: Unleashing the Power of Consciousness, Matter and Miracles. Carlsbad: Hay House. (Deutsche Ausgabe: Intelligente Zellen. Wie Erfahrungen unsere Gene steuern. Übersetzt von Nayoma de Haen. Burgrain: KOHA-Verlag, 2016)

Northrup, K. (2013). Money: A Love Story. Untangle Your Financial Woes and Create the Life You Really Want. Carlsbad: Hay House. (Deutsche Ausgabe: Das liebe Geld. Sei nett zu ihm, dann ist es immer bei dir. Übersetzt von Daniela Graf. Berlin: LEO-Verlag, 2014)

Prandovszky, E., Gaskell, E., Martin, H., Dubey, J.P., Webster, J.P., McConkey, G.A. (2011). The neurotropic parasite Toxoplasma gondii increases dopamine metabolism. PLoS ONE 6(9): e23 866.

Roth, G. (2011). Lost and Found: Unexpected Revelations About Food and Money. New York: Viking Penguin.

Salamone, J.D., Correa, M. (2012). The mysterious motivational functions of mesolimbic dopamine. Neuron 76(3): 470–474.

Weaver, L. (2011). Accidentally Overweight. Auckland: Little Green Frog. (Deutsche Ausgabe: Dr. Libby's Stoffwechsel-Geheimnis. 9 magische Bausteine zum schlank werden und bleiben. Übersetzt von Susanne Warmuth. Stuttgart: TRIAS-Verlag, 2016)

Weaver, L. (2012). Rushing Woman's Syndrome. Auckland: Little Green Frog. (Deutsche Ausgabe: Das Rushing-Woman-Syndrom. Was Dauerstress unserer Gesundheit antut. Übersetzt von Imke Brodersen. Stuttgart: TRIAS-Verlag, 2016)

Weaver, L. (2013). Beauty from the Inside Out. Auckland: Little Green Frog.

Weaver, L. (2014). The Calorie Fallacy. Auckland: Little Green Frog.

Weaver, L., Tait, C. (2012). Dr Libby's Real Food Chef. Auckland: Little Green Frog. (Deutsche Ausgabe: Stoffwechsel-Kick. Power-Rezepte zum Abnehmen. Übersetzt von Bettina Snowdon, Stuttgart: TRIAS-Verlag, 2016)

Weaver, L., Tait, C. (2013). Dr Libby's Real Food Kitchen. Auckland: Little Green Frog.

Weaver, L., Tait, C. (2014). Dr Libby's Sweet Food Story. Auckland: Little Green Frog.

White, P.D., Grover, S.A., Kangro, H.O., Thomas, J.M., Amess, J., Clare, A.W. (1995). The validity and reliability of the fatigue syndrome that follows glandular fever. Psychological Medicine 25: 917–920.

White, P.D., Thomas, J.M., Sullivan, P.F., Buchwald, D. (2004). The nosology of sub-acute and chronic fatigue syndromes that follow infectious mononucleosis. Psychological Medicine 34: 499–503.

White, P.D. (2007). What causes prolonged fatigue after infectious mononucleosis – and does it tell us anything about chronic fatigue syndrome? The Journal of Infectious Diseases 196(1): 4–5.

Whitton, T. (2011). Stillness Through Movement. Burleigh, Gold Coast: Tracy Whitton.

Online-Artikel

Nach den behandelten Themen alphabetisch geordnet:

Thema »Dopamin«, »Sucht und Abhängigkeit«: Hari, J.: The Likely Cause of Addiction Has Been Discovered, and It Is Not What You Think. http://www.huffingtonpost.com/johann-hari/the-real-cause-ofaddicti_b_6506936.html

Thema »Dehydrierung«: Armstrong, L.E. et al.: Mild Dehydration Affects Mood in Healthy Young Women. http://jn.nutrition.org/content/early/2011/12/20/jn.111.142000

Thema »Zeitmanagement«: Kruse, K.: Millionaires Don't Use To-Do-Lists. http://www.forbes.com/sites/kevinkruse/2015/07/10/to-do-lists-time-management/

Thema »Blutsauerstoff«: Campbell, S.: What Are the Effects of Low Blood Oxygen Levels. http://www.livestrong.com/article/112789-effects-low-blood-oxygen-levels/

Thema »Postnatale Erschöpfung«: Interview mit Dr. Oscar Serrallach: http://goop.com/postnataldepletion-even-10-years-later/

Thema »Schlafapnoe«: Anon.: Obstructive Sleep Apnoea Syndrome. http://patient.info/doctor/obstructivesleep-apnoea-pro

Thema »Beenden, Beibehalten, Beginnen (Strategie)«: Laporte, D.: 28 of the best things I ever did – from my bedroom to my business. http://www.daniellelaporte.com/28-bestthings-i-ever-did/

Thema »Stress-Statistik«: American Psychological Association, Stress in America: Our Health at Risk. Report 2011. http://www.apa.org/news/press/releases/stress/2011/final-2011.pdf

CDs

Weaver, L. (2012). Restorative Calm. Auckland: Little Green Frog.

Whitton, T. (2011). One With Life. Burleigh, Gold Coast.

Weiterführende Hinweise

Nachdem Sie dieses Buch gelesen haben, fragen Sie sich vielleicht, was Sie nun als Erstes tun sollten. Mir haben unglaublich viele Menschen aus aller Welt geschrieben, dass sie den Eindruck hatten, ich hätte ihr Tagebuch gelesen, so gut seien ihre Gefühle in meinen Büchern dargestellt gewesen. Viele Leute sagen zu mir, sie hätten gerne mehr derartige Information, die ihnen ein tieferes Verständnis für körperliche und seelische Gesundheit vermittelt. Sie sind herzlich eingeladen, sich meine Website und die dort angebotenen Möglichkeiten, darunter auch Wochenendveranstaltungen und Online-Kurse, anzusehen. Wenn Sie das Buch »Das Rushing-Woman-Syndrom« anspricht, Sie aber glauben, keine Zeit zum Lesen zu haben, dann gefällt Ihnen vielleicht der (englischsprachige) »Rushing Woman's Syndrome Quickstart Course«, in dem ich Ihnen zeige, wie Sie sich von Ihrem Dauerstress befreien können.

Zu diesen Themen gibt es weitere Online-Kurse und Web-Seminare:
- Condition the Calm Course
- 30 Essential Beauty Gems Course
- New Year New You Webinar
- Sensational Sleep Webinar
- Understanding the Mysteries and Magic of the Female Body Webinar

Schauen Sie gerne vorbei:
- www.drlibby.com
- www.facebook.com/DrLibbyLive
- www.twitter.com/DrLibbyLive
- www.rushingwomansyndrome.com

✳ Registrierte Leser

Das Wissen um den Einfluss der Ernährung auf unseren Körper ist ständig im Fluss, dank der Kolleginnen und Kollegen in der Forschung, die die Wissenschaft immer weiter voranbringen.

Als Leser/-in dieses Buches sind Sie berechtigt, sich auf unserer Homepage für das Programm »Registered Reader« (nur auf Englisch verfügbar) registrieren zu lassen. Mit dem Programm wollen wir sicherstellen, dass Sie immer auf dem Laufenden sind, was die neuesten Entwicklungen in den Bereichen Gesundheit und Wohlbefinden angeht. Außerdem möchten wir Ihnen einen kleinen Motivationsschub geben, um die Ziele zu erreichen, die Sie sich für Ihren Körper und Ihre Gesundheit gesteckt haben.

Registrieren Sie sich am besten noch heute auf

www.drlibby.com/registered-reader

Ich möchte Menschen aufklären, sie inspirieren und dazu beitragen, die Beziehung zu ihrem Körper und ihrer Gesundheit zu ändern und das Ruder wieder selbst in die Hand zu nehmen. Es ist mir eine Freude, Sie auf Ihrer Reise zur optimalen Gesundheit zu unterstützen.

Dank

Chris und Kate wollten dieses Buch. Ich danke ihnen dafür, dass sie mich dazu ermutigt haben, es zu schreiben. Danke auch für eure Freundschaft und eure Liebe. Ich bin sehr froh, dass es euch gibt.

Dr. Merv Garrett und meinen Professoren an der University of Newcastle danke ich, dass sie es mir ermöglicht haben, in eine Umgebung einzutauchen, in der kritisches Denken und das Infragestellen von Althergebrachtem gefördert wird. Sie steigerten auch meine Begeisterung für Ernährung, Biochemie, Immunologie und Mikrobiologie, die alle für die Energie wichtig sind.

Ich danke all den wunderbaren Menschen in meinem Team: Kate, Jenny, Dee, Georgia, Imogen, Karen und Lisa. Danke für eure Sorge, Leidenschaft und Klugheit und für alles, was ihr Tag für Tag tut, damit die Welt ein bisschen besser wird. Ein besonders großer Dank gilt Maddy – für ihre Liebe, ihr Lachen und ihre Gegenwart, während ich dieses Buch schrieb.

Kate S. danke ich für ihre wunderbare Lektoratsarbeit und für die E-Mails, die mich mit ihrer gefühlvollen Sprache begeistert haben. Ich bin sehr froh, dass ich mit dir arbeiten durfte. Amy danke ich für das Layout, das Design, die Sorgfalt und die Liebe zum Detail. Danke, Stasia, für die Umschlaggestaltung und danke, Steven, Ray, Kelly und Steph, für euren Witz und den Spaß, den wir hatten, als wir das Fotoshooting gemacht haben.

Ich danke den Landwirten, die ihren Boden gut behandeln und hochwertige Lebensmittel für uns und den Planeten erzeugen. Ihrem Einsatz und ihren Mühen verdanken wir unsere Gesundheit und Energie. Ich danke der wachsenden Zahl von gesundheits- und umweltbewussten Betrieben, die uns Kunden mit ungiftigen Produkten hervorragender Qualität versorgen. Sie verändern die Welt, und ich habe große Hochachtung vor dem, was sie tun.

Ich danke den Teams von Business Chicks Australia und Virgin Unite, dass sie mich als Rednerin nach Necker Island eingeladen haben, als ich mitten in den Arbeiten für dieses Buch steckte. Die Erfahrung hat bei mir großen Eindruck hinterlassen und die Zielrichtung des Buches verändert – für beides danke ich euch von Herzen. Auch bei den anderen, die den Trip nach Necker unternommen hatten, möchte ich mich für alles bedanken, was wir in dieser Zeit geteilt haben, vor allem für das Lachen, bis uns die Tränen kamen. Das werde ich niemals vergessen. Vielen lieben Dank an Kristina, Anna Carin und Marianne.

Ein dickes Dankeschön geht auch an die New Yorker Truppe, die mich während des Schreibens an diesem Buch eine Zeitlang bei sich zuhause aufnahm. Eure Herzen sind größer als das Universum und eure Fürsorge ist grenzenlos.

Ganz besonderen Dank an die guten Seelen Tracy (»Stillness Through Movement«) und Neale (»Fünf Elemente in der Traditionellen Chinesischen Medizin«), die meine Gesundheit so sanft und doch so wirkungsvoll unterstützt haben.

Danke, Karl, für alles, was du bist. Meinen Eltern danke ich für ihre Liebe, die meine Neugierde nie unterdrückt haben, für meine Ausbildung und dafür, dass sie Petersilie und Hühner im Garten haben. Es ist ein Segen für mich, dass ich euch als Eltern habe und dass wir heute gute Freunde sind.

Danke, Chris, dass du mir dabei hilfst, diese Botschaften in die Welt zu tragen. Ich danke dir für deine Visionen, für deine Einsichten, für deine Authentizität und dafür, dass du mich zum Lachen bringst. Danke, dass du so ein toller Mensch bist.

Schließlich möchte ich auch noch all den Menschen danken, die mir gestattet haben, hier ihre Geschichten (mit geänderten Namen) zu erzählen. Fallbeispiele sind hilfreich, weil die Menschen daraus lernen, wie andere ihre Gesundheit und ihre Energie zurückgewonnen haben. Danke auch an die Leute, die ich bei meinen öffentlichen Auftritten kennenlernen durfte und die mir von ihren Geschichten, ihren Problemen und ihren Fortschritten erzählt haben. Sie motivieren mich, das zu tun, was ich tue.

Sachverzeichnis

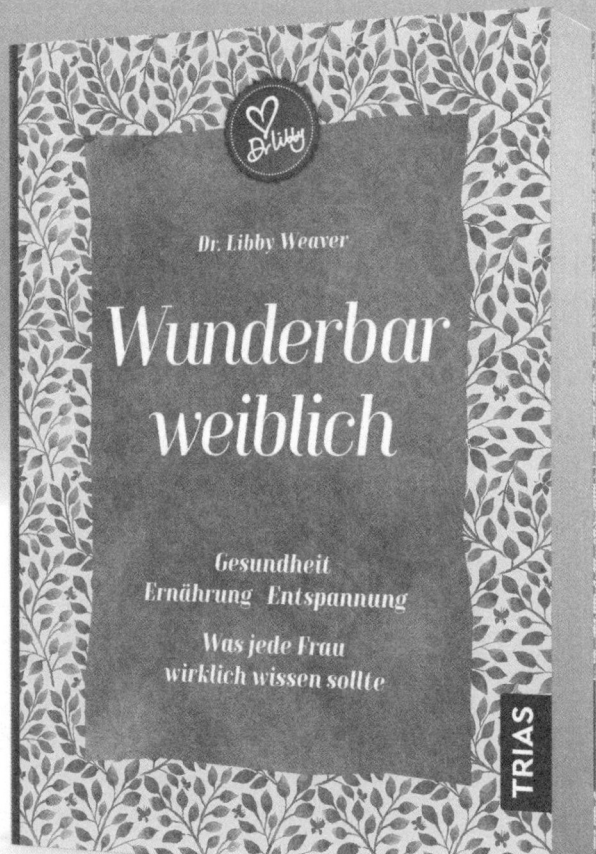

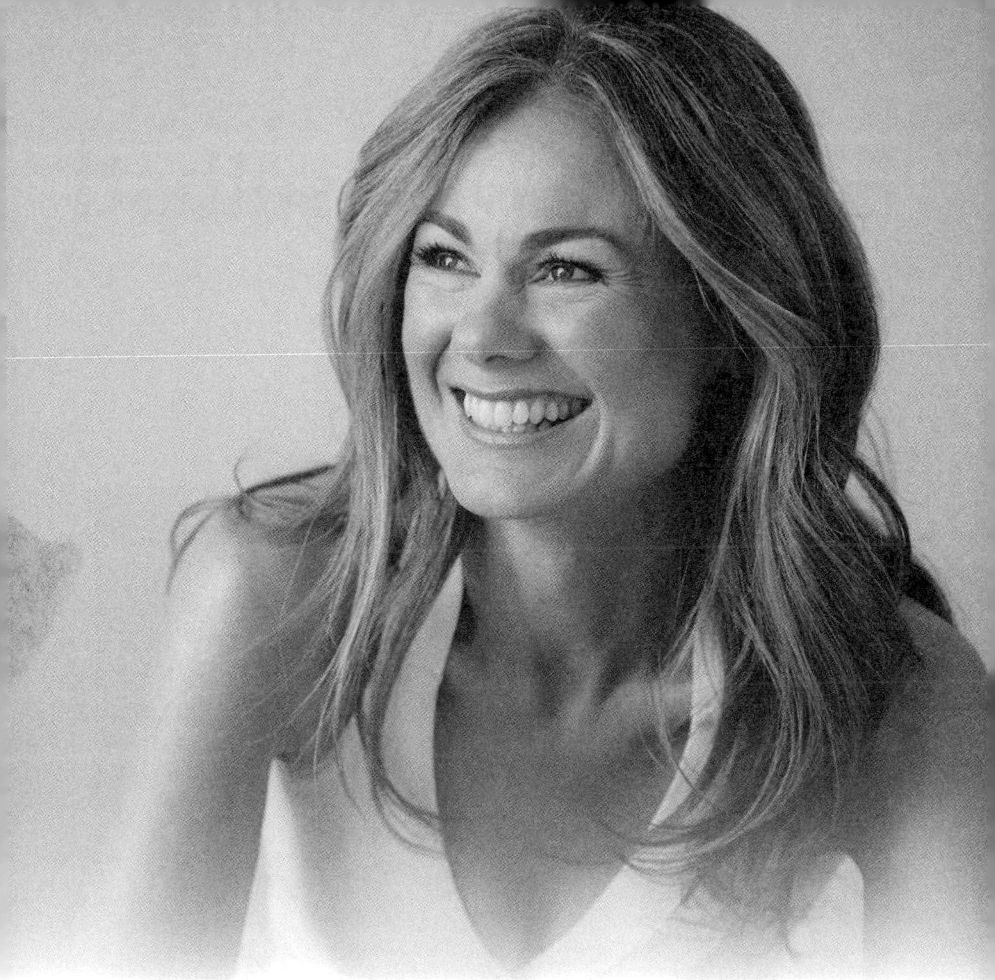

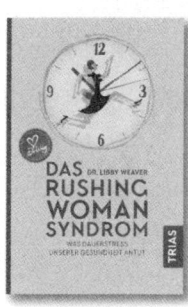

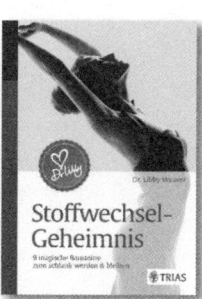

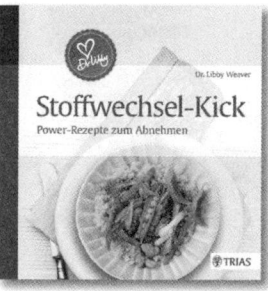

Dr. Libby Weaver
**Das Rushing Woman
Syndrom**
€ 19,99 [D] / € 20,60 [A]
ISBN 978-3-432-10433-1

Dr. Libby Weaver
Stoffwechsel-Geheimnis
€ 19,99 [D] / € 20,60 [A]
ISBN 978-3-432-10021-0

Dr. Libby Weaver
Stoffwechsel-Kick
€ 14,99 [D] / € 15,50 [A]
ISBN 978-3-432-10018-0

TRIAS

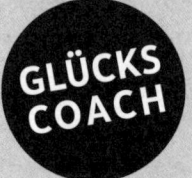
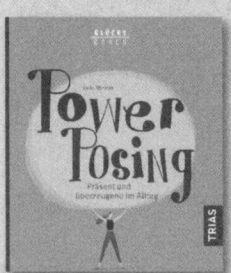
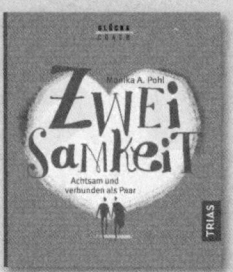
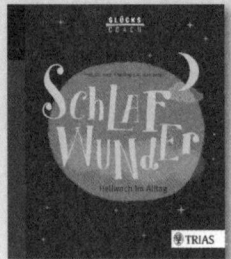
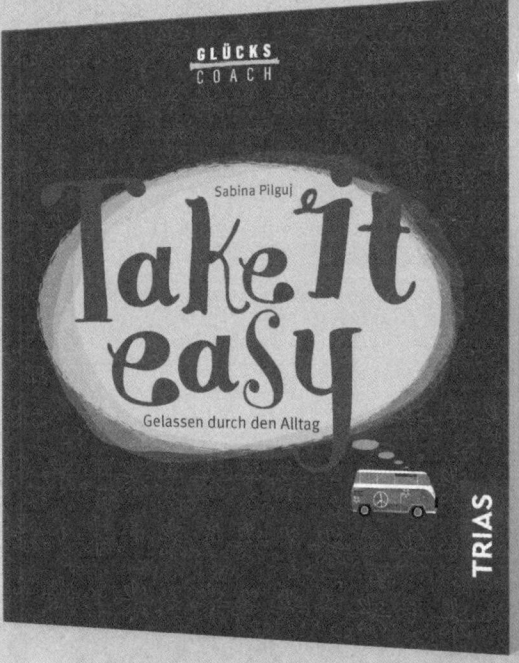